Paola Puccini＋Carlo Perfetti 著
Con la collaborazione di LUCIANA CERAGIOLI e ISE BREGHI DIDDI

宮本省三＋沖田一彦 監訳
小池美納＋松葉包宜 訳

子どもの発達と認知運動療法

協同医書出版社

Paola Puccini e Carlo Perfetti
L'INTERVENTO RIABILITATIVO NEL BAMBINO AFFETTO DA
PARALISI CEREBRALE INFANTILE

© Copyright 1987
I. B. S. Sud s. r. l., via Maria Brighenti, 21-00159 Roma
© Copyright 1992
Monduzzi Editore S. p. A., via Ferrarese, 119/2-40128 Bologna
© Japanese translation rights
Kyodo-Isho Shuppansha
Japanese translation rights directly arranged with Monduzzi Editore

『Hall 未亡人の孫たち』

あるテーマについて書かれた論文の多さは，そのテーマについての無知の度合いに比例する．したがって，脳性麻痺のリハビリテーション治療についての書籍がもう一冊出版されるからといって驚くにはあたらない．

本書では一連の仮説が提言され，一連の訓練方法が提示される．それがここ数年のうちに，できればもっと早い時期に凌駕されていくことを願う．

本書が生まれた背景には，真のリハビリテーション治療に関わる知識に寄与することによって，ここ数年の間，世の中の逆流に対抗して健闘している人々を支援できるのではないかという期待がある．この 10 年余りの間，リハビリテーションの技術面，社会面，はては文化面でわれわれが企ててきたすべての試みが危機にさらされている．

自らの仮説に翼を与え，逆風の嵐の上を安全に飛べるようにしてやれなかった者の責任である．革新を避けるためにはあらゆる戦略が利用され，どんな手段でも使われるであろうことは容易に予測できたはずであるのだから．

中枢神経系の損傷に対する電気治療が再提案され，伸張訓練が再びさまざまな名称で紹介され，すでに半世紀も前に作られた概念や用語が詭弁的に導入されるなど，科学に名をかりた手段が行使されてきた．さらに"政治的な"手段も使われた．われわれがカランブローネ病院のセラピスト養成校で 15 年間培ってきた経験は壊滅させられた．進歩主義者を自称する新旧の経営陣の所業がその例である．カランブローネ学校に"罪"があったとすれば，それはリハビリテーションにこれまでとは違った方法で取り組んでいこうとした点である．これが経営陣の興味と一致しなかった．あらゆる囚われから自立したリハビリテーション医学を構築しようとしたことが悪とみなされたのである．

リハビリテーションの技術という面では，本書は，まず，リハビリテーションをあまりに簡略化しようとする流れに異議を唱えている．望みさえすれば誰でもリハビリテーション専門家，信じさえすればすべてがリハビリテーション，さらには患者のために行われる誠実な行為はすべてリハビリテーションとして有効である…もう，このような馴れ合いで

済ますのはすべて終わりにしたい．また本書は極端な技術信奉の流れにも異議を唱えている．現在でも相変わらず，神経運動学的な視点に立ってリハビリテーションを行うことが主流である．こうした見方を克服するのはなんと難しいのだろうか．

これはもしかしたら，リハビリテーションを超えた大きな問題ではないかとさえ思われてくる．どうして人間はこんなにも，動く主体の目的とは関係のないところで処理された活動や外的刺激を通じて，行動の組織化に干渉するという可能性に興味を示し，夢中になるのだろうか．

この点を念頭におきながら，神経生理学における反射の概念の発達の歴史を読み直してみることも必要かもしれない．Redi, Cartesio, Legallois, あるいは Prohaska, Marshall Hall, そして今世紀1970年代まで，反射は，生体システム全体を導く意図や目的と切り離されてなんの問題もなく研究できる活動であると考えられてきた．この点で，反射の発見者とされる Marshall Hall の未亡人が書いた，夫と Royal Society の間で1937年に起こった論争についての記述が意味深い．Hall は「頭を落としたカメの運動に関する Redi の観察について述べた Whytt の引用に言及したところ，スープをつくるときもカメは生きているのかという質問があった」と書いている．

Marshall Hall はおおいに気分を害し，このような質問は自分にも，Royal Society にも関与しない問題だと主張した．Marshall Hall は質問者の冗談がわからなかったのである．ここで質問者が意図していたのは，純粋な状況を実験的に設定して，動物の意図や環境との相互作用とは断絶したところで研究される活動というものに，はたして生体システムの理解にとって何の意味があるのか，という問いかけだったのである．

リハビリテーションの分野にはまだまだ Hall 未亡人の孫たちがうようよいる．現在では，神経運動学的な提言に固執することは，複雑かつ困難ではあるが人間の生体システムの現実により近づいた，新しい方略を探究しないための口実でしかない．かれらはそうしたことを理解していない人々である．

医学の領域では，感覚と運動が厳格に区別され，随意運動と姿勢も区別される．リハビリテーションに携わる者は，これが神経運動学的な考え方から発していることを忘れてはならない．こうした視点が文化，そしてリハビリテーションの技術に大きな影響を与えてきたのである．またこうした観点は，動く主体とその目的だけではなく，運動を可能にする筋や関節への無関心につながっていることも忘れてはならない．

本書の著者が望むのは，リハビリテーションに携わる人々が，人間あるいはその脳が生

みだす産物についてのいくつかの視点はすでに凌駕されていることを理解してくれることである．ただし，こうした知見を乗り越えるためには，壊れそうな建物にぴかぴかのボードを貼ったり，流行の用語を使ったりということではだめなのである．セラピストが反射を呼び起こすことによってできる限り病的な活動を制御しようとしたり，あるいは子どもの場合はとにかく動機づけられた合目的な活動の遂行を図ることによって，これがどこか中枢神経系の"高位の"機構の助けをかりて望ましい行動が生まれることを期待するといった複合的な理論に頼ることも，幻想にすぎない．

　新しい方法を求めるのであれば，明瞭でなければならない．本書は，手段（訓練方法）を変更するだけではなく，人間の運動の見方そのものを変えていくことが必要であることを示そうとしたささやかな試みである．もちろんこれは反射や筋の研究をなおざりにして良い，中枢神経系の高次レベルに限定して研究していこうと言っているのでもない．治療経験を組み立てていくなかに，はじめからそうしたレベルを結びつけている関係性を捉えることを強調しているのである．

　手技の提言という点では，本書は訓練のカタログでもなければ，子どもの神経心理学に関する事細かな説明書でもない．本書は，著者らがピサのリハビリテーションセラピスト養成校で，数多くの困難にもかかわらず10年を超えて教えてきたことと，サンカシャーニ通りのリハビリテーションセンターで（カランブローネ病院の経営陣の敵意に囲まれながら）実践してきたこととをリンクさせようとする試みに過ぎない．冒頭でも触れたような状況で中断を余儀なくされた作業であるがために，不十分なところ，また欠陥もおおいに含んではいる．

　したがって本書の意図は，一連の知見に立ち，できる限り実践のなかで検証してきた治療方略とその背後にある理論仮説とを，読者の実験と批評の対象として供することにある．新しい知見が得られ，早く本書で示した仮説が凌駕されていくのであれば，われわれのこうした試みも意義があったということになる．

　あるいは本書に，読者諸氏が，もっとも根源的な事柄，つまり治療訓練を実行するときだけではなく，訓練を企画するときにおいても，動く主体の脳の道理（reason）を常に考慮することが必要なのだということを読み取ってくれるだけでも重要なことである．運動と脳の働きとの間に存在する合理性に対する考察を先送りにしたり，それを単に機械的な動作の強要や反射という観点へのこだわりと同列のものと考えてはいけない．そうした方法がまだ可能である，あるいは正しいと信じている人々は，カメと反射を混同し，頭を

落とされたカメにもまだ一定の反射が残っているにしても，それはもうすでに死んでいるのだということが理解できないのである．そこに喚起される運動活動は意図という観点からみれば何も意味もない…だから，Hall 未亡人とその孫たちには安心してもらって結構である．

1987 年 1 月 15 日，スキオにて
Carlo Perfetti

　リハビリテーションのセラピストをはじめとして，われわれと共に長きにわたり，論議し，試行し，勉強してくれた人々に感謝したい．
　不見識，不正直，営利を第一とする人々があらゆる手段を使ってねじ伏せようとしてきたリハビリテーションのプロジェクトのために共にリスクを冒してくれたすべての人々に感謝したい．
　そして，このプロジェクトの進行を補助してくれるスキオ病院（U.L.S.S.n. 6 Alto Vicentino）の経営管理委員会に感謝したい．

日本語版への序文

　この本を執筆する必要が生じたのは 1987 年だった．子どもの発達段階における複雑な神経疾患に対するリハビリテーション治療として，われわれが 10 年にわたって行ってきた経験をまとめることが必要だったのである．われわれの経験はピサのカランブローネ病院でペルフェッティ教授が提言し試行していた革新的なモデルに基礎を置くものである．このモデルは 1974 年から 1987 年までカランブローネ病院内に設置されていたトスカーナ州立リハビリテーション・セラピスト養成学校の特色ともなっていた．

　われわれの提言は認知タイプの発達モデルに基礎を置いたもので，革新的であるばかりでなく，従来，発達の問題に対して相対する概念を示してきた「神経運動学的」あるいは「運動心理学的」な視点に立ち代わる可能性を秘めた方略であった．現在「認知運動療法」として知られるこの新しいリハビリテーションアプローチを試行し，検証するなかで，中枢神経系の発達中に生じた損傷後の組織化，相互作用能力についての知見を深めることができた．諸分野において研究されている発達関連の資料からも，発達期のリハビリテーションにおける，われわれの「認知的な」アプローチ（Puccini と Perfetti, 1976）の妥当性が確認されてきている．

　現在では純粋に反射学的，現象学的あるいは動機づけの面から発達をとらえる視点は旧弊なものと考えられるようになってきているが，リハビリテーションではこれらがまだ強い影響力をもっている．

　相互作用タイプの発達モデル（Bruner, 1998）に準ずると，運動，言語，認知は密接に絡み合っている．子どもの活動の分析研究をこのような概念に則って行い，神経生理学や神経心理学のデータ（Bahrick と Watson, 1985; Rochat, 1994; Fischer と Farrar, 1998; Rizzolatti と Arbib, 1998; Decety と Grezes, 1998; Riva, 1993）と組み合わせていけば，基礎となる脳組織化過程についての理解を深め，その結果として治療訓練を豊かなものにしていくことができるであろう．

　Bruner に言及したのは，彼が発達心理学の大御所 Piaget と Vygotsky の貢献を再考

し，二人の考え方の相違点を乗り越えようとしているからである．Piaget と Vygotsky の相違点は認識のモデルを「説明」と考えるか「理解」と考えるかという点にある．ある現象を「説明する」ということは，どうしてそれが起こったかについての理由を探し，原因を明確にするということである．生物科学の分野で応用される認識モデルといってよいであろう．ここでは認識する主体（人間）と対象（自然）の間にはっきりとした区別がなされる．Bruner は，このような視点は Piaget のモデルに似ているとしている．

　一方，「理解する」ということは「内側から」現実を認識するということであり，人文科学，歴史学に応用されるモデルといえる．Bruner は Vygotsky の視点をこのモデルにつなげている．Bruner によると，発達とは生物学的な現象と社会的な現象の合成であり，したがって両者のモデルを採用すれば，行動の発達という問題に対して，より広範で総体的な解釈ができる可能性がある．われわれの研究の経緯を振り返ってみると，面白いことに，われわれが子どもの行動の観察方式や訓練の教育的性格を考えるうえで最初に拠り所としたのが主にこれらの研究者だったのである．Vygotsky が開発した「潜在的発達領域」という概念は，行動改善の可能性を調べるうえでの基礎であり，リハビリテーション専門家の教育を通して障害後の再組織化を達成する根拠を示すものとなっている．

　われわれのグループはこのような概念をもとに治療提言を行っているが，この概念こそ訓練に取り込まれている生物学的プロセスと文化的プロセスのインターフェースといえるのではないだろうか．

　大人の教育機能は，子どもの興味や活動を促進し，方向を与え，調整することである．リハビリテーション専門家は，疾病や障害後の脳の再組織化に関する知識を動員することで，病態によって規定されている回復の限界を克服する方法を提言し，それを刺激し，方向づけることができる．これは訓練を通じて行われるわけであるが，その際には言語が重要な役割を担う．環境や課題のなかの重要な側面へと子どもの注意を喚起し，新たな認識や情報分析を促し，到達しようとする対象物への運動を調整しながら運動システムを的確に導くという役割が担わされているのである．

　Bruner によると，言語の誕生は言語自体と知覚および行為により構築された共通の基礎に求められるべきであるという（1992）．早期に発達する能力として，Bruner は 2 つのカテゴリーを挙げている．1 つは同じ種の他のメンバーとの相互作用の調整に関わるものであり，もう 1 つは対象物，道具，そして空間的時間的な組織化につながる出来事のシークエンスを使いこなす能力の調整に関わるものである．

手を使う能力を組織化するためには意図が特に必要であるが，意図には結果の予測，最終的な状況に達するための手段の選定，手段に対する注意の維持，最終的な状況に規定される停止秩序，エラーを修正したり特殊な条件に対応するための代替規則の応用が必要となる．

　他者に対して行為を行うということは物体に対して行為を行うことと合致するが，それだけではない特殊な可塑的性格が行為に与えられる．行為は相互に弁証的な適応を備えるのであり，それゆえ「共同行為」と定義することができる．

　言語が強力な道具となるのは，環境のある一部に選択的に注意を向けさせるからである．しかし，単なる伝達手段ではなく，分析方法や情報加工のやり方についてヒントを与えるという重要なもう1つの役割がある．意味論（semantic）次元の変化と，分析レベルとは緊密な関係にあるのではないだろうか．

　言語の統辞的な組織化と，対象物に対する行為のモジュール調整は，どちらも同じ作業能力の総体のなかから現れるものである（Bruner, 1992）．母と子の相互作用は，生物学的な役割だけでなく文化的社会的な役割をも含めて，発達における重要な変数の一つと考えることができる．かなり以前から，生後数カ月の幼児と大人が視線を同じように方向づけるのは，「会話の始まり」を求めているのだということが知られているが，幼児にとっては，これが他人の視点を把握し考慮するということだけでなく，大人の視覚情報と言語情報を関係づけるという認知面での利益をもたらすことにもなる．

　この経験により，6カ月を過ぎると，幼児は意図を表明できるようになると同時に，自分の行動がコミュニケーションの役割をもつことに気づく．母と子の間には慣例的な手続きがつくりだされ，当事者の1人は，行われる事柄に対して相互に注意を払わなければならない．そこではある事柄が「どのように」行わなければならないかという合意が「何」を行うか以上に重要になっている（Bruner, 1992; BrunerとHaste, 1987）．

　大人と子どもとのコミュニケーションのやりとりとその意味の一例を挙げたが，行為というものがこうした経験のおかげで組織化されるのであれば，複数の認知モダリティーとの関連で注意，記憶がどのように使われているかを評価することがいかに重要であるかが理解できる．

　このような内容をもって準備された訓練は，疾病の自然的な転機を改変するための教育的なツールとなる．そしてそれと共に，観察から導き出された仮説を検証するための実験状況も改変されるのである．

認知運動療法を設定するうえでは，観察が重要である．その観察にあたっては，「子どもはどのように動いているか？」「注意をどのように使っているか？」「どのように認識するのか？」「記憶をどのように使っているか？」「言語をどのように使っているか？」といった問いを発し，その答えを見つけようとすることが必要である．

　上記の問いに答えていくなかで，ある仮説が形成される．それをもとに訓練が設定される．そこでは身体の改変，それはどんなに小さな改変でもよいが，身体の改変を通してのみ達成できる認知的な命題が提示されるのである．

　つまり訓練は，疾病状況における認知過程の組織化についての仮説を検証するための手段であり，したがって回復モデルの特定化を助けることになる．

　訓練はまた，現象のもとにある損傷後の脳の再組織化に関わる神経生理学的構造についての知見を豊かにしていくための手段でもありうる．

　この本を読んでいただく日本の読者諸氏が，子どもの機能不全に対するリハビリテーションの知見を広げていくうえでの新しい刺激につながる興味の糸口を見つけていただければ幸せである．また，ピサを訪れてわれわれのアプローチに今までとは違う取り組み方を認めてくれた日本のリハビリテーションの仲間達，宮本省三氏，沖田一彦氏に心から感謝の意を表したい．成人の中枢神経障害に対する認知運動療法についての知識に基づき，Perfetti教授がリハビリテーションの新たな方向の探求の指標としてきたものと同じ原理が，われわれの病院において，子どものリハビリテーションの現場でも応用されていることを彼らは理解してくれた．彼らには，発達のごく初期の段階においても，幼児の注意や興味，そして動機をとらえ，潜在能力の管理・制御に対する高い意識レベルを獲得することにより，共同作業の基礎を築くことができることを観察してもらえたと思う．

　彼らの熱意と，協同医書出版社の中村三夫氏の実務的なサポート，そしてイタリア語から日本語へのメッセージの伝達に際して尽力してくれた小池美納女史と松葉包宜氏のおかげで，この新たな経験を始めることができた．相互に有益な経験となることを心から祈る．

2000年4月1日
Paola Puccini

著者・訳者　略歴

Paola Puccini（パオラ・プッチーニ）

　1945 年　イタリアのピサに生まれる．ピサ大学医学部卒業．専攻は神経学．卒業後は医師として，発達期における神経疾患の臨床，やがてリハビリテーションに携わる．Carlo Perfetti 教授のリハビリテーションモデルに当初より賛同し，特に脳性麻痺児への応用を研究．Perfetti 教授の協力のもと，セラピストのグループとともに，発達のテーマを追究してきた．その際には，神経心理学のソビエト学派（Vygotsky, Luria）のモデルや Piaget 学派の認知主義モデルが応用されている．最近では Bruner の相互作用的発達モデルの視点を取り入れているが，この視点からすると，運動，言語，認知はすべて融合し，そこから適応性のある行動が生まれてくる．

　これらの原理をもとに，リハビリテーションにとっての手がかりを求め，訓練を，機械論的あるいは未加工の操作ではなく，問題解決モデルとして提案していこうとしている．

　子どものリハビリテーションにおける自らのテーマの探求にあたる一方，専門誌にも多くの論文を発表している．現在は，ピサ病院の機能回復・再教育部門の部長を務める．

Carlo Perfetti（カルロ・ペルフェッティ）

　1940 年，イタリアのマッサに生まれる．神経病，精神病の臨床が専門．精神神経病臨床の教授資格をもつ．当初は神経生理学の臨床，特に筋電図研究に携わり，1968 年，神経学クリニックでリハビリテーションに従事する．1971 年，Salvini GF とともに "cortical facilitation" と呼ばれる新しい方法論を開発．この方法論はその後のリハビリテーション研究，神経生理学，言語学，バイオエンジニアリングなどの成果を取り入れながら「認知運動療法」へと展開された．1974 年にはピサのカランブローネ病院リハビリテーション科の責任者となり，トスカーナ州政府の運営する「リハビリテーション・セラピスト養成校」を主宰する．1986 年にはスキオ病院のリハビリテーション部局の医長となり，同病院内に設けられた，ヴェネト州政府の運営する「リハビリテーション・セラピスト養成校」の校長を務める．

　1969 年以来，創刊 30 年を迎えた医学専門誌「リハビリテーションと学習」を責任編集．複数の出版社からリハビリテーションに関するシリーズ刊行物を監修・出版している．神経生理学の臨床と，特にリハビリテーションについて約 250 の論文を執筆．リハビリテーション理論の他，片麻痺患者，失語症患者，脳性麻痺児のリハビリテーションをテーマとした著書を何冊も出版している一方で，数多くの研修会や学術会議も主催している．

　「認知運動療法」をテーマとした著作は，現在，ドイツ，日本，フランス，スペインで刊行されている．

Ise Breghi Diddi（イセ・ブレギ・ディッディ）

リハビリテーション・セラピスト．20年以上にわたりPaola Puccini医師とともに発達期におけるリハビリテーションの分野に関わってきた．脳性麻痺の幼児に対するリハビリテーションの探究と研究活動は教育活動にも及び，Puccini医師とともに認知運動療法の研修講座をイタリア各地で行っている．

Luciana Ceragioli（ルチアナ・チェラジオリ）

リハビリテーション・セラピスト．発達期リハビリテーションの領域に新しい視点を求めてPuccini医師に協力，リハビリテーションにおける知見の拡大に貢献した．現在はセラピストの養成を通してこのテーマに取り組んでいる．

宮本 省三（みやもとしょうぞう／理学療法士）

1981年，高知医療学院理学療法学科卒業．同学院専任講師を務める一方，1990年にはイギリス，フランス，イタリアにて研修を行う．現在は同学院院長を務める．

主な研究領域は理学療法教育，中枢神経疾患に対する理学療法．1991年にイタリアの神経科医Carlo Perfetti氏の提唱する「認知運動療法」を日本に紹介し，以後，新しい運動学習理論に基づく身体障害児・者の運動機能回復訓練を模索している．

沖田 一彦（おきたかずひこ／理学療法士）

1981年，高知医療学院理学療法学科卒業．国立療養所福岡東病院理学診療科，新松田会愛宕病院理学療法科に勤務の後，高知医療学院専任講師となり，1992年にヨーロッパ5カ国の理学療法およびその教育について視察・研修を行う．現在は広島県立保健福祉大学教授を務める．

主な研究領域は，理学療法教育，整形外科領域を中心とした理学療法．

小池 美納（こいけみな／イタリア語の通訳・翻訳家）

1980年，東京外語大学イタリア語科卒業．

松葉 包宜（まつばかねよし／翻訳家）

目　次

『Hall 未亡人の孫たち』　Carlo Perfetti

日本語版への序文　Paola Puccini

著者・訳者略歴

第1章　発達期における行為としての運動 …………………1

「限定的な」視点　3

「プラグマティックな」視点　5

神経生理学的モデル：機能系の概念　8

　　異なるコンポーネントの複合の原則

　　器官の細分化の原則

　　コンポーネント強化の原則

　　最低限度保証の原則

第2章　行動評価と運動療法 …………………17

数量的評価　18

質的評価　26

行動評価　32

行動評価のためのプロトコール　52

　　聴覚刺激に対する頭部の動き

　　目の探索行動

　　目の運動と頭部の運動の協調

　　「自由な」手の活動

　　身体の他の部分に対する手の活動

　　対象物に対する手の活動

　　物体の把握と操作

　　目と手の協調と体幹の制御

　　下肢の活動，目と下肢の協調

第3章　視覚探索 …… 65

　神経運動学的方略による頭部の制御　66
　視覚系における頭部の制御　66
　視覚機能系の発達　68
　目と頭部の協調：神経生理学的および神経心理学的考察　74
　リハビリテーションとしての考察　77
　認知運動療法　79
　病的な行動　83
　認知運動療法の諸段階　84

第4章　手の操作 …… 93

　対象物への接近，把握，操作　94
　目と手の協調　100
　手と対象物との相互関係　104
　把握と操作の発達　107
　リーチング軌道の発達　113
　対象物への接近の発達　123
　認知運動療法　125
　訓練の諸段階　129
　異常反応の制御のための訓練　130
　受容表面の細分化のための訓練　137

第5章　歩行 …… 153

　目と足の協調と歩行のための前提条件　154
　歩行の発達における機能的な数値　157
　歩行発達の運動学的分析　158
　足と地面の相互作用：その概要と発達　163
　　両脚支持期
　　片脚支持期
　　遊脚期

認知運動療法　*179*
　　訓練の諸段階　*180*
　　異常な伸張反応の制御と目と足の協調を制御するための訓練　*182*
　　受容表面の細分化のための訓練　*184*
　　体重移動を制御するための訓練　*191*

第6章　空間と両手の協調：
　　　　システムモデルと相互作用モデル ················ *195*

　幼児の運動発達に関するシステムモデルと相互作用モデル　*196*
　両手の協調と空間の組織化　*200*
　　上肢長より遠いところへ置いた物体へのリーチング
　　スカーフで隠した物体へのリーチング
　　蓋がしてある箱のなかに置いた物体へのリーチング
　考察　*207*
　　両手協調の第1段階
　　両手協調の第2段階
　　両手協調の第3段階
　　両手協調の第4段階
　認知運動療法　*212*
　　第1段階の訓練
　　第2段階の訓練
　　第3段階の訓練

文献 ·· *225*
用語解説 ·· *233*

心のなかの身体を育てる
索引

第1章
発達期における行為としての運動

Il movimento come azione in età evolutiva

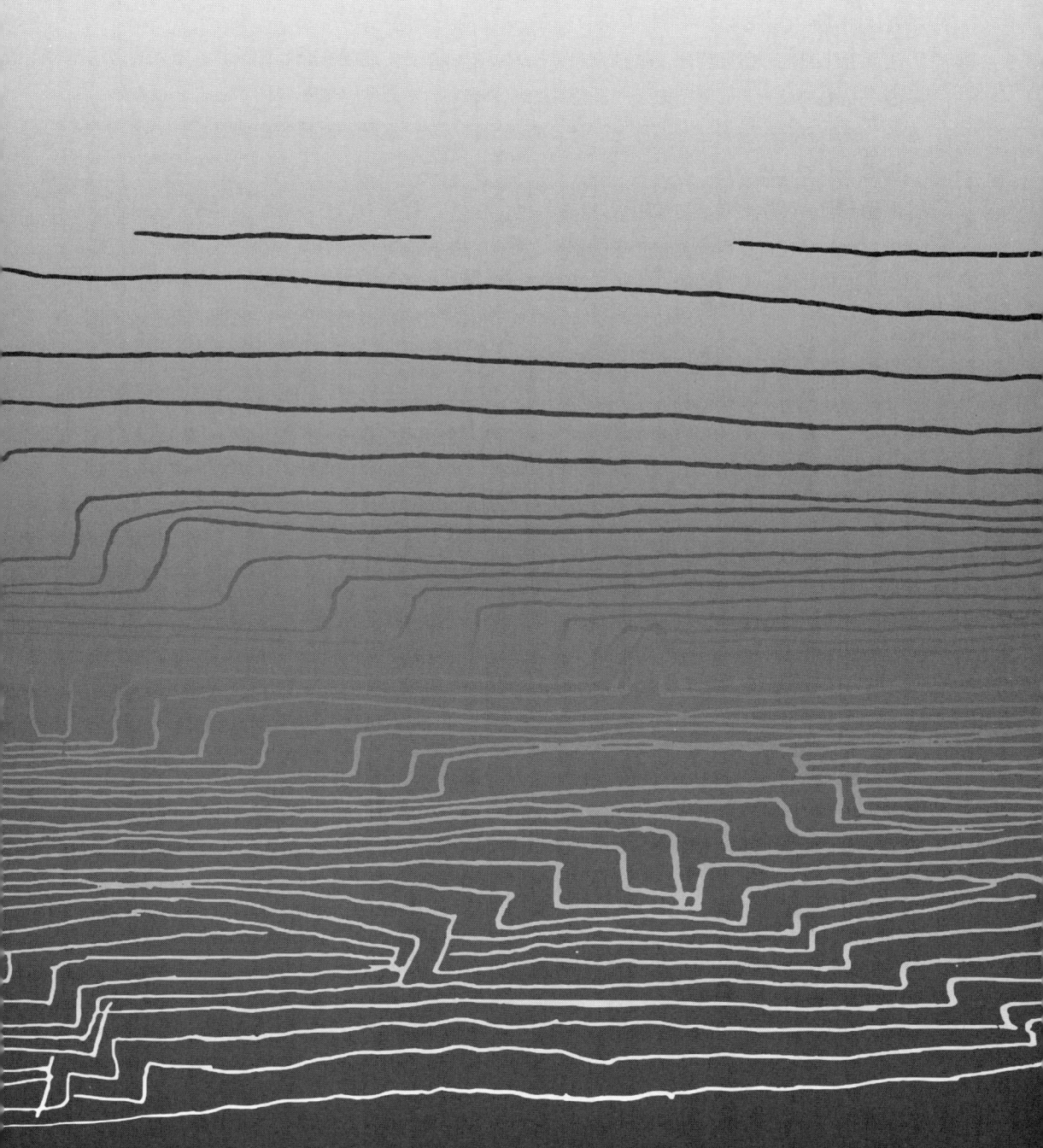

病的状態が原因となり，正しい運動シークエンスを発動させる能力に異常をきたした場合，その運動機能回復を行うことがリハビリテーションであると一般的に考えられてきた．これは，部分的には正しいが，リハビリテーションを非常に狭く捉えた考え方である．この考え方ではリハビリテーション専門家の研究範囲を規定できず，定義として十分でないことは明らかである．

　運動機能回復の研究範囲を縦軸方向に拡大していくと，運動を介して行われる人間の活動のすべて，たとえば言語のような特殊なものをも含んだすべてを包括することになる．また，横軸方向へ拡大していくと，骨，関節，筋など，運動と直接的に関わるものすべてを包括することになる．

　縦軸方向への拡がりが常に拒否されてきた一方で，横軸方向への拡がりは大いに歓迎されてきた．リハビリテーション専門家は，理論の場でも実践の場でも，あらゆるレベルにおいて運動に関わるものを，すべて均等に重要視してきたのである．

　リハビリテーション文化にこのような状況が生じたのは，運動とその病態，そして人間の行動の諸側面が，複数の異なる視点に立って分析できるからである．理論的な観点からすると，これまで活用されてきた視点はすべて正しく，それぞれ同等に科学としての尊厳をもつ．しかし，人間の行動を総体として分析する場合には，これらすべてが同等に有意味であるとは必ずしもいえない．絶対的に正しい，あるいは間違った視点があるというのではなく，どのような目的に適用されるかにより有効性の度合いが変わるということである．リハビリテーションに限らず，ある目的を達成しようとするならば，人間の行動を総体として分析することが必要となる．

　たとえば，運動は，筋を構成する蛋白質間の関係と，筋収縮中にそこに生ずる生化学的な現象を手がかりとして分析することもできる．このようなアプローチが，ある目的についてはもっとも有効である可能性を排除することはできない．あるいは，単一の筋や筋群を運動の構成要素として捉え，その活動を研究するという道もある．関節の動き，すなわち単一の関節運動，あるいは運動連鎖における多関節の相対的な動きを分析するような運動研究の方法を提唱する研究者もいる．また，反射を重要視する考え方もある．これは運動を一連の反射活動の総体として捉え，運動の主体は，反射のレパートリーのなかから，その状況にとって一番有効なものを選択するという考え方に立つものである．さらに，生体力学的な研究を重要視する研究者もいる．これは，運動する主体が発する力とそれが引き起こす反力の計測をもとに運動を分析する方法である．

これらは，それぞれ運動のある特殊な側面をとりあげ，それを理論的に追究していくという非常に重要な研究ではあるが，その研究を単独で完結したものとして捉えたり，単純にそれらを足し合わせたものでよしとするならば，人間の活動を理解することはできないであろうし，ましてやリハビリテーション理論の基礎を構築するのはさらに困難であろう．自己の部分的な視点に満足してきた研究者の姿勢，そして，人間の活動といった複雑な総体に働きかけるにあたり部分的な真実のみを拠り所としてきたリハビリテーション専門家の姿勢，その両方を反省すべきであろう．

　もちろん，これらのさまざまなアプローチは，リハビリテーション研究に貢献することはできるし，事実すでに貢献しているものもある．しかしながら，それらの取り入れ方はあまり的確ではなかった．そのため，病態と回復についての解釈が，それらの考え方に従ってあまりに単純化されたきらいがある．そして，往々にして，実践現場でそれらの考え方が治療方法論として結晶化されたことが，逆にリハビリテーションという学問を閉塞させる結果を招いた．

　実は，それらのアプローチは，リハビリテーション研究のひとつのステップとして捉えてのみ有効なのである．そうすれば，実践によって方法論の検証を行い，その後の展開に必要な条件を規定していくことができるはずである．

「限定的な」視点

　運動の問題に対するアプローチを非常に狭い視点に依存してきたため，リハビリテーション専門家は，簡単には数量化できないものなど，問題をより複雑にする要素から目をそらしてきた．このような単純化の道がとられたのは，科学としてのリハビリテーションの成功は，患者の症状や治療後の回復を厳格に数量化できるかどうかにかかっているという幻想があったためである．

　発達期の幼児を対象とする研究者達が，運動を単に筋収縮や関節運動からなるものとしてみるリハビリテーションを拒否し，運動に対するそうした関わり方をあまり「全体的」ではないと考えてきたことは一考に値する．彼らは，愛情や動機づけなどに関わる「より

高次のレベル」を提唱したが，一方で，行動を表出させる運動の認知的な側面は軽視してきた．

しかし，このような視点を支持する者も，「運動」という問題を除外することはできないため，この点に関しては，セラピストにより提言されてきた，これもまた限定的な介入の仕方に頼らざるを得なかったのである．

運動とその病態に対し限定された形でアプローチしていくというやり方は，運動回復の分野にだけ特別なものではない．少なくとも数年前までは，リハビリテーションが唯一の拠り所としていた生物科学や臨床医学など，医科学全般にいえることなのである．

問題を単純化していくという傾向は，対象領域を数多くの小さな要素に分割していけばより有効な知見が得られる，ひいては総体的な知見が得られるという期待によるものである．多くの事実を加算していけば，現象の総体的な知見を得ることができると考えられたのである．

しかしながら，総体的な知見は分析単位を単純化していっても得られないことは，これまでの事実が明らかにしてきた．また，数多くの「ほぼ確実」を足し合わせていけば複雑に発達した運動の高次なメカニズムを総体的に解明することができるという期待も，同様にあまり信憑性がないことがわかってきた．

このような方法を追求していった結果，リハビリテーション専門家は，単純に数量化できず，したがって可変的な結果に終わる可能性のある要素を，その視点からはずしてきたのである．こういった姿勢は，理論の場面においても実践の場面においても，リハビリテーションに重要な影響を与えてきた．以下にそれを整理してみたい．

① 運動に関する患者個別の，または偶発的な変数を排除したり，あるいは限られた範囲でしか考慮に入れなかった結果，リハビリテーション研究の対象は抽象的な運動となってしまった．抽象的な運動，すなわち，運動を生得的で変化しない枠組みをもとに，そこに環境から示唆される若干の変更を加えながら現実場面に適用するものとして捉えたのである．同様の事情は言語学にもみられる．言語学者は「ラング」と「パロール」，そして「言語能力」と「言語運用」を区別した後，科学の名のもとに，「ラング」と「言語能力」を優先的に扱ってきた．言語研究にとっても運動研究にとっても，言語もしくは運動を構成するすべてのレベルで制定したものを，そのときの状況において変化するもの（可変的なもの）から区別してよい（取

り出してよい）可能性が確認されない限り，このような取り組みは正当とはいえない．

② ある程度複雑なレベルになると，上記のような形で機能するものが何も見つからなかったため，運動の研究者達は，筋，反射，シナジーなどの研究に限定して満足するしかなかった．こうして，中枢神経系は，あらかじめ構成されている運動のレパートリーを物理的な意味で解釈された「文脈」に合わせて組み合わせていく，単なる使用者の位置に貶められた．

③ リハビリテーション専門家は，行動の主観的なパラメーター（意図，注意，空間性など）を軽視し，興味の対象を抽象的な運動に限定してきた．運動を，動いている主体，運動が行われている状況，運動の目的と切り離してきた．

④ あくまで実践の場に限っていえば，これが治療訓練の結果として得られる運動を極端に単純化する結果となり，一方，患者にとっては，治療訓練を通じて獲得した運動を現実の日常生活場面で再現することが非常に困難な状況を生み出した．

「プラグマティックな」視点

　運動研究に携わるすべての者，特にリハビリテーション専門家にとって，人間の行動に関するすべてのデータをまとめ，治療の方向づけと価値づけのための拠り所となる理論を創造する必要性が生じてきた．

　このような理論をつくりあげるためには，運動を組織化する中枢神経系にとって，運動は何を意味するのかということを理解していかなければならない．これは「客観化可能な」データの収集と観察を止めるということではないし，これらデータの細かな分類を止めようというのでもない．そうではなく，できれば外部観察者の側からの運動の視点のみでなく，それを生産する神経系側からの運動の視点をも併せて捉え，運動のこの２つの側面間に有意味な関係を引き出すように努めようと提言しているのである（Ceruti, 1985）．

　Lang（1978）によると，観察者の客観性は動く主体の主観に対応する．重要なのは，リハビリテーション専門家が運動を分析するにあたり，それを主体あるいはその使用者が

活性化した過程としてみるのではなく，ある状況下で運動の組織化を維持しようとするシステムが活性化した過程と捉えることである．

中枢神経系は，言語シークエンスを形づくることで他の生物からの情報を獲得することができるように，運動シークエンスを使うことで，環境に存在するもの，受容器で捉えられるものからの情報を獲得することができる．

このような見方は，少なくともその一部は，言語学者がプラグマティクス（語用論）と呼ぶ視点に類似している．この用語は現在では非常に多くの意味で使われ，広く「言葉の使い方の研究」を指すまでに一般化されてきている（Levinson, 1985）．リハビリテーション専門家の主要課題は運動の使い方の研究といえるのではないだろうか．

しかし，この「使い方」という意味を，すでに決定されているレパートリーの活性と捉えるのであれば，このような定義も的を外れたつまらないものとなろう．

プラグマティクスという用語は，Locke と Peirce 以降に，記号論において Morris が1938 年に始めた言語研究で使われるようになった．Morris は，記号論のなかに3つの異なる研究次元を挙げている．すなわち，記号とそれが示す物体との関係を研究する意味論（semantics），記号間の関係を研究する統合論（syntax），そして記号とその記号の解釈者との関係を研究する語用論（pragmatics）である．

その後，この用語には多くの解釈が加えられ，そのつど問題のさまざまな側面に焦点が当てられてきたが，決定的な結論には至らなかった．そのよい例が Levinson の見解で，彼は 14 の定義を挙げているが，そのどれひとつとして満足のいくものはないとし，この研究を特徴づける確実なポイントのみを指摘するにとどまっている．

運動への視点を意味のある形で設定するためには，Austin が 1936 年に表明した言語行為の理論をとりあげるのが重要であると思われる．Austin は，行為についての理論を作成し系統化しようとしたが，行為のなかに言語も含めている．

運動の分析について振り返ってみると，これまでは，その複数の構成要素が具体的な状況に組み入れることなく分析されてきた．それは，心理学者や社会学者の担当分野として区分されてきたのである．ところが，運動を過程として研究しようとすると，運動の結果が行為者にどのような意味を獲得させるかという点について，あらゆるレベルでそのすべての構成要素を分析していくことが必要不可欠となってくる（DeBeaugrande, 1984）．

Austin（1978）によれば，話をする主体は，次のような3つの部分的な行為を遂行するという．

a）発語行為
b）発語内行為
c）発語媒介行為

　このような枠組みは，運動のプラグマティクス的な研究の枠組みとしても有効であると思われる．明確な目的をもって動く者は，筋収縮の活性を協調させて遂行し（発語行為），環境世界のある一部との一定の関係をつくりあげ（発語内行為），その相互関係から明確な結果を得るのである（発語媒介行為）．ここで，リハビリテーション専門家が注意しなければならないのは，Austinが提言しているこの3つの部分的な行為（act）の意味である．すなわち，運動という行為が成立するためにも，この3つの構成要素の存在が不可欠であるということである．これまでの治療方法論の大部分，特に神経運動学的なアプローチでは，患者に対して発語行為に相当するタイプの運動行為のみを要求する．それさえ充たせていない場合もあり，動く主体が予測する結果の獲得や，環境との相互関係に関する問題点をまったく省みていない．
　言語行為の理論から，リハビリテーション専門家にとって，少なくとも以下の2つの重要な結論が引き出せる．

① 運動を総体的な視点から捉えようとするのであれば，運動をすべての側面から研究しなければならない．したがって，リハビリテーション専門家は，運動の発語行為にあたる部分（外部からの観察によって得られるもの）のみに研究を限定することはできない．環境との相互関係の側面や，結果の達成を目指す側面（これらは，異なる視点をもってのみ分析が可能となる）をも追究していくことが不可欠である．

　運動の構成要素と考えられる3つの行為の研究は，通常別々の分野で行われ，すぐに分離されてしまう．したがってリハビリテーション専門家は，一方で運動心理学や作業療法学の方法論を受け入れ，もう一方で神経運動学的アプローチや筋力増強に関する方法論を受け入れるという状況にある．

　発語行為に相当する側面を扱ってきた研究者達は，運動の相互関係の面を追究しなかったし，彼らが提唱する運動療法は，一部には協調した行為を対象としているものもあるが，ほとんどが文脈から外された抽象的な行為を治療対象としている．逆に，3番目の発語媒体行為を興味の対象としてきた研究者達は，運動の協応に関

する側面を完全に無視し，運動する主体を，ある一定の運動要素（シナジー，反射，筋収縮）の受け身の使用者としか捉えられず，新しい相互関係をつくりだす可能性を運動する主体に与えようとはしなかった．

② リハビリテーションのすべての行為は，複雑さのレベルは別として，完結した行動を患者に要求するものでなければならない．すなわち，協調した筋収縮を実行させるだけでなく，その組織化のための運動シークエンスの創造を要求するものでなければならない．こうすることで，患者は環境世界との相互関係をつくりあげ，この関係を通じて獲得される結果の予測が立てられるのである．

神経生理学的モデル：機能系の概念

神経生理学の研究においては，最近になって中枢神経系組織の見直しが行われ，以前は主観的として捉えられ，科学研究の場からきわめて安直に排除されていた側面が視点に入れられ始めている．

プラグマティクス的な見方を運動の研究にもとりいれるという提言は，唯一の科学的な立場として，あまりに安直に採用されてきた「外部観察者」の視点のみに限定する姿勢を放棄するということでもある．外部観察者としての視点に加えて，それを生産する中枢神経系側から運動を解釈する可能性も組み入れていかなければならない．神経生理学のデータも，筋―反射―運動は，動く主体の目的を抜きにして研究することができないことを明らかにしてきている（English, 1984; Evarts, 1980; Burke, 1981）．

Anokhin（1975）の機能系仮説は，人間行動の神経生理学研究に新しい方向性を探る基礎を投げかけた．この仮説に，人間を物理的な外部世界と相互作用する「システム」と捉える考え方を組み合わせていくことができる．

機能系の概念に立つと，人間の行動を周囲の環境との相互作用の結果とみることができる．行動は，主体が一定の文脈のなかで必要とする生物学的要件に基づく明確な目的に向かって行われる．機能系とは，「生体が，質的に規定されたあらゆる活動を動的に形成する過程で形づくられる統合されたユニット」（Anokhin, 1975）のことをいう．

行動を遂行するために，このユニットは中枢構造と末梢構造の選択的な結合と統合を行う．単一の要素（筋，関節，反射など）は，他の要素と関係づけられない限りは意味をもたない．「機能複合体」の各構成コンポーネント（機能環）の組織化なくしては，ある一定の瞬間に，ある一定のシステムに要求される適応活動を行うことはできないからである．

幼児が非対称性緊張性頸反射に代表される反射を克服する能力は，これだけをみていたのでは，外界との相互活動のレベルについていかなる知見ももたらされることはない．それがどのような課題のもとで生じるのか（視覚探索）とか，どのような状況下で克服されるのか（いつも同じ状況か，変化するのか）を明らかにする必要がある．

1つ，あるいは複数の機能系が組み合わさって組織化された活動は，それに関わった機能系を構成する要素の総和であると考えてはならない（a＋b は ab ではなく，x である）．たとえば，ある物体に触ろうとして上肢を使った場合，この行為には，方向，距離，定位といった構成要素があるが，手が描く運動軌道は上記の3つの要素を足し合わせたものではなく，統合プロセスによって規定され，単純な足し算とは異なる特性が軌道に与えられる．さらに，この統合プロセスは運動の課題に応じて調整される（たとえば，ボールを取って口元に持っていくのか，投げるのかなど）．生体が全体として行う適応に必要な条件に応じて，機能系の各コンポーネントの統合が調整されているのである．Anokhin によると，ある一定の状況に対応する適応行動の形成を可能にするのは，求心性信号の合成であるという．的確な適応結果を獲得するために，「情報の選定」が行われるのである．

発達に関する問題についてこのような見方をするならば，幼児は「不完全な」システムとして考えられるべきではなく，発達の各段階で，その時期に必要とされる組織化能力にかんがみて研究されなければならない．複数の機能系の成熟は，それぞれの課題を満足させる必要性に応じて起こるが，これらの課題自体が成長の過程で変化していく．

生体に関する基本的な法則のひとつは，連続的な成長に伴う機能系の再編成である．これにより，発達のさまざまな段階における的確な適応が保証される．成熟の過程をたどることで機能系も豊かになり，複数の構造の形成が可能になってくる．また，そのコンポーネント（求心信号の合成，動作受納器の形成，効果器装置の形成，求心信号の回帰など）も広がり，さらに複雑な統合レベルを介して，より正確に，かつ高度に発達した適応特性を備えた活動を遂行していくことができるようになる．

機能系の形成を実現するメカニズムは，Anokhin が提言する系統発生のなかでは，発達を決定していく一般法則として，以下のように位置づけられている．「生体における複

数の構造の組織化過程において…選択的な成熟や分化を通じて，新生児がその種に特有な生活環境のなかで生き残っていくことを保証するための構造が明確になり始める」

　解剖学的な見地からすると，離れて存在する器官の構造は，始めは個別に発達し，やがて総体として成立し，やがてシナプス結合した価値ある機能系を形成するようになる．神経系の成熟における系統発生的な特性は出生後も維持され，さまざまな文脈状況に合わせて，より動的で複雑な相互関係を構築する必要性により導かれていく．

■異なるコンポーネントの複合の原則

　ひとつの神経系を構成する要素が，異なった時期に意味をもって成熟していくのは，発生プロセスに加え環境との関係のなかから生じる条件を満足させる必要があるからである．これらの条件は，成長に応じて量的にも質的にも変化していき，中枢神経系の成熟と組織化はさらに複雑かつ完全なものになっていく．「中枢神経系は，システムにおける複数のコンポーネントの空間的・時間的関係を調整しながら，行為をその総体のなかで統合するという複雑なプロセスを実現しなければならない」(Anokhin, 1975)．

　このような原則の一例を把握の機能系に認めることができる．まず始めに，手と前腕の屈筋を支配する運動ニューロンとシナプス結合した皮質ニューロンが成熟することで把握が行えるようになるが，これは出生時の食物摂取の必要を満足させるためのものである．続いて，このシステムの他の皮質ニューロンが成熟し，その組織化により他の要素が複合されていくと，周囲の環境を知る，あるいは周囲の環境とコミュニケーションをするという条件が満たされるようになる（たとえば，リーチング―接触―操作）．これらの異なるコンポーネントの複合は，物理的世界の知覚探索のために一段と重要性を帯びてくる．

■器官の細分化の原則

　この視点からすると，器官を単独で同時的に成熟していく単一の存在とみなすことはできなくなる．ひとつの器官（ここでは，脊髄とか末梢神経といった単一ユニットを指す）のなかで，まず始めに，出生の段階で生死に関わる重要性をもつひとつの機能系を組織化

するために必要な部分が成長しなければならない．このような細分化は，成長のあらゆる時点で，そのときどきの適応の必要性に応じて生じる．

このように考えると，反射活動とその「克服」も，生体の機能系のなかで捉えられ，従来とは異なった意味を帯びてくる．実際，このような反射活動は，ある機能系の一部が「選択的に加速されて」成熟したものと解釈することが可能であり，その克服は，他の部分が成熟を確立し，より高度な適応性をもつ行動を呼び起こせるようになったためであると考えられる．したがって，状況と文脈に応じて反射活動を調整するようになるのである．

この原則の一例として，顔面神経の成熟を考えてみよう．胎児のある発育段階で，口輪筋を支配する神経線維のミエリン化が観察されるが，こうしてシナプスが形成されると，栄養を摂るという条件に関連して「吸引」の必要性が満たされる．しかし，同時期において，額の筋を支配する顔面神経の他の線維はそれほど発達していない．同様に，神経核のレベルにおいても，「吸引」に関わる神経系に繋がっている部分だけが成熟している．

■コンポーネント強化の原則

ここで Anokhin が言わんとしていることは，システムを形成する中心コンポーネントの強化である．これにより，脊髄の髄節に対する下降制御が成立する．システムの機能において，強化部分の優位性が規定される非常に重要な局面である．

胎児の発達の初期段階では，把握の機能系においては，たとえば屈筋神経の発達が選択的に加速され，腕神経叢を通じて上位に向かい，該当する筋肉に達するすべてのニューロンが成熟する．しかし，このコンポーネントが神経系のなかで優位を占めるようになるのは，第8脊髄レベルの神経構造と脳幹からの下行路とのシナプス結合が形成されてからである．このように，解剖学的な観点からいえば，近位―末梢方向の成熟が起こっているにもかかわらず，その機能的な活動は末梢コンポーネントの強化に規定されているのである．事実，これらのコンポーネントが強化する局面では，「システムにおける手の近位―末梢部分の比率は飛躍的に変化する．手指で摑んだり，握ったりするという動作は…把握という機能系のシステムのなかで優位な重要性を帯びるようになる」（Anokhin, 1975）

■最低限度保証の原則

　出生時には，多くの機能系はまだ十分には成熟していない．しかしその時点での生物学的課題には十分対応できる．確立時にすでに成熟しているコンポーネントは，機能系が最終的な構造を成立させるのを待たずして，機能系を作動させるに必要な結合を相互につくりあげている．新生児の環境への適応を規定する機能系はまだ完全な成熟に至っておらず，後で構造を完成させていくわけであるが，それは経験，つまり現実世界との比較的な対応によってのみ可能となる．

　出生時にすでに作動している「最小限度核」は，機能の有効な遂行を保証するものであるが，引き続き段階的に新しいコンポーネントを増していく．これらのコンポーネントは，相互に，そしてすでに成熟しているコンポーネントと動的に統合し合いながら，システムを徐々に豊かなものとし，より複雑な運動シークエンスのプログラミングを可能にしていくのである．たとえば，視覚探索の機能系は，出生時には注視と追視のコンポーネントが統合され成熟しているに過ぎない．この成熟レベルは，まだ不完全ではあるが，新生児がすぐ身近にある世界との「視覚的な接触」を成立させることを可能とする．この機能を遂行していくことにより，他のコンポーネント（頭部，体幹，上肢，下肢）の成熟に合わせ，このシステムを拡大させることができる．これらのコンポーネントは，互いに統合し合いながら，より複雑な運動シークエンスのプログラミングを可能にし，より動的な相互関係や適応レベルを達成させるのである．

　リハビリテーションにとって，このような機能系の考え方を視野に入れることは，病的過程のなかで生じる運動の変化を理解するとともに，機能系の複数のコンポーネントに対して向けられる治療訓練の意味を理解するのに有効である．

　出生直後に中枢神経系に損傷を受けた場合，各コンポーネントが十分に発達しない，あるいはその強化に変化が生ずるという状況が考えられる．「機能系の各コンポーネントのうち，中心となる統合コンポーネントは，機能系の特性や構成コンポーネントが活動に入る空間的および時間的な配分に決定的な意味をもつ…各コンポーネントが活動に入る時間的なわずかなズレが，機能系の全レベルにおけるプロセスの不統合を起こし，最終的な適応結果を失わせることになる」（Anokhin, 1975）．

　以上から，脳損傷を負った幼児では，運動シークエンスに必要な結合が部分的にしか形

成されないのではないかという仮説を立てることができる．形成されたものは，硬直した要素的なものである．したがって機能系の適応力も限られたものとなり，運動面でみると，可塑性に乏しい定形化された反応しか用意できない．そして，このような神経生理学的な前提に立って，異常なシナジーのスキーマが成立すると考えられる．

機能系の原理に立つと，神経系の相互関係のモダリティーは目的に応じて変化するのではないかと仮定することもできる．したがって，各コンポーネントは段階的にシステムに導入されてはいくが（複合性），観察視点をこれら個別のコンポーネントに限定するのではなく，統合された総体としてみていかなければならない．そうでなければ，行為の目的との関係のなかで運動シークエンスの諸側面の意味を理解することはできない．

「把握」の機能系について，コンポーネント強化の原則という点から考察してみると，この機能系の編成における探索表面（手）の意味と重要性が理解できるのではないだろうか．よって，初期治療の提案のひとつとして，手と物体との関係を優先させるのは正しいと考えられる．段階的に他のコンポーネントを取り込んでいく「最小限度核」の形成は，この方法によってのみ可能であると思われる．

このような視点に立つと，運動には今までにない尊厳が与えられることになる．

リハビリテーションにおいては，環境世界に存在する物体と患者との関係についての考察はきわめて副次的なものとして扱われ，運動心理学的治療とか作業療法の場面に回されてきた．患者が関係構築を促されてきた唯一の環境因子は重力であったといえる．神経運動学的なアプローチにおいて，患者が相互関係を築く対象としての物体や補助器具が使われないのは偶然ではないのである．

それは，ただ動く能力を回復すれば十分であるという非常に単純化された前提に立ち，以下の点を考慮していないからである：

―運動の発現は，ある一定の手順で，明確な目的に向かい，何かとの関係を構築する必要性から生ずるものである．治療訓練においては，運動を喚起するもっとも生理学的な方法であるこの事実を排除することはできない．
―ある運動に参加する筋を収縮する能力を回復したからといって，さまざまな状況でこの運動を行う能力を自動的に獲得したということにはならない．

こうして，リハビリテーション専門家は，生理学者や一般の運動研究者に同調し，あらゆる文脈から切り離された運動を研究の対象としてきたのである．

プラグマティクスの視点に立ってみると，行動の組織化における文脈の重要性がよくわかる．プラグマティクスの定義として，「言語自体の理解を説明するうえで基本となる，言語と文脈の関係を研究する学問」，あるいは「文法化された言語と文脈の関係の研究」が挙げられている．これと同様の定義を運動の研究についても用いることができる．しかしながら，問題は，文脈という用語が何を言わんとしているのかという点にある．事実，近年，この言葉の使用は乱用傾向にある．

　リハビリテーション専門家も文脈に言及することはあったが，概念を容認したに過ぎず，そこでの文脈とは，主体に提示された物体の空間的特性のことと考えられていた．つまり，運動は提示された対象のパラメーターに拘束されているかのように捉えられていたのである．

　運動を総体的に分析していくと，各タイプの部分的行為間の関係をリハビリテーション治療に取り入れていくことができるが，そうすると，文脈とは，中枢神経系が正確な情報を引き出していくための場所であると考えざるを得ない．文脈を身体の受容表面と関係を構築する物理的な対象に限定するのではなく，主体が一定の方法で運動シークエンスを組織化し，その結果を分析できるようにするすべてを包含するものとして捉えなければならない．

　外界が文脈としての価値を生み出すのは，主体がある方法で外界を分析し，たとえば，そこから引き出すべき情報に合わせて空間的にそれを定位づけるからである．したがって，文脈とは，運動により接触することのできるすべての物体の総和ではなく，ある一定の目的達成のために不可欠なすべての要素にあるのである．

　中枢神経系は，求心信号，つまり「感覚」を受け入れるのではなく，情報を受け入れるのであるという事実を忘れてはならない．この概念は，神経生理学の研究によってもその妥当性が確認されてきている．

　かつては，大脳皮質の感覚野には，感覚情報が入っている一次領域，続いてそれを知覚変換する二次領域，そして他のモダリティーによる知覚と比較する三次領域が存在すると考えられていた．当時ならば，文脈を「定位づけられていない対象の総和」とする考え方も受け入れられたかもしれない．また，一次領域では，感覚型の課題を実行するために，細分化された身体表面との局在関係が認められていたが，二次および三次領域についてはそのような特性は認められていなかった．

　最近の研究によれば，感覚型の一次領域は存在せず，三次領域に当てられる皮質領域は

非常に限られたものであることがわかってきた（Berlucci, 1983）．大脳皮質の感覚野にはひとつの受容表面部位に対応する領域が，部位による数の大小はあるものの，複数再現され，そこに入っているのは，生の粗大な情報ではなく組織化された情報である．こうしてみると，運動は「情報の創造者」とでもいうべきものである．運動の特性は大脳皮質から筋にまでわたり，中枢神経系が環境世界から引き出そうとしているものとすでに関係づけられているのである．そして，空間性，時間性，強度のような運動パラメーターは，中枢神経系が必要とする情報に合わせてプログラムされており，したがって，それら自体が知覚パラメーターとなるのである．

こうなると，言語研究の場合と同様，運動を理解するプロセスが重要となってくる．言い換えれば，解釈のプロセス，すなわち運動を行うことが情報として何を獲得させてくれるかということである．このプロセスは，外的世界に相互関係の価値を与えるものであり，運動を行うことで外的世界の変数が確認されていくのである．

この場合，言語で生じるのと同じように，運動においても「直示的定義」にあたる要因が存在するはずであり，これが物体の空間性と運動シークエンスとの関係，たとえば，主体と客体との関係（対象の認知，動く主体の行動修正）を的確に理解するために使われる．

第2章
行動評価と運動療法

Valutazione comportamentale ed esercizio terapeutico

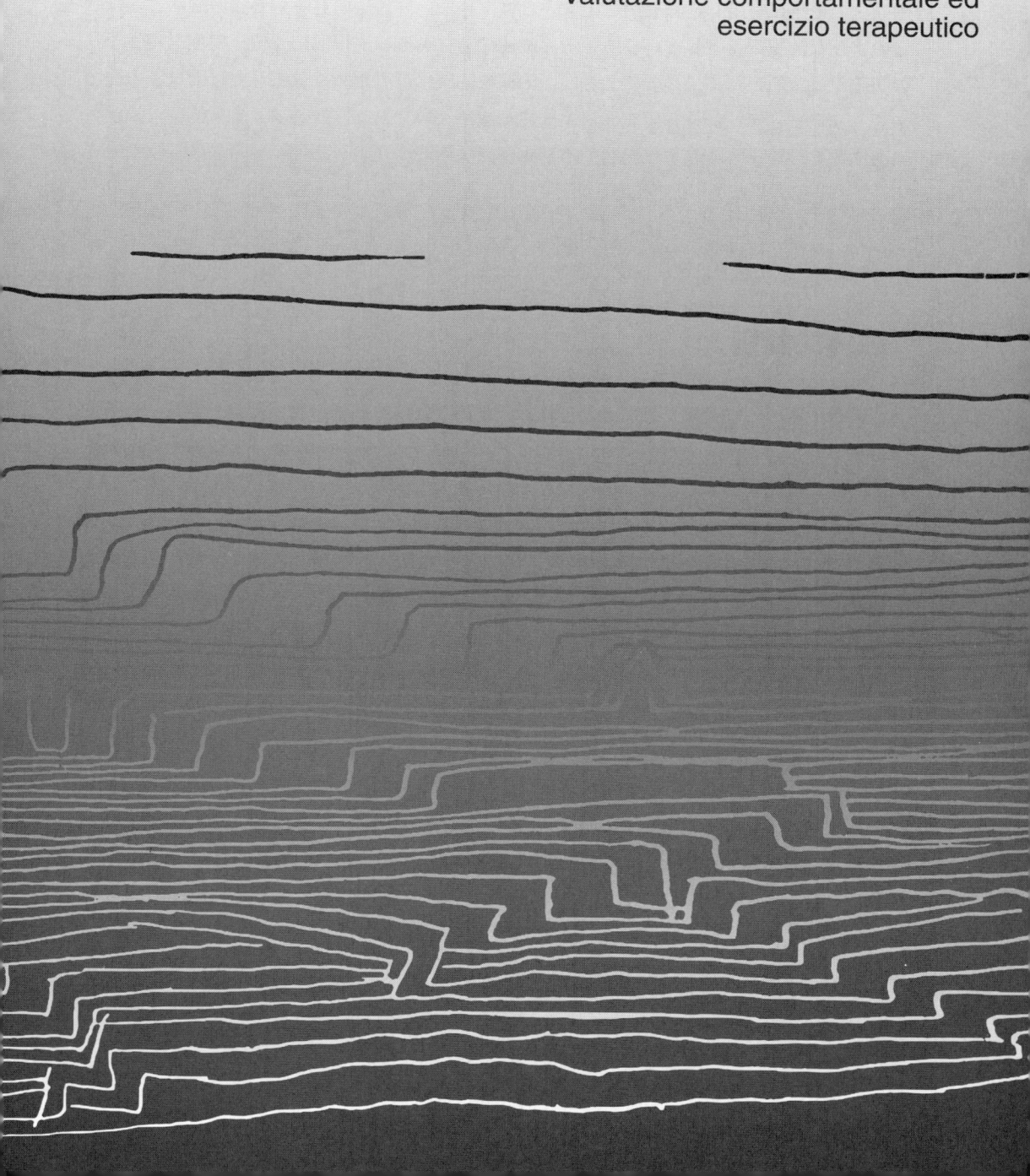

脳性麻痺児のリハビリテーションにおいては，脳の損傷とその早期診断のために多くの研究がなされてきた．しかし，このような提言（Brazelton, 1977; Saint Annie Dargassies, 1979）は運動機能回復の問題とは直接結びつかないため，得られた病理所見から運動療法の企画に有効な情報を引き出すことはできない．病理所見をいかに評価するかは，どのような治療を行うかということとの関連で意味をもつ．損傷の部位，程度，特性などの明確化は診断のために必要であるが，治療を的確に行うためにはそれだけでは不十分である．リハビリテーション研究の対象は運動療法なのであり，評価は，より的確な訓練方略の構築につながる所見を導いてこそ初めて意味をなす．

数量的評価

　この数十年の間に提案されてきた神経診断学的なアプローチのなかには，数量的な方向を目指したものが多い．なぜこのような方向に進んだかについては，運動研究に携わる人々の間に支配的なあるひとつの視点と関わるものであり，その時代に支配的であったイデオロギーにつながっている．今世紀初頭における数十年間の心理学研究，特に発達心理学の研究においては，行動主義心理学（Watson, 1930）を始めとする「実験的・測定的な方向」が主流を占めてきた．そこでは，「測定的な方向の選択は…子どもの捉え方に非常に深い影響を与えた．子どもは生まれつき受動的な器官として捉えられ，大人の与える刺激に規則的に応えるよう訓練される．そのことで子どものなかに行動習性がつくられて，初めて相互関係を構築できるようになる」とされた（Fortunati と Benigni, 1984）．

　Vojta（1980）の提唱した手法は，この測定的な方向に沿ったものと考えられる．彼は，脳損傷の判定を行うために，Ingram（1969）が月齢12カ月から14カ月までの幼児について行った第一次屈曲期，第一次伸展期，第二次屈曲期，第二次伸展期という4つの時期に基づいた判定チャートを作成している．また，これらの段階における診断の目安として7つの姿勢反射を挙げている．引き起こし反応，Landau 反射，腋窩懸垂反応，Collis 水平反応，Collis 垂直反応，Peiper 反応，Vojta 反応である．前述の4つの時期のそれぞ

第 2 章　行動評価と運動療法

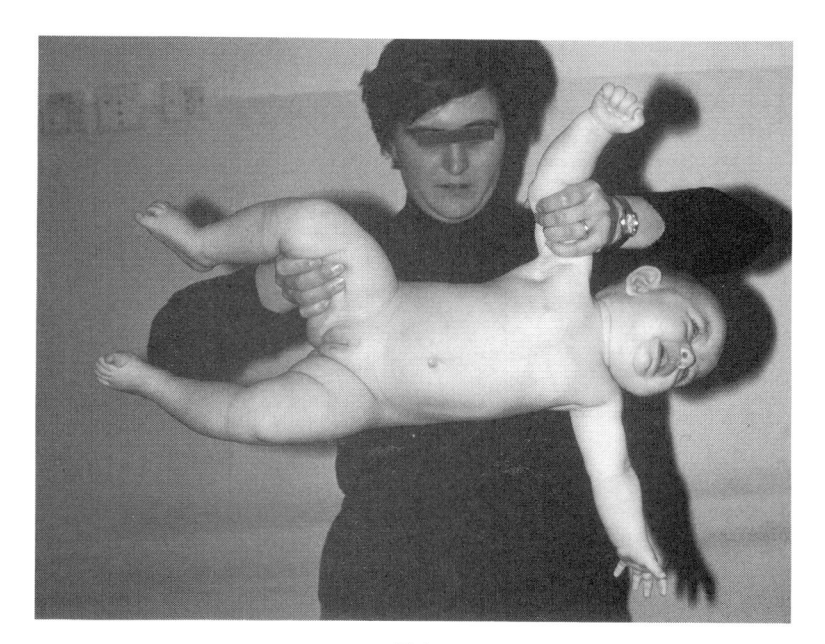

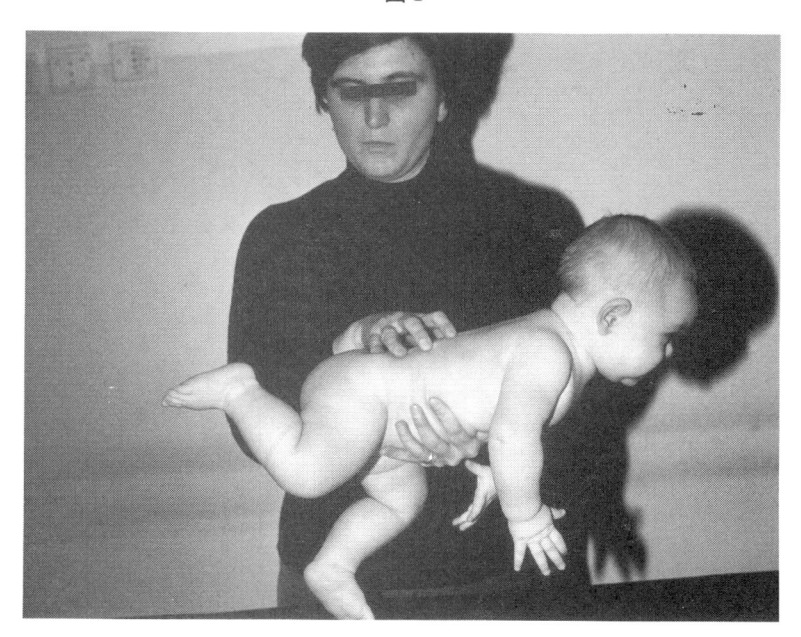

図 1

図 2

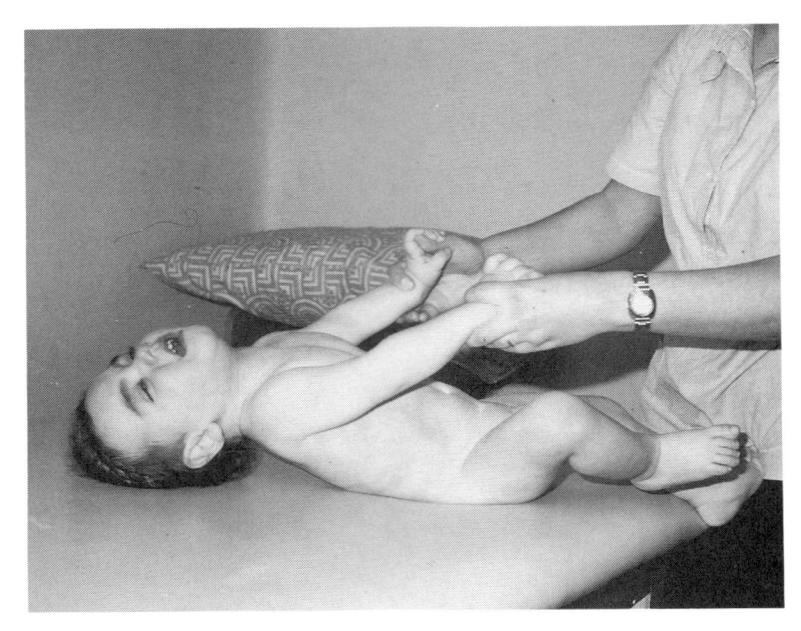

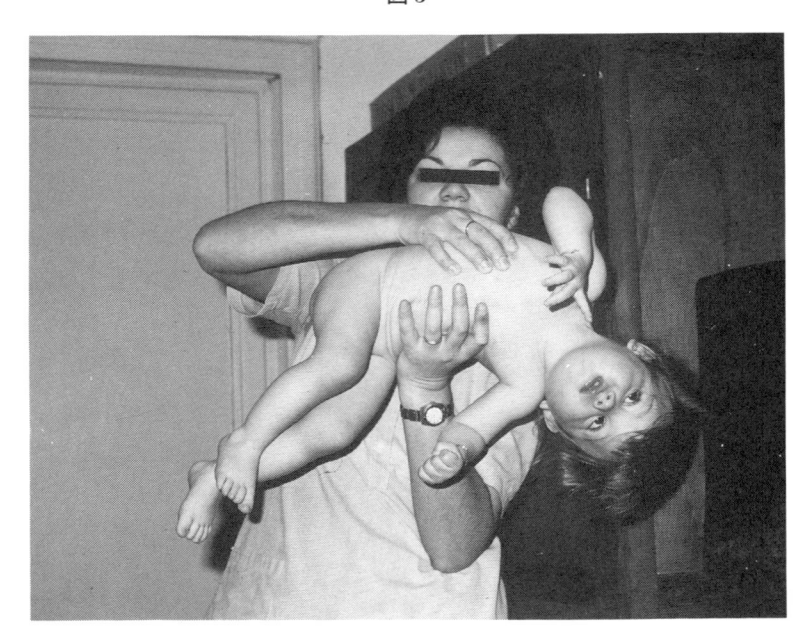

図3

図4

れにおいて，これら7つの反射テストを行ったときの正常な反応と病的な反応とが記されている（図1，図2，図3，図4）．脳損傷を早期に診断し，その程度を判定するためには，病的な反応の数が指標となる．すなわち，病的所見の数が1～3つならば軽度，4～5つならば中程度，6～7つであれば重度，すべてのテストに病的な所見が生じた場合は最重度と判定される．この判定チャートは，神経系の損傷の早期発見のためのみでなく，病的反射の数の減少をもとに，治療効果を評価するためにも使われる．

このような診断法は，数量化を指向する行動主義の流れのなかにあり，その意味では治療の方向づけとしての矛盾はない．姿勢反射と同様，テストでは各段階ごとに同じ刺激を加えたときの反応が明確に予想されており，治療訓練は固定された運動スキーマの促通に基礎をおいている．それは，特定の場所（誘発帯，反射帯）に限定されて与えられる固有受容器への刺激を介した，定性的な運動スキーマの促通といえる．

Vojtaの視点に立った診断および回復のプロセスについては，以下のような考察ができよう．

① 運動の評価が現実世界とは無縁の場面で行われる．患児の神経系と環境との相互関係について考慮がなされていない．唯一考慮に入れられているのは重力である．
② 発達段階を含めて考えた反射活動と，過去・現在・将来の行動レベルとの間の関係づけ（Evarts, 1979）がなされていない．したがって，反射の発達が，どのような形で患児の能力の発達に関係しているかを確定することができない．
③ 反射を改善するために訓練を利用し，訓練の有効性を実証するために統合された反射を利用している．
④ ある反射活動を繰り返して刺激していけば，他のタイプの反射活動も普遍的に改善していくことができることを証明しようとするこのモデルには疑問の余地がある．

Bobath夫妻による「観察式」の研究も，同様の行動主義的な流れのなかに位置づけることができる．Bobathアプローチが観察の対象としているものは姿勢であり，「原始的な」スキーマと「異常な」スキーマとをとりあげている．原始的なスキーマとは，「幼児の正常発達のごく初期の段階，大まかにいって月齢3カ月から4カ月の時点までみられるもの」（Bobath, 1976）と定義されており，代表的なものとしては，把握反射，Moro反射，非対称性および対称性緊張性頚反射などが挙げられている（図5，図6，図7）．一方，異常なスキーマとは，「満期で出生した幼児の正常な発達においては，どの段階でも観察

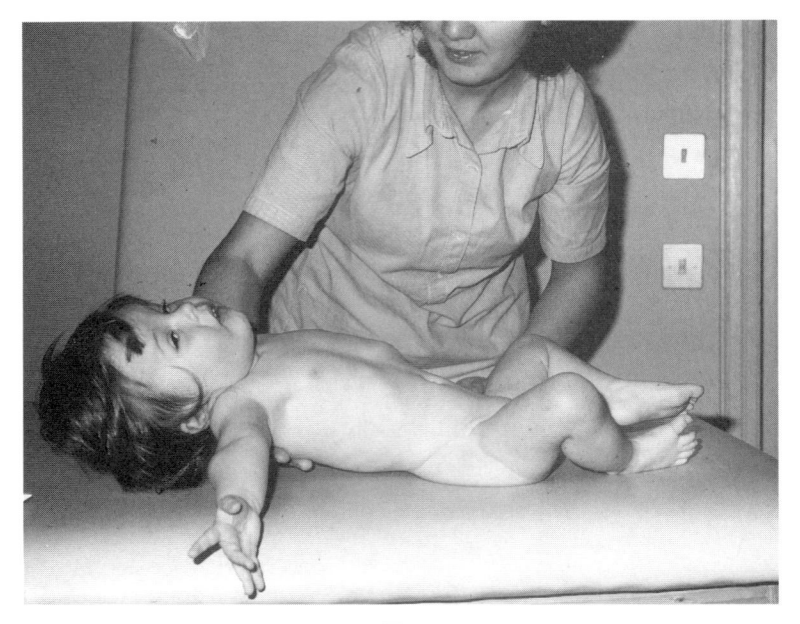

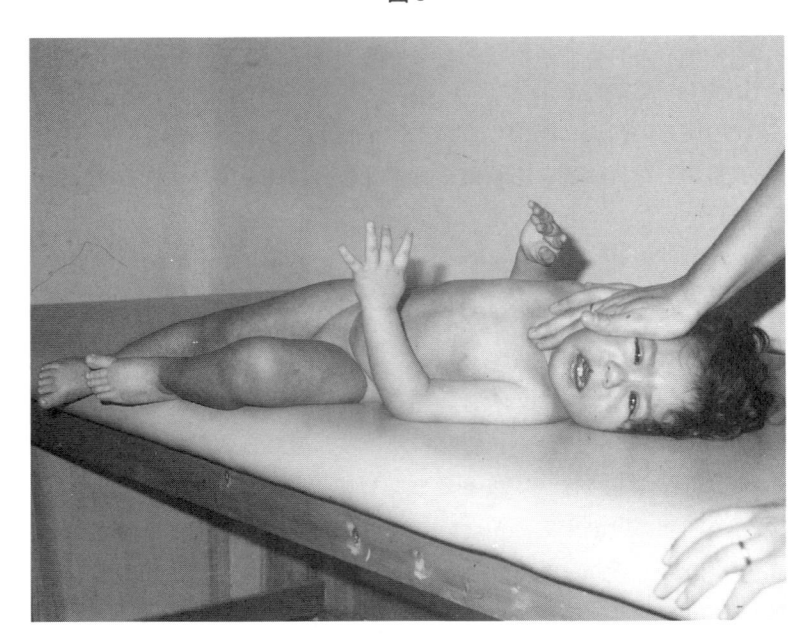

図5

図6

第2章　行動評価と運動療法

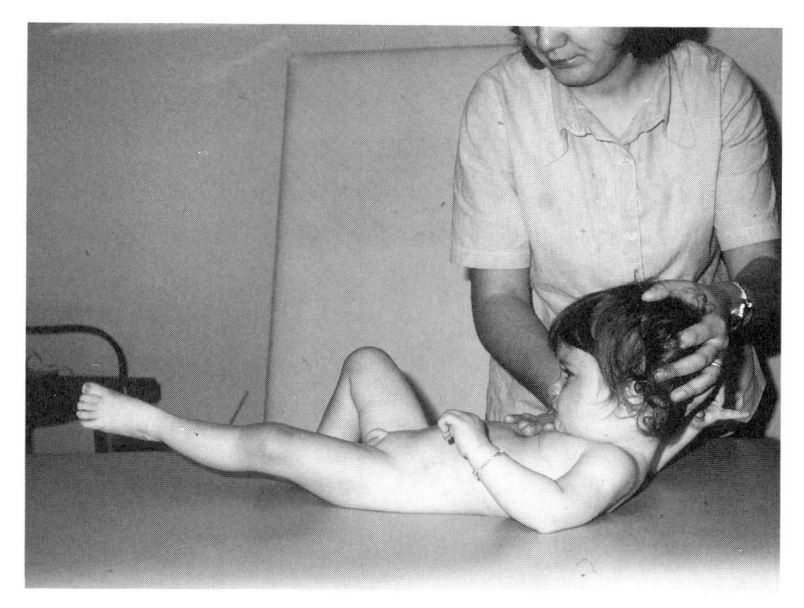

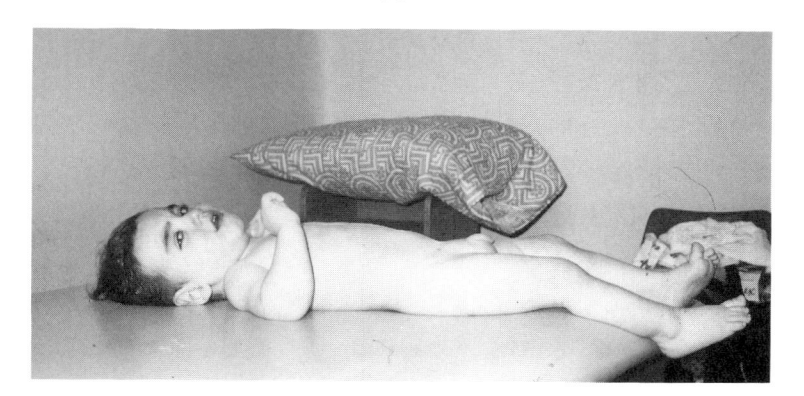

図7

図8

されない運動スキーマ」（Bobath, 1976）とされている．彼らが報告した症状には，前腕の常時回内位，同回外不能（図8），頭部をゆっくり回旋させたときの非対称性頸反射の出現，一側の手のみを使った把握などがある．

　Bobath夫妻は，「脳性麻痺のケースで発達を評価するにあたっては，協調スキーマの修正，および発達途上にある正常な姿勢反射と異常な姿勢反射との相互作用という観点からみていかなければならない」と主張する．幼児はある一定の環境状態のなかで観察されるが，環境を構成する数々の要素のうち，考慮されているのは，重力とこれに対し幼児が反応する能力のみである．ある「運動所見」が評価される際，それがおかれた文脈は貧弱かつ一定であり，所見の抽出は，一定の姿勢保持のモダリティー（仰臥位，側臥位，あるいは座位など），もしくは，ある肢位から他の肢位への移動のモダリティー（側臥位から座位，座位からの四つ這いなど）に限定されている．同時に，姿勢の獲得に対する原始的スキーマと異常スキーマの干渉も判定される．たとえば，対称性緊張性頸反射の長期の持続は四つ這い獲得に否定的に干渉する，といった見方である．

　Bobath夫妻が提案している運動療法は，行動主義心理学の概念にのっとり，「刺激」という介助を用いて，病的スキーマを抑制しつつ，特定の姿勢の獲得につながる運動スキーマを優先しようとするものである．そのような観点から，前述のような抗重力活動を観察するのである．彼らが採用した観察手法は，彼らの訓練の組み立て方とほぼ一貫している．しかし，観察の場面では足や膝の選択的な運動が生じているか否かといった運動の特定の側面をとりあげながら，治療場面ではそれらが省みられていないというような矛盾もみられる．事実，Bobath夫妻は，両麻痺および片麻痺の運動異常の記述にあたり，足関節と足指に分離運動が認められないと述べているが，この所見に対しての意味的な解釈は行っておらず，またそれらの要素の回復を目指した訓練も考えてはいない．

　Vojtaの提言に比べると，Bobath流の観察は，少なくとも部分的には，反射活動を「姿勢」という行動要素との関係で分析していこうとしている．しかし，この場合にもまだ行動主義的な立場が認められる．その観察は，「人工的な環境において，孤立化した観察対象に対し，特定の方法（刺激）を用いた場合の結果の測定に縛られている」（FortuntiとBenigni, 1984）のである．

　Doman（1975）が提言している幼児の発達観察モデルも，行動主義心理学の流れをくむ測定的な視点のなかに位置づけることができよう．Domanのモデルは，これまでとり

あげてきた立場に比べると，人間の行動のより広範囲な機能をとりあげ，発達を時間的な年齢と神経学的な年齢との関係から測定しようとしている点で，より豊かなもののように思われる．

　Doman は，発達段階を，7つの脳水準からなるチャートを用いて表している．この分類は中枢神経系の成熟度と対応するものである．

　Ⅰ）脊髄
　Ⅱ）脳幹
　Ⅲ）中脳
　Ⅳ）発生期大脳皮質
　Ⅴ）原始期大脳皮質
　Ⅵ）初期大脳皮質
　Ⅶ）成熟期大脳皮質

　神経系の各レベルにおける頭―尾側方向の成熟によって，幼児は複数の行動を表出することができるようになる．これらの各レベルにおいては，6つの能力の観察が行われる．そのうち3つは運動性のもので，身体の運動発達（新生児の運動から歩行まで），言語（新生児の泣き声から発話まで），手指技能（把握反射から書字まで）に区分され，残り3つは感覚性のもので，視覚（新生児の瞬目反射から読書まで），聴覚（音知覚から会話理解まで），触覚（新生児の皮膚反射から手の識別能まで）である．たとえば，手指能力の第Ⅰレベルの測定は把握反射，第Ⅱレベルは握りしめた手指を開く，第Ⅲレベルは随意的に手で物をつかむ，となっている．「幼児はこれらの段階を経て，すなわち，脳のより高次のレベルが介入するにしたがって成長していく」（Doman, 1975）．

　このような方法によれば，より多くの所見が得られることは確かであるが，やはりまだ測定的な基準に立つものであり，行動主義的な概念のなかに位置づけられる．さらに，この手法も他と同様に，ある治療法を指向して開発されたものであり，それが訓練の方法にも踏襲されている．Doman のモデルが「神経運動学系」の視点と異なる点は，それが感覚能力の評価をとりいれていることにある．しかし，一方で運動機能と感覚機能とを分離して調べるという点では「神経運動学系」の視点を踏襲している．運動機能と感覚機能という2つの側面を並列的に区分して再教育を行うことは，リハビリテーションにおける「神経生理学系」の文化に特徴的な視点であるが，Doman もその系列につながっているといえる．この臨床神経学的な知見に基づく考え方の特徴として，能動的な役割（運動）

と受動的な役割（感覚）とを区別している点を挙げることができる．Doman は，感覚的能力において，成人は能動的な役割を，幼児は受動的な役割を果たすと述べている．「母親は，たとえその意に反しても，幼児の脳に視覚的・聴覚的・触覚的な情報を供給することができる」（Doman, 1975）．

　一方，運動能力においては，逆に成人の役割が受動的，幼児の役割が能動的になる．つまり，どの部分にもっとも損傷を受けたかにより，幼児に対する成人の関わり方が変わってくるということである．「3つの感覚（視覚，聴覚，触覚）回路のどこかで連続が断たれたのであれば，幼児の不十分であるすべての領域に対し，母親は膨大な刺激を与えるべきである．また，3つの運動（身体の運動発達，言語，手指技能）回路のどこかで連続が断たれたのであれば，母親は幼児に，高次レベルで作業する膨大な機会を与えるべきである」（Doman, 1975）．Doman が，脳障害児の評価と治療に携わる他の研究者達がなおざりにしてきた幼児の発達に重要ないくつかの側面を捉えたことは否定できない．しかしながら，そのモデルは，評価の観点からみても治療の観点からみても，かなり粗大な機械論的基準に端を発していることも否定できない．

　近年になって，幼児を観察・測定するための機械論的な手法については異論が唱えられ（Milani, 1982; Sabbadini ら, 1978），脳障害児に対する Doman のアプローチも，複数の研究者により否定されている．

質的評価

　リハビリテーションにおける評価の主要な要素として，環境，あるいは動機や愛情との関係のなかで幼児の機能獲得過程を観察しようとする提言もなされてきた（Sabbadini ら, 1978）．Sabbadini らの立場は，幼児の行動の諸側面を捉えようとするものであり，従来の判定法とは異なる構想に立つものの代表例と言える．しかしながら，Sabbadini らは，「すべての行為は連続的な運動シークエンスから成立しており，遠心性および求心性の刺激が共に関わる複数の運動シークエンスから形成されるひとつの動作シークエンス

である」と述べている．しかし，このような発言にもかかわらず，運動スキーマと認識スキーマを並行する異なるレベルのものとして捉えており，相互に深く結びついたものとはしていない．「環境との接触とあらゆる種類の刺激が，たとえそれが不適切なものであっても，機能の獲得を決定する」（Sabbadini ら，1978）．この視点では，まだ臨床神経学的な考え方が完全に克服されているとはいえず，脳性麻痺の症状のなかから神経生理学的な要素は分離され，それが「陽性症状」と「陰性症状」とに分類されている．陽性症状としては，痙性，アテトーゼ，舞踏病，運動失調などが挙げられている．これらは，「物体を把持したり，操作したり，歩行したり，発話したりするのに必要な運動を，不能あるいは困難にする」症状であり，「運動を緩慢にしたり歪めたりする機械的な障害になっている」（Sabbadini ら，1978）．一方，陰性症状とは，神経生理学的機能の欠如もしくは獲得不全となって現れるものである．これらの症状は「より特異的かつ重要な側面である神経生理学的機能の潜在的な発達能力と比べて，幼児がどの程度の損傷を受けたかを表している」（Sabbadini ら，1978）．そして，Sabbadini によると，脳損傷を受けた幼児の症状を分析する場合にもっとも重要となるのは，その幼児が「何を所有しているか」と「何ができるか」であるという．

　しかし，このような方法論的立場でも行動を正しく評価することはできない．なぜなら，運動が機能として捉えられていても，それは，本質的には現象論的な視点からの観察や判定になっているからである．

　機能の判定を行っても，さらなる特定化なくしては，中枢神経系が行う精密な組織化のメカニズムを理解することはできない．この組織化を通して，特定の行動（身体操作，移動，言語）が発達していくのである．Sabbadini らが提案している治療方略では，陽性症状の排除および緩和がひとつの目標とされている．これは，実際には脳性麻痺児に対して通常行われている Vojta，Bobath，Doman などの神経運動学系のテクニックを含めた運動療法によって行われる．また，一方では，幼児に「外界の現実と接触し，環境を操作するために有効な行為」を教える点に努力が払われている．こういった視点の特徴は，Sabbadini らの次の主張によく現れている．「セラピストの判断に基づき程度を踏まえて使用し，幼児が外界との接触を行ったり所有する運動能力や身体を活用する可能性を制限するものでなければ，すべての技法は有効である」（Sabbadini ら，1978）．

　この考え方は，幼児の行動を現実世界に則して分析しようとしている点，環境との接触のなかで分析しようとする点でより正しいとは思われるが，それでもまだ，運動を，外部

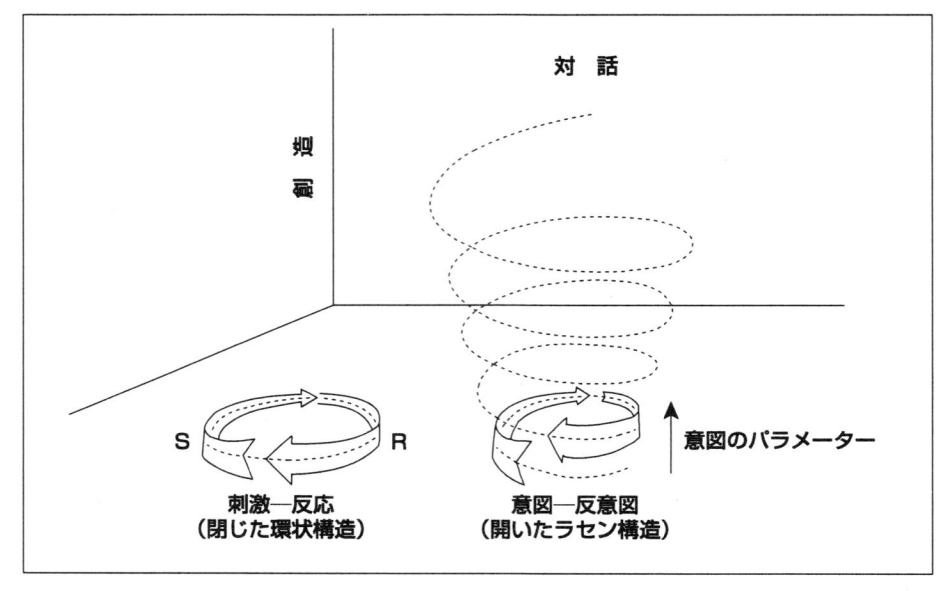

図9 Milani による (1982)（一部改変）

世界や周辺空間と適応的に相互作用する能力の表現として分析するには至っていない．さらに，いわゆる「サーボメカニズム」（これに関しては神経運動学系の方略に準じている）と運動プログラムとの拮抗した関係が見受けられるのも問題であろう．運動プログラムは現実との接触によって活性化されるといわれているが，このことが十分に明確化されている．

Milani（1982）が提言する神経発達の意味論モデルは，刺激的な概念を含んでいる．幼児を「主人公」とするこの概念は「生物の個体発生プロセスと運動行動との一体化が特徴であり，周辺世界に身体を投影し，その主体的な意図により自己をつくりあげていくこと」を意味するものである．この概念によって，刺激―反応というパラダイムに立つ反射学的な検査の考え方を克服することができる．幼児に対する検査は，「対話」を求める探索プロセスのなかに組み込まれ（図9），そこで幼児の意図が評価される．

この視点は，認知主義的な立場をとるものではあるが，依然として「神経運動学」と

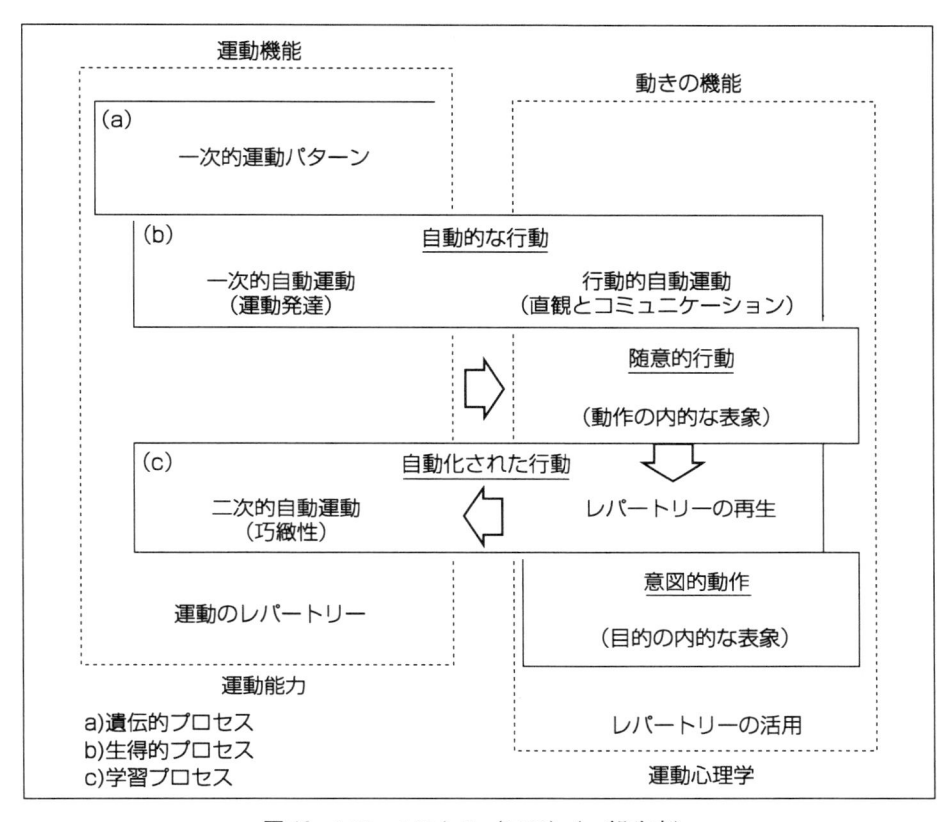

```
┌─────────────────────────────────────────────────────────────┐
│    運動機能                                                  │
│  ┌ ─ ─ ─ ─ ─ ─ ─ ─ ─ ─ ┐   動きの機能                        │
│  │(a)                  │ ┌ ─ ─ ─ ─ ─ ─ ─ ─ ─ ─ ─ ─ ┐        │
│  │   一次的運動パターン │ │                          │        │
│  │                     │ │                          │        │
│  │(b)    自動的な行動   │ │                          │        │
│  │  一次的自動運動  行動的自動運動                    │        │
│  │  (運動発達)    (直観とコミュニケーション)          │        │
│  │              ⇨   随意的行動                      │        │
│  │                  (動作の内的な表象)               │        │
│  │(c)  自動化された行動  ⇩                           │        │
│  │  二次的自動運動 ⇦ レパートリーの再生              │        │
│  │  (巧緻性)                                        │        │
│  │  運動のレパートリー    意図的動作                 │        │
│  │                       (目的の内的な表象)         │        │
│  └ ─ ─ ─ ─ ─ ─ ─ ─ ─ ─ ┘                                   │
│   運動能力                  レパートリーの活用              │
│  a)遺伝的プロセス                                           │
│  b)生得的プロセス                                           │
│  c)学習プロセス              運動心理学                     │
└─────────────────────────────────────────────────────────────┘
```

図 10 Milani による（1982）（一部改変）

「運動心理学」という「旧式の」区別を持ち越してきており，姿勢と目的のある運動とが併存している（図10）．つまり，一方において，運動が「神経運動学」的な概念で捉えられている（表1）．ここでは，一次的運動パターン，一次的自動運動，二次的自動運動が考察される．一次的運動パターンとしては，「胎生 20 週以降，使用可能となるすべての運動スキーマを含むものである…このレパートリーは，中枢神経系に本質的に備わっているものであり，安定した条件下では不変である」（Milani, 1982）．これらのうち，特に重要視されているものは「機能的でない末梢の個別運動」，つまり手や足の運動である．次いで，一次的自動運動としては，新生児にみられる口角反射や吸引反射のような生存のため

表 1 Milani による（1982）（一部改変）

運動観察検査のプロトコール

運動（神経運動学）

　　a）一次的運動のレパートリー
　　b）一次的自動運動（運動発達）のレパートリー
　　c）二次的自動運動のレパートリー

行動（運動心理学）

　　a）生得的能力
　　b）随意的行動，再生，学習
　　c）対話のための行動の調整

相互作用

関係モダリティーの指標

に必要なものが考えられているが，特に「子宮外」での自動運動が重要視される．「神経発達の意味論は，本質的に，子宮外の生活において生じてくる一次的自動運動の研究に基礎をおいている」（Milani, 1982）．これらのなかでもっとも重要と考えられているのが，「抗重力位での静的な直立と移動」の機能である．一次的自動運動は，普遍的，すなわち同じ種に属する人間に共通である．Milani の「運動発達チャート」で提言されている検査は，基本的には一次的自動運動の観察に関するものである．一方，二次的自動運動とは，新しい運動，すなわち遺伝的にプログラムされていない運動であり，学習により二次的に自動化されるものである．しかしながら，これがどのような運動について言及しているのかはあまり明確にされておらず，Milani 自身それを認めて，「生後数カ月の時期では，運

動のうち学習に関わる部分を区別するのは非常に困難である．生得的なツールが非常に豊かであり，物理的および人間的な世界との対話に必要となる高度な柔軟性と行動の調整能を備えているからである」と述べている（Milani, 1982）．

　運動観察検査のプロトコールの第1部では，運動は「神経運動学」の観点から捉えられている．続く第2部では，運動は「運動心理学」の側面から捉えられている（表1）．つまり，運動を組織化する能力とされ，ここで「主人公」の概念が登場する．こうした捉え方のなかで考察されているのが，行動的な意味での自動運動（このなかには「探索と認知的操作」，「対話を目指す生得的な行動の調整」が含まれる），行為の精神性を表現する随意的な実践行為，目的の精神性を表現する意図的な動作である．

　運動観察検査のプロトコールには関係指標もとりあげられている（表1）．これは，環境を構成する物体や人間との関係を構築する場合の幼児の能力を明確にしようとするものである．この関係尺度の段階の例を挙げると，「3カ月半から4カ月：睡眠と覚醒のリズム．泣くこととあやし．さまざまなあやし方を受け入れ，あやすと笑う．習慣的な体験（食事，外出，身体の世話）の状況を認識する．長く引き伸ばした喉頭音を発し，音で遊ぶ．差し出されたものに興味を示し，それを手に持つことができる」などである（Noferi, 1977）．また病的な成長も同じ診断基準で評価される．その際には「神経運動学」のなかに位置づけられる姿勢スキーマおよび運動スキーマが強調される．脳性麻痺の症状をどのように捉えるかという点が以下の見方によく現れている．「神経系の退行症状．第1の機能解離としての伸展パターン；上肢では肩の伸展，肘の屈曲，尺側偏位を伴った手関節の屈曲，手指の全屈曲，母指の内転．下肢は伸展，内転，内旋（交叉）．屈曲パターン；上下肢ともに屈曲」といった表現である（Milani, 1982）．

　ここでは，発達の意味が行動の側面に注意を払って考察されており，運動概念の見直しには繋がったかもしれないが，現実には「神経運動学」と「運動心理学」との対比概念を提案し直しているに過ぎない．要は，あるレベルまでの発達は「神経運動的」であり，一定のレベル以降から「運動心理的」な発達が挿入されるというのである．したがって，運動は環境との相互関係を形成する能力としては分析されていない．一次的自動運動は「生得的な」スキーマであり，「運動心理的」な行動の道具として使われるとされている．後者は，その「認知的」な意味を踏まえて捉えられてはいるが，ある運動シークエンスのレベルと質が，その運動シークエンスが中枢神経系に対してもつ情報的な側面とどのような繋がりをもつかについては明確にされていない．

診断と治療の関係については，一次的自動運動が重要視されている「運動発達チャート」を用いれば，リハビリテーション治療にとって，「神経運動的」な操作のための有効な所見を得ることはできるが，運動心理面での検査では経験に基づく一般的な治療法に代わるものとして具体的な情報を与えてくれるわけではない．2つの視点は対立するものではあるが，リハビリテーションの結果として行き着くところは同じなのである．すなわち，「神経運動学的」な訓練は経験からかけ離れているため，幼児が目的をもった行為の獲得を果たす助けにはならないし，一方，「運動心理学的」な訓練も，活動自体の指標を方向づけるために必要な具体性が欠けているため，十分に活用されることができないのである．

行動評価

　以上のように，従来より，運動発達の問題に対するさまざまなアプローチのモダリティーが提言され，それに関連するリハビリテーションの考え方が次々と現れた．これにより，幼児の観察方法も発展を遂げてきたといえるが，いずれのアプローチも，「神経運動学」という用語に囚われたリハビリテーションから完全に抜け出すことはできていない．運動機能回復を学習過程と捉えていくリハビリテーションの理念に立ち，基本的な側面を明確

表2

観察の方法論
A）運動の概念
B）発達と学習の関係
C）行動の評価
D）潜在的発達領域
E）注意

にする必要がある．幼児の発達をリハビリテーションの点から観察するにあたっては，以下のようないくつかの理論的前提を踏まえていく必要があろう（表2）．

■ A：運動の概念

運動を反射の統合メカニズムの現われとすると，それによって説明できるのは，リハビリテーションの方略にとってはあまり重要ではないいくつかの活動だけである．たとえば，単純なニューロン結合により組織化される，侵害刺激に対する防御反応としての四肢の逃避反射や，吸引反射と共に栄養摂取の必要性から生後数カ月で現れる把握反射などがそうである．

神経系は，さまざまな方法で反射活動を活用しながら，より複雑な活動をつくりあげており，目的に応じてより高度な運動スキーマのなかで反射活動を組織化（調節あるいは抑制）していると考えた方が，リハビリテーションのアプローチにとって有効かつ一貫性がある．たとえば，視覚刺激を捉えるための頭部の回旋運動には，眼球による補償運動が不可欠であるが，これは前庭動眼反射を含む反射メカニズムによって活性化される（Milesと Evarts, 1979）．しかし，このメカニズムは，必ずしも常に同じ形で介入してくるわけではない．目的の形成に関わるさらに複雑なニューロンレベルを通じて調整されているからである．この反射活動は，状況に応じてさまざまな形で活用されている．たとえば，周囲の明るさ，あるいは頭部の回旋速度に応じた変化が観察される（Collewijn, 1979）．また，常に要素的な反射活動が使われているわけではない可能性も考慮しなければならない．より複雑な行為に統合されていることもあるし，Phillips（1969）が上肢操作の例で証明しているように，神経系がある行為を達成するために反射活動を完全に抑制する場合もあるのである．

運動の現象的な側面だけに限定した研究では，神経系が現実との相互的な統合をさまざまなレベルで行っていることについて説明を加えることはできない．上肢の活動，あるいは歩行活動に関して，こうした視点からの膨大な研究が行われているが，そこでは，運動は関節間の関係の結果として観察されているに過ぎない．Halverson（1933）の分析がそのよい例である．Halverson は，生後1歳の幼児が物に手を伸ばす動作について，複数のモダリティーの分析を行った．クルーピエ・リーチング（図11，図12），放物線リーチ

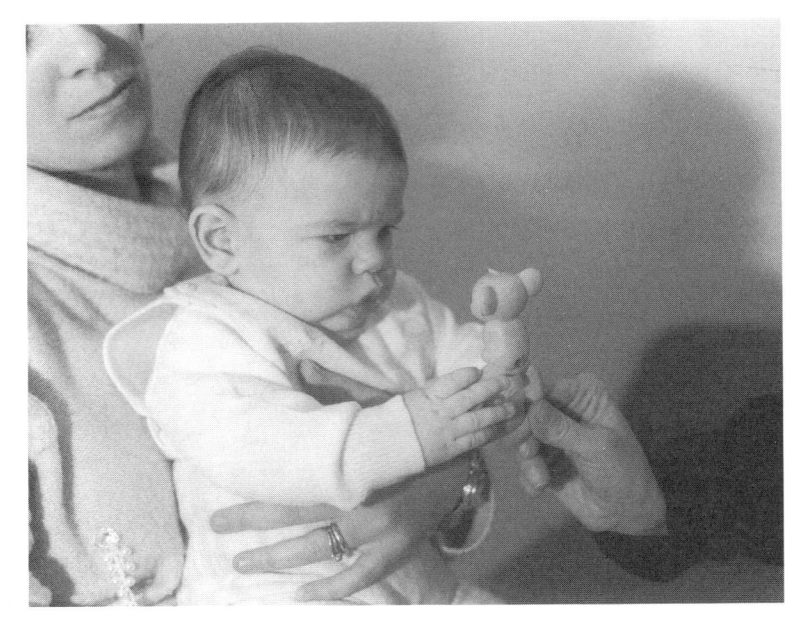

図 11

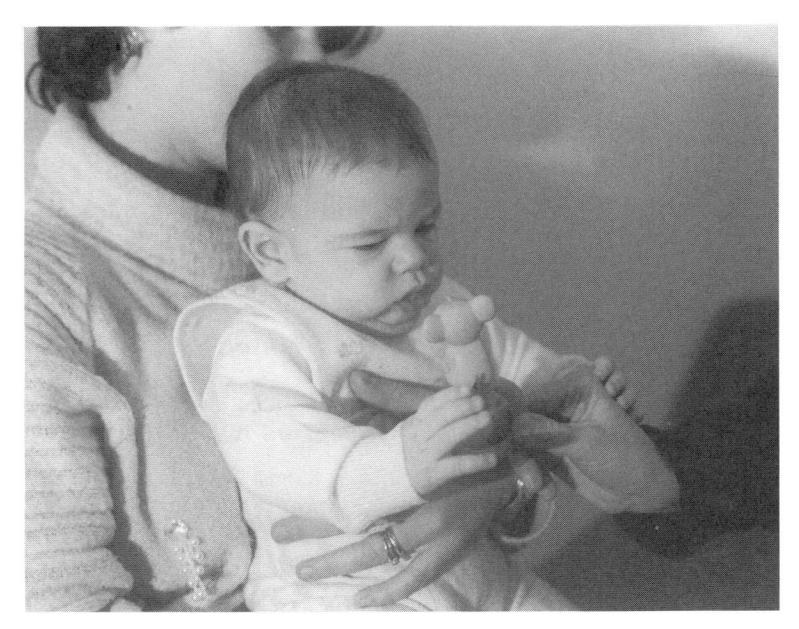

図 12

第 2 章　行動評価と運動療法

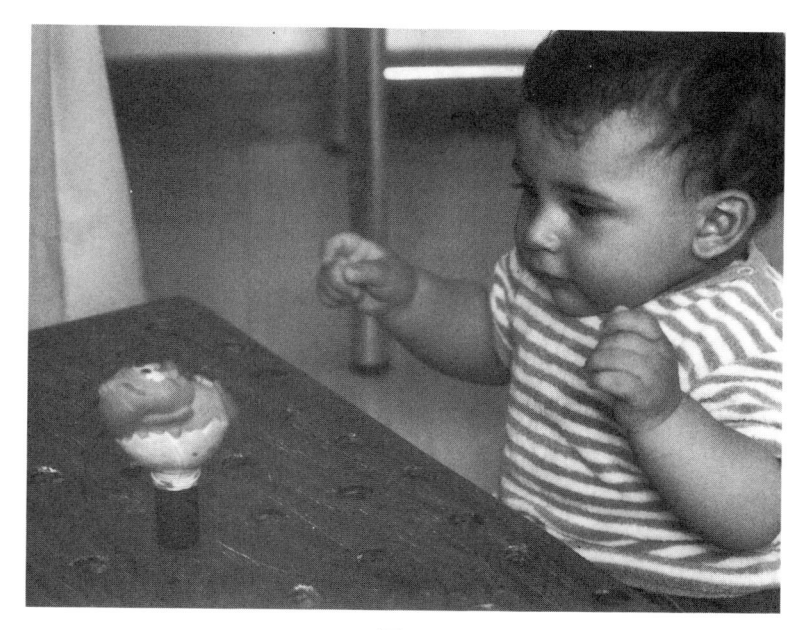

図 13

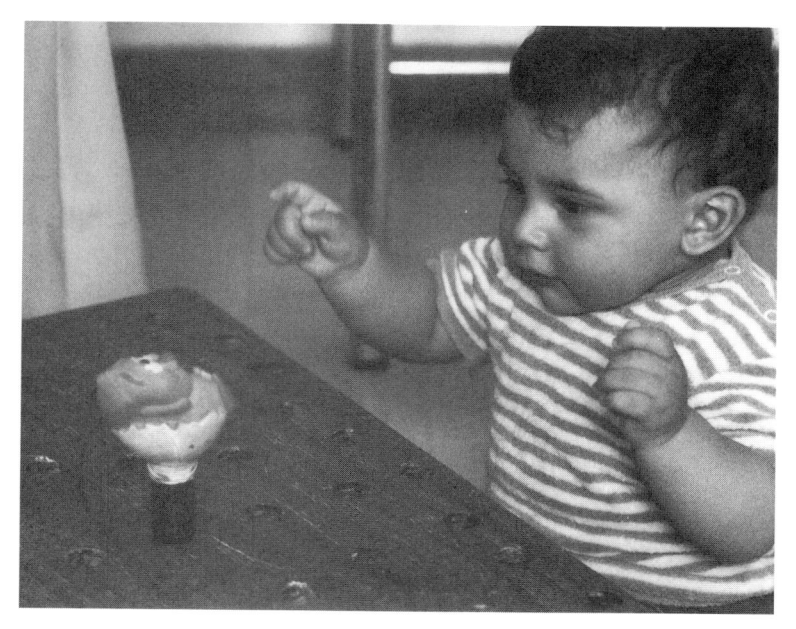

図 14

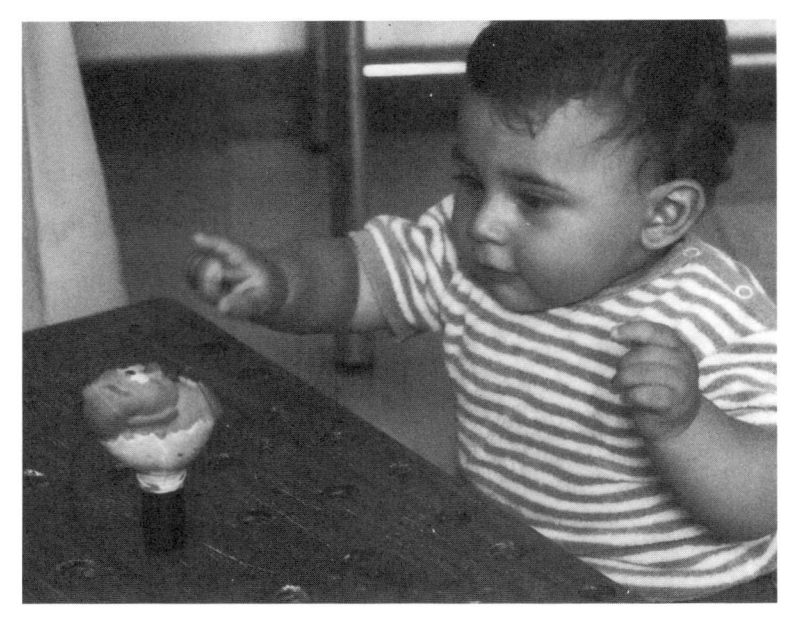

図15

ング（図13, 図14），直線リーチング（図15）である．これらの運動軌道は，2つ以上の関節（肩，肘，手根）の組み合わせの結果として起こる．下肢についても同様であり，幼児の歩行スキーマ獲得の観察を通じて，脊柱彎曲の発達やさまざまな関節（股，膝，足）の運動学的な変化に関する研究が数多く行われている（SuthatamとMurray, 1971; Sutherlandら, 1980）．しかしながら，このレベルにおける運動分析に終始していては十分ではない．

　リハビリテーションにとって意味があるのは，運動を現実世界との相互関係として捉える見方である．運動を分析するには，もっとも要素的なものから複雑なものまで，複数のレベルを踏まえていかねばならない．これらのレベル間の関係を考察しながら行動の研究を行わない限り，効果的な運動療法のプランを立てることはできない．リハビリテーション専門家にとっては，運動を適応プロセスの結果として分析していくことが基本となる．つまり，運動とは，複数の状況下における，物理的世界（客観）と目的（主観）の変化に

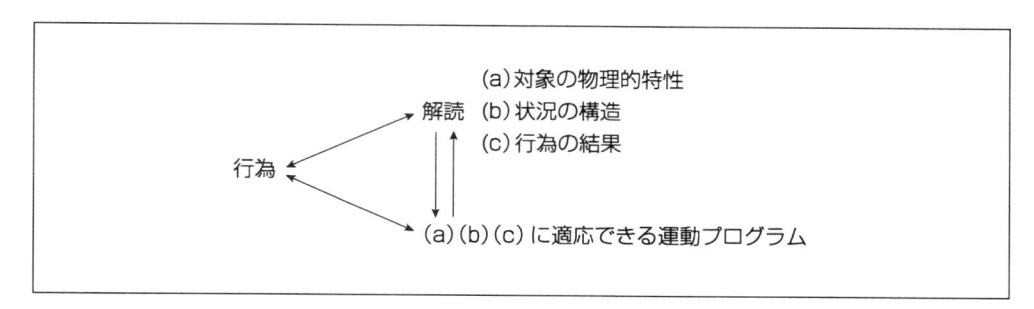

```
                          (a) 対象の物理的特性
              解読  (b) 状況の構造
        行為          (c) 行為の結果
              (a)(b)(c) に適応できる運動プログラム
```

図16

合わせた動的な相互関係をつくりだしていく能力と考えるべきなのである．このように捉えてこそ，神経システムの情報処理機構に関する仮説，あるいは Gal'perin の言う「活動自体の基本となる，すべての条件における実行を可能とする中枢神経の働き（中央実行系：central executive）」（Gal'perin, 1977）についての仮説を構築することができるのである．Gal'perin が指摘しているように，行為は，通常行為それ自体のために遂行されるのではなく，ある目的を達成するために遂行される．また，その最終的な分析として，運動プログラム作成のために使用された情報が適切であったかどうかの検証が行われる．そして，行為の目的が達成された場合にはプログラムの拡張が行われ，目的が達成されなかった場合にはその変更が行われるのである．

　物体に関わる行為については，行為の質に関わる基本的なものとして，2つの主体的な側面が特定されている．そのひとつは，課題の「理解」であり，課題自体のさまざまな側面を結びつける働きをもつ．また，ひとつの行為を的確に遂行するためには，基礎となるメカニズムの解読が不可欠となる．つまり，行為の向けられた対象，行為に関わる対象の物理的な特性，行為が到達しなければならない結果，などである（図16）．

　「理解」とは，すなわち，行為の質を決める要因のことであり，全体状況の理解，行為のプログラムや行為の制御と変更に関わる概要を含むものである（Gal'perin, 1977）．行為のもうひとつの側面は，「能力」の遂行に関わるものであり，理解の側面と完全にはオーバラップしないものの，互いに関連し合っている．「行為と共に感覚的なイメージとその行為の対象概念が形成される．行為，イメージ，概念の形成は，あるひとつのプロセスの複数の側面を表すものである…対象を特定する性質が特定の行為の方略を規定していく

のであり，行為のそれぞれの環には，それが対象としたものを特定する性質が反映されてくる」(Gal'perin, 1977).

　運動を行動として捉えていく研究は，複数の運動プログラムの性格や意味，また運動シークエンスが環境とどのように相互的適応を果たしていくのかというメカニズムについて，より深く理解することにつながる．こうした概念を，Anokhinの機能系に関する神経生理学的な仮説に照らし合わせてみよう．Anokhin (1975) の言葉を借りれば，機能系とは，適応性をもちながら「生物学的な課題を満足させうるためのあらゆる活動が，動的に形成される途上で生まれてくるルールの総体」である．この視点に立つと，幼児は，単に反射活動を実行できる主体とか，「大人のミニチュア」などではなく，周囲の世界と相互関係をつくりだすモダリティーをもつ主体であると捉えることができる．これらのモダリティーは，最初は非常に単純ではあるが必要にかなったものであり，やがて幼児の発達に合わせて拡大し，複雑なものになっていく．成長の各過程において，幼児のもつ目的に合わせたものになっていくのである．行為は，複数の機能系が組織化されたものが基礎となり，量的な問題（成熟に伴い，加わるコンポーネントの数が増加する）だけでなく，むしろ質的な面で変化していく．コンポーネントの統合プロセスが，システム全体を改変してくるからである．

　たとえば，把握反射は，把握の機能系としては最初に出現する相互作用のモダリティーであり，栄養摂取の必要をまかなうために形成されるものである．把握反射と，これに続く成長過程において観察されるつまみのモダリティーとを比べてみると，手指の選択的な運動の数が増加しているというだけでなく（つまみ方の変化，母指と示指でのつまみなど），より複雑な認知目標に対応しているという点で，質的な特性にさらに大きな違いが出現していることがわかる．

■ B：発達と学習の関係

　運動発達は，成熟プロセスと学習プロセスが協調的に組み合わさることにより生じるものである (Slukin, 1970)．成熟プロセスは，種に特有の相互関係を構築する能力の（各機能系ごとの）獲得と考えるべきであり，それはやがて個人的に組み込まれる経験により完成されていく．

脳性麻痺児においては，学習のプロセスをより重要視すべきである．なぜならば，成熟のプロセスは，中断あるいは変容しているからである．成熟プロセスの変容や中断に対して計画的に影響を及ぼしていくためには，神経生理学的なレベルにおいても学習プロセスに類似したプロセスを使用し，徐々に複雑な相互関係を構築する能力を獲得していけるような経験をさせていくことが必要となる（CotmanとNieto-Sampedro，1982）．したがって，早期診断においては，それぞれの症例における発達を考えるとき，早期学習メカニズムが，運動療法やその効果判定にどのような役割を果たせるのかを見極めることが重要となる．幼児に早期学習能力があるという点については，今や疑う余地はない．1歳児に対して行った操作に関する研究では，慣れてくるに従い，いくつかの行動（観察行動，操作的行動，繊細な探索行動）が減少することが観察されており，このことから，「すべての行動は，対象に対する学習によるいくつかの予期を表すものである」（Ruff，1984）と考えることができよう．一方で，主体―対象の関係における特定の予期は学習を容易にすることができる．たとえば，発達のある段階（生後24週間の幼児）においては，対象の構造の認知は，物体の特定の動き，たとえば平行移動によって容易になる．それに対し，より複雑な回転運動などでは，対象の基本的な特性を理解するのに有効な情報を提供することができない（Ruff，1982）．

■ C：行動の評価

　幼児の発達を，徐々に複雑かつ組織化されていく相互関係の展開と解釈すれば，評価の視点が大幅に変わってくる．そうすれば，優先的に研究の対象となるのは，ある運動の規範に対して筋収縮シークエンスがどのように変わったかではなく，筋収縮シークエンスを通じて獲得される情報が，幼児の認識のなかでどのような意味をもつのかということになる．行動は発達の過程で徐々に複雑さを増していき，その実行にあたり要求される認知の処理レベルも変わってくる．したがって，評価のパラメーターは，認知の処理レベルを推測する手がかりとなるものでなければならない．たとえば，対象物へのリーチングに関わる最初の運動シークエンスにおいて，幼児は，かなりの正確さで上肢を動かす方向をプログラムすることができるものの，対象物との接触のためにどこまで手を伸ばしたらよいのかという距離についてはまだプログラミングできない．したがって，対象物をつかめるの

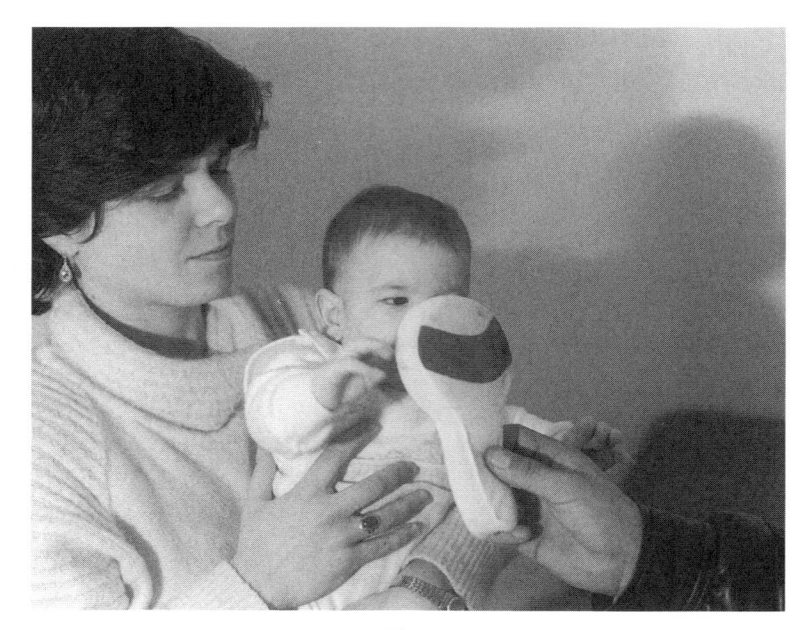

図 17

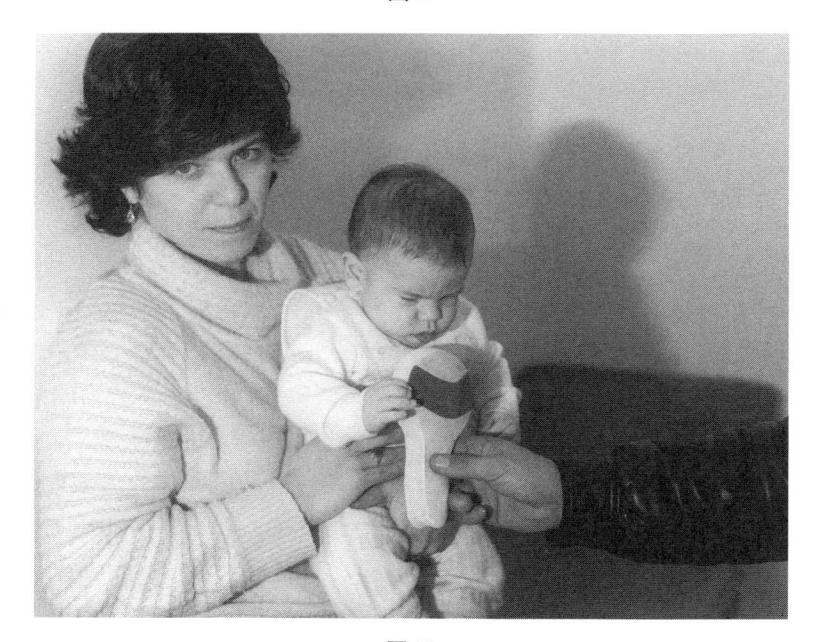

図 18

は，それが幼児の上肢の長さに対応した距離にあるときだけである（図17，図18）．この運動シークエンスでは，複数の空間パラメーターにはまだ適応できないが，これを実行することにより手と対象物の関係についての新しい認識を得ることが可能となる．幼児は，自分の手が対象物の手前にあるのを見る．このような情報が得られたことにより，より豊かな空間パラメーターの結果として適応性の向上した運動軌道をもつ運動シークエンスの実行が可能となる．

実際，一度幼児の手を対象物に持っていってやると，肘の屈曲と伸展を使って対象物との接触を行うことができるようになる（図19，図20，図21，図22，図23）．幼児が実行する運動シークエンスの分析は，情報の処理プロセスの分析との緊密な関連で行わなければならない．また，要素的なレベルからより高度なレベルまでを，過去の経験と関係づけて，特定化された目的を考慮しながら行われなければならない．達成された発達レベルは，認知レベルと運動シークエンスの複雑性のレベルとの調和の結果なのであり，この2つは緊密に関わり合っている．中枢神経系は，ある情報を獲得する必要があるからこそ，ある一定の運動シークエンスを使う決定を行うのである．リハビリテーション専門家にとっては，この2つのレベルの関係を研究することが基本となる．

このように考えると，行動[原注1]評価という概念の導入が妥当であると考えられる．つまり，運動発達の分析を正しく行うためには，幼児が自らの認知を構築するのに使用するモダリティーを考慮に入れることが必要になるということである．むろん，これが発達異常を早期に発見するための唯一の方策ではないが，運動療法を企画する立場からすると，も

原注 1：ここでいう「行動」の意味は，Brazelton（1977）が用いている「行動」とは必ずしも同義ではない．Brazelton の「行動評価尺度」は，基本的には一般心理学に属するものであり，たとえば「動かない視覚的・聴覚的な刺激に対する定位反応のためのテスト」（Brazelton, 1977）などを含む．これは，「計測的な」基準に則ったものであり（たとえば光刺激や鈴による音刺激に対する反応の低下），認知のレベルと行動の質の間に存在する関係については何も明確にされてはいない．その他の心理的なテストとしては，模倣能力，外部の介入により「慰められる」能力などの評価がある．より運動に限定した側面については，Brazelton は，Prechtl と Beintema（1964）のモデルを使って反射テストを活用し，神経学的に正常か否かを判定しようとしている．たとえば，上記の「行動評価尺度」では，運動自体の内的規範に従って「幼児を座らせる」としている．「検者は，幼児の腕を把持することで，幼児が頭部を直立させようとする無数の試行を知覚することができる．この感覚は，幼児の肩甲帯の筋を通じて検者に伝わる」（Brazelton, 1977）．

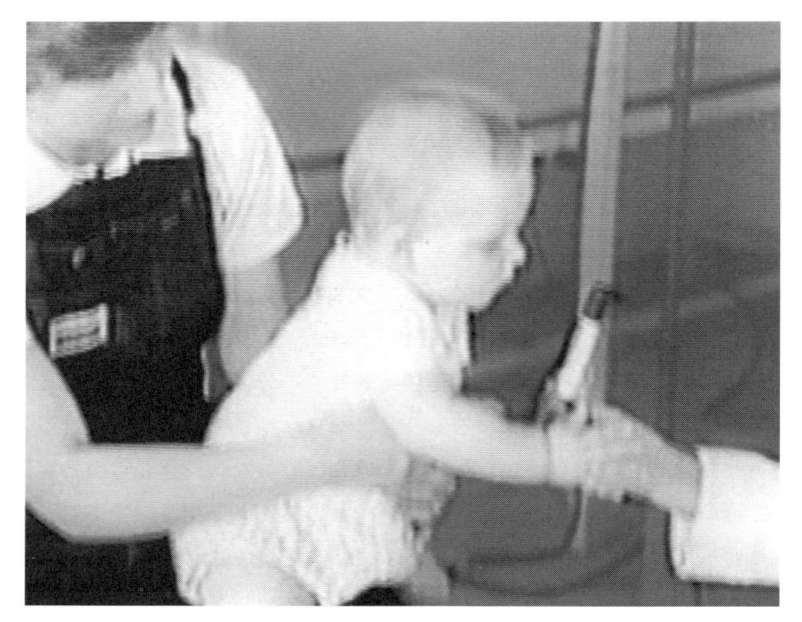

図 19（ビデオ画像より；図 23 まで）

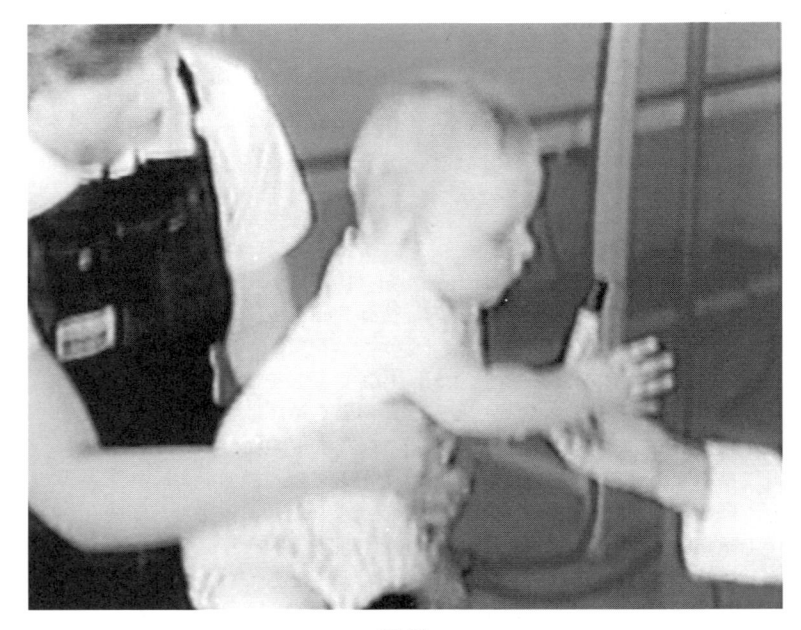

図 20

第 2 章　行動評価と運動療法

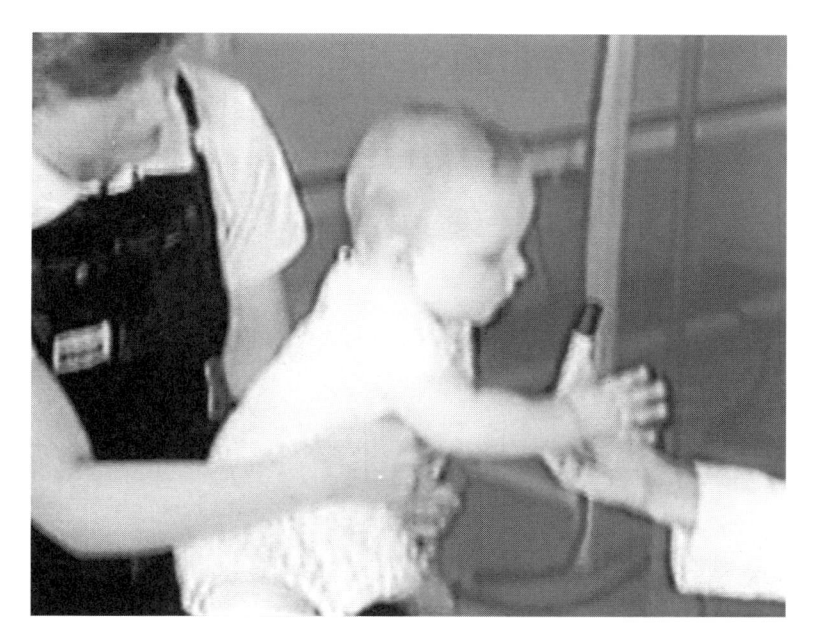

図 21

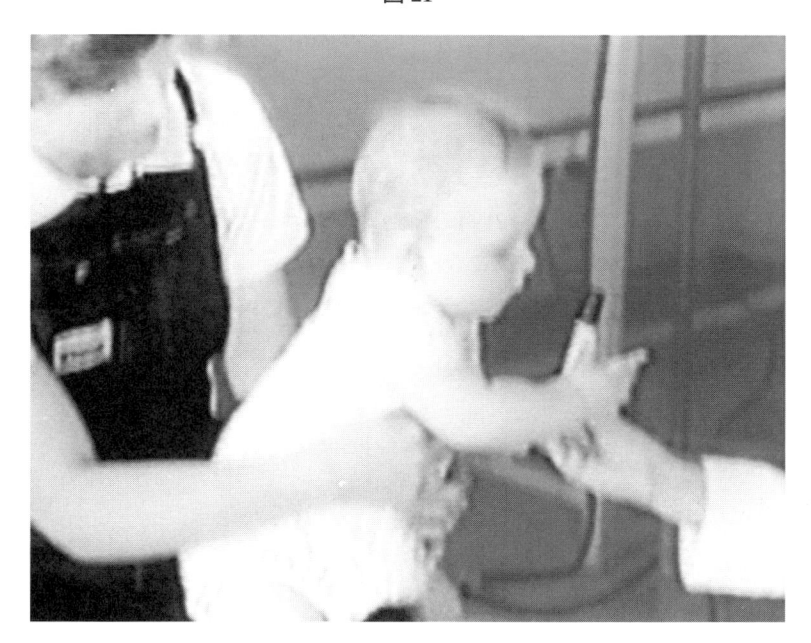

図 22

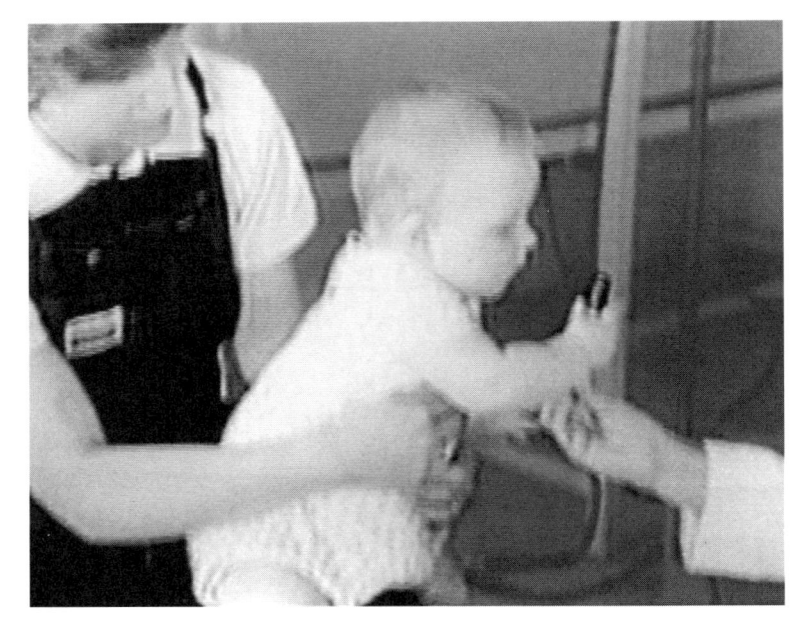

図23

っとも有効な方法である．幼児の発達は総体的なものとして捉えなければならない．「認知」レベルと「運動」レベルは，少なくとも運動療法を前提としたときには，分かち難いユニットを構成しているのである．複数の運動シークエンスの連続は，複数のより精緻な認知的要求に対応するものとして解釈しなければならない．これに対し，神経運動学的あるいは運動心理学的立場では，運動シークエンスはある段階から次の段階への進行とのみ考えられてきたのである．

■ D：潜在的発達領域

　行動の総体的な評価を行うと，リハビリテーション専門家の第1の課題である「潜在的発達領域」の確定に対処できることになる．潜在的発達領域とは，不十分と考えられるストラテジーの修正可能性が存在する行動シークエンスの総体として理解されなければなら

ない．リハビリテーション専門家が適切な知覚仮説，つまり，ある一定の情報の収集に意味を与える知覚仮説を構築すれば，これが可能となる．たとえば，手の把握反射があるという確認だけでは「行動」の目的を提供する評価として十分ではない．これが出現する「状況」の分析，あるいは，どのような状況であれば対象物との相互関係の点でさらに高度な活動を使い，これを克服できるかという分析と結びつけていかなければならない．

潜在的発達領域を確定するにあたり重要なのは，病的所見（すなわち，状況に対しての行動の不適応）ではなく，幼児が課題の解決を通じて特定の情報を獲得する必要性に対面したときに，このような不適応を克服する能力である．幼児が自発的に触覚探索の運動シークエンスを活性化できない場合，検者が介助の度合いを徐々に少なくしながらこのような探索の必要性を幼児に「示唆」してやるのでなければ，把握反射の存在が示す「所見」がリハビリテーションの目的のために完全に解釈されたことにはならない．幼児を，対象物との接触を行わなければならないような「文脈」におくことが必要なのである．そうすることで，ある一定のストラテジーをプログラムする可能性につながる相互関係の構築能力を確認することができるのである．把握反射という初歩的な相互作用のストラテジーを，大人の介助によりさらに動的なストラテジーに改変していくことが潜在的発達領域を明らかにする．そして，これが確定できれば，リハビリテーション専門家は学習プロセスに運動療法を介入させることができるのである．

Vygotsky（1973）によれば，潜在的発達領域は，「自立して行われた活動の能力係数と，大人の介助によって行われた活動の能力係数の差」をもとに評価することができるという．そして，特にこの部分において，子どもは新たなストラテジーの学習を行う可能性があるとしている．Vygotskyは，「教えること」で高度な側面に介入できるのは，「成長が続くことができる」ケースだけであるとしている．幼児が成熟不足を克服し，発達の内的過程を活性化するためには，ある特性を備えた経験に幼児を曝露しなければならないが，どのような特性が必要かを推定するためには，「潜在的発達領域」のレベルを正確に規定しなければならない．Vygotskyは，発達における学習の役割を強調し，学習それ自体は発達ではないが，学習を適切に組織化できれば，一連の発達過程のすべてを活性化させることができると考えている．

こうした学習を発達の上位に考える概念は，ある点ではGal'perin（1977）の考え方に通じるものがある．Gal'perinは，物体を対象とした行為に関する学習プロセスについて，いくつかの構成要素をさらに明確にしようとしている．Gal'perinが観察しているように，

運動療法においても，エラーを減らし「行為の事前計画値」を高い確率で展開させられるような条件を特定化する必要がある．しかし，試行回数とエラーの回数だけを考慮するアプローチ（数量評価に類似した方法）だけでは十分とはいえない．このようなアプローチでは，行為の最終結果だけ，つまりエラーの段階的な減少のみが捉えられ，行為の質を左右する組織化の活動が捉えられていないからである．エラーを修正するやり方として，Gal'perinは，これを訓練のなかで行うべき課題の特定化の出発点として採用することを提唱している．これは，「方向づけるポイント」を見つけること，すなわち，課題のなかで予測された諸要素を認識理解する能力を探ることである．これらの要素は，目的達成のために重要な役割を果たし，それによって行動主体が特定のエラーを避けることができるようになる．方向づけるポイントを探す作業は，それら全体の修正が適切に行われ，行動主体が新しい行為を最初から正しく行うことができるよう保証されるまで続けられる．これを，踵に対するアプローチについての訓練を例に挙げて考えてみよう．前足部を固定された台の上に置き，踵を下げてその下に置かれた袋の内容を知覚するよう要請する（図138）．幼児は，前足部のレベルでは圧力の配分をチェックすることができない．しかし，固定された台の代わりに，左右に動揺する不安定板を置けば，不安定板の動揺により，幼児は圧力の配分が適当かどうかを確認することができる．

　リハビリテーションの立場からすると，「潜在的発達領域」は「的確な知覚仮説，あるいは，適切な介助によって正しく活性化される行動シークエンスの総体」(Puccini, Perfetti, 1979) と理解することができる．考案された課題は，運動シークエンスを介して達成されるが，その複雑さの程度が発達レベルに比べて若干ずれていることが必要である．課題は，潜在的な発達領域と同様に，認知のレベルを考慮しなければならない．知覚仮説は認知の構築と一貫性をもつものでなければならないし，同時に，それより上のレベルを導き出すものでなくてはならない．発達レベルと知覚仮説の複雑性の程度がずれていることが，外界に対する神経構造の適応プロセスを引き出すために不可欠となる．「介助」の意味は，ひとつには，中枢神経系に対してある一定の情報収集の獲得が必要な状況をつくりだすことであり，もうひとつには，周囲の世界との相互関係の特定化を通じて情報を収集するガイドとなることである．したがって，「介助」は，「神経運動学」タイプの強制ではなく，方向づけるポイント（Gal'perinが健常な幼児に提起したものと類似している）を特定化するためのガイドなのであり，これにより正しい行為の情報処理と実行が図られるのである．

幼児は，自発的に，もしくは大人の介助によってストラテジーの改変を意図的に行おうとするが，これを基礎として潜在的発達領域を特定することが可能である．行動を改善しようと試みていることは，幼児の側からすると，必要な情報の獲得プロセスが十分でないと判断できる能力の現われであるといえる．ひとつのストラテジーを正しく実行しようとする試みは，すなわち，予期機構が処理を行い，運動の結果として獲得された情報との比較照合がなされていることを示唆するものである．

物理的世界の変数に対して十分な発達レベルを有しない幼児には，言語でストラテジーの限界を特定することはできない．幼児は，プログラムが的確であったか，運動シークエンスが正しく実行できたかを，行為の結果をもとに理解する．行為の結果が情報の源泉であるならば，リハビリテーション専門家の役割は，幼児に特定の目的を達成させ相互関係能力の限界を乗り越えさせるために，課題のなかに含まれていると予測される要素のうち，どれが重要なのかを推定することにある．

このように考えると，認知運動療法は，潜在的発達領域を本当の発達領域に変えていくことができるのではないかと思われる．ストラテジーを改変しようとする試みは，的確な情報収集が可能となることを前提に行われる必要がある．そうでなければ，回復過程に代償メカニズムによって不活性化した発達過程の介入を促すことになる．したがって，認知運動療法の方略においては，複数の目的に向けられた運動シークエンスの実行能力の回復を図るべきであり，必要な情報収集にあたって，この運動シークエンスが抱える限界の特定化に基礎をおいた学習プロセスを活用すべきである．期待される感覚と実際に受けた感覚の差違がエラー信号となる．患児がそのエラー信号を判断できるように，セラピストは，適当なストラテジー，知覚仮説や適切な情報の選択を提案しなければならない．

たとえば，上肢において屈曲共同運動のスキーマを有する患児に対し，目の前のテーブルの上に置いた立方体を手に取り，テーブルに触れている面に描かれている絵をこちらに示すよう指示する．幼児は，立方体を手に取ることはできるかもしれないが，それをひっくり返してそこに描いてある絵を見せることはできない．動的な把握ができないし，物体を回転させるための適切な方向づけの能力を有していないからである．この場合のリハビリテーション専門家の役目は，状況や課題のなかにみられる複数の要因のなかから「方向づけるポイント」を選択し，課題の解決に有効な情報の収集ができるようにしてやることである．修正方法の構築なくしては，認知過程の改変に行き着くことはできない．

■ E：注意

　環境への適応能力をもつ行動スキーマを構築していくには，幼児の能動的な役割を考慮する必要がある．幼児は常に外界に自らを投影するが，これは，外界からの刺激を機械的に記録するためではなく，プログラムされたストラテジーが効果を生み出し外部の状況を変えていくさまを認知するためである．こうした連続的な相互作用過程を観察すれば，ある一定の行為のプログラムに有効な情報がどのようなプロセスで処理されていくかを理解する助けとなるかもしれない．

　これを目指すのであれば，感覚情報と相互作用スキーマの処理過程において「注意」が果たす役割を見過ごすことはできない．したがって，リハビリテーション専門家は，成人に特有な注意能力にまで幼児のそれを持っていくにはどうしたらよいか，そのモダリティーを考えなければならない．生まれたばかりの幼児は，どのような（視覚的，触覚的，聴覚的など）出来事に対しても一様で漠然とした反応しか示さないが，これらの反応も，外界の出来事との第1段階の相互作用を形成しているのである．

　たとえば，一般的な刺激に対する，いわゆる警告反応がその例である（NikitinaとNovikova, 1965）．月齢約1カ月を過ぎた頃から，乳児はもう少し選択的に注意を向け始めるようになる．自分の視界内にある物体を見つめたり目で追ったりするし，手が何かの表面に触れると指を開いたりするようになる．しかし，初期の定位反応は限界があり部分的である．幼児は，外界からの複数の情報を同時に捉え，それらを運動によって関連づけることはできない．物理世界の複数の側面（物体，時間，空間，因果性）をまだ認識していないこともその原因である．発達のこの段階においては，注意にはまだ限界があり，乳児はひとつの活動に関わっているときに，他の出来事を知覚することはできない．

　BowerとDunkel（1973）は，小さい子どもに物体を見せると，「一度にひとつの特性にしか注意を向けることができない」こと，また「情報を把握する速度が緩慢である」ことを確認している．生後数カ月の幼児の興味は，外界の現実のある特定の側面に向けられており，それに対して，感覚運動スキーマ（視覚，触覚など）をそれぞれひとつずつ切り離して活性化させている．幼児が生後初期に示す吸引スキーマは，視覚スキーマおよび把握スキーマとは切り離されており，発達が進むにつれて，初めてこれらのスキーマを関連づけていくことができるようになる．「物体は単に行為のために用意された感覚のタブロー（写し絵）に過ぎず，主体の活動を延長するにとどまる」（Piaget, 1968）．生後8週か

ら10週の時点では，幼児は自分を取り巻く環境に興味を示してはいるものの，同じ刺激を繰り返し与えても飽きることがないようである．

しかし，生後8週間を過ぎた頃から，何度も示した視覚刺激からは目をそらし始める．これは習慣（慣れ）[原注2]という現象の表れであり，既知の刺激の記憶痕跡が認められることを示すものである．「慣れるという能力は，幼児がその刺激をイメージするものを形成したためと考えることができる．同じ出来事に対して，10回目にはそれほど注意を集中しなくても観察できるようになるためには，以前に見たことを記憶していることが必要である」（Kaganら，1976）．出来事の記憶は，付帯的な状況に結びついているのではなく，何時間経過した後にも残存していることは，次の実験がそれを示している．Kaganら（1976）は，生後10カ月から16カ月の幼児のグループに「舞台の上で上下に動くオレンジ色のボール」を何分間か見せた．1日経って，同じグループにまったく同じ状況を繰り返し見せたところ，この日初めて実験に参加した第2のグループの子ども達に比べ飽きるのが早かった．このことから，彼らは，最初のグループの子ども達は出来事を記憶したとしている．

幼児の視覚的な注意を活性化させ得る出来事には複数の特性がある．新生児は，動く刺激，光度の変化，コントラストの強い刺激により敏感に反応するようである．刺激の複雑さの程度も，幼児の注意能力を促通するのに有効な特性のひとつである．「幼児は適度に複雑な刺激に対して，より長い時間反応する」（Kaganら，1976）．複雑さの程度とは，刺激に含まれる要素の数で調整することもできる（たとえば，16個の白と黒の桝目からなるチェスボードは，9個の白と黒の桝目からなる同じ大きさのチェスボードより複雑である）．また，その刺激が幼児にとってどんな意味をもつかということも注意のレベルを左右する要因となる．

生後3カ月の時点では，外的世界を構成するさまざまな要素のうち，人間の顔が特に幼児の視覚的な注意を促すようである．人間の顔よりも複雑な指標をもつ刺激と，人間

原注2：「慣れ」という現象は，皮質メカニズムが網膜形成に対して行う抑制の結果を示すものである（Jouvet, 1973）．SharplessとJouvet（1973），は「慣れた」刺激も皮質上に電位の活性を引き起こすことを観察している．つまり，皮質は習慣的な刺激に対して抑制を行っているのではない．このことは，「習慣的な」刺激も分析のために皮質に到達するというSokolov（1973）の理論を裏づけるものである．

の顔を示した場合，幼児は人間の顔の方をより長く注視する（MaffeiとMecacci, 1979）．また，知っている顔よりも知らない顔に対してより多くの興味を示す．

こうした行動は，慣れの現象，さらに，どのようにしてこれが克服されるかについての再考察をうながすものである．すなわち，視覚的な注意を引きつけ得る出来事を構成する要素とはいったい何なのだろうかという考察である．そのうちのひとつとして，Kagan (1973) は，「すでに安定化したスキーマに対して最適な相違をもつ刺激が注意を引きとめる」と述べている．幼児は，生後3カ月からスキーマを形成する可能性をもっていると推測することができる．これらのスキーマは，まだ現実の客観的な表象には対応しないが，自分が実現する具体的な経験，そしてその経験の記憶痕跡を拠り所とするものである．具体的な認知の持続がなければ，慣れの現象とそれを乗り越えるモダリティーを説明するこ

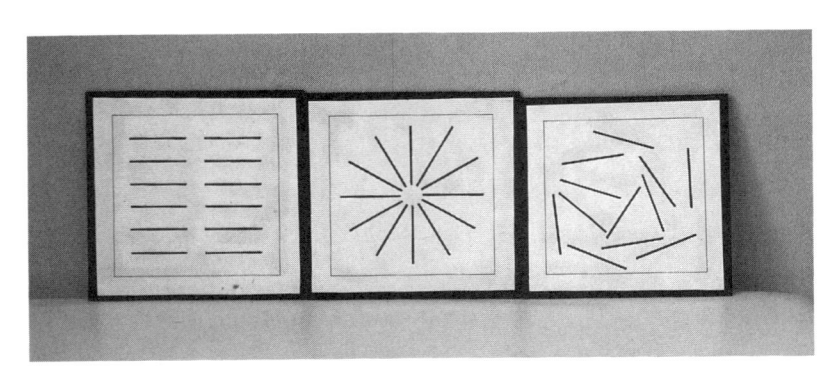

図 24

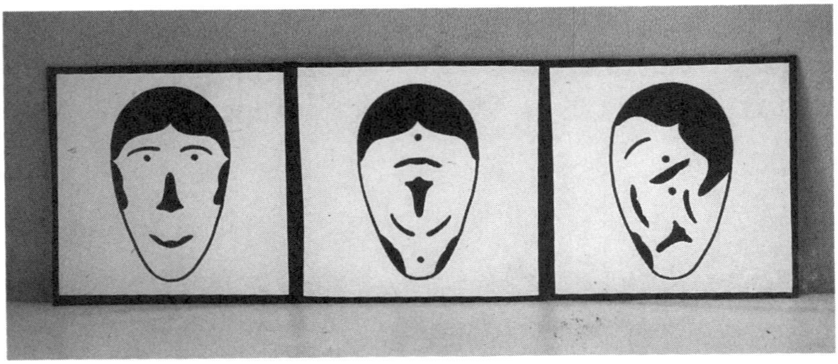

図 25

とはできない．

　幼児に，種類は同じでも，若干の相違点をもつ図（何種類かの顔，チェックボード，直線など．図24，図25参照）を示すと，幼児の注意のレベルが高く保たれることがわかっている．たとえば，顔の絵にしても，目や口など，各部の位置を変えたりその数を変えたりしたもの（図25）や，いくつかの桝目の数が異なるチェックボードを示すと，幼児の注意レベルは高く保たれる．定位反応は，「刺激の神経モデル」と示されたばかりの刺激との間にある，わずかなレベル差によって引き起こされるのである（Sokolov, 1973）．Kagan ら（1976）もまた，「刺激の差違は，出来事とスキーマ[原注3]との関係によるものである…幼児が注意の活性化能力をもっとも発揮できるのは，安定化したスキーマに対して若干の差違が認められるときである」としている．

　生後数カ月の幼児の注意能力が示していた特徴は，生後1年ほどで変わってくる．この時期になると，すでに知っている出来事に対する注意が長く続くことが観察される．このような現象は，Kagan ら（1976）が「仮説」[原注4]と呼んでいる，新しい構造が「創発される」ことによるものと思われる．ただし，幼児は，これより数カ月前から仮説を構築していることが推測される．以前に受けた刺激と「食い違いのある刺激」に対して行動を修正するのは，既知の情報と新しい情報の比較メカニズムによるものと考えられるからである．しかし，外界に対するさらに客観的な認識を獲得すること，すなわち，自分の行動に直接結びついていない知識を獲得することで，幼児がさらに複雑な仮説を立てられるようになることは間違いない．その仮説の豊かさは，現実に対する多様な認識に基礎をおくものである．物体は，複数の感覚（視覚，聴覚，あるいは触覚）ごとに分割されているのではなく，視覚的，聴覚的，触覚—運動覚的な側面で同時に知覚されている．さらに，対象物は，因果関係，時間的・空間的関係に従い他の物体と共に知覚されるが，これらのすべてが幼

原注3：対象物や出来事に対するいくつかの経験を経て，幼児は相関するスキーマを構築する．このスキーマは「現象の写実的なコピー」ではなく，対象物あるいは出来事の特性要因の総体である．
原注4：この用語は，新しいものが既知のものへと変換されるプロセスを示すものであり，スキーマの形成につながるものである．「パーツをごちゃまぜにした顔を観察した子どもが，"どうしちゃったの？"，"鼻はどこ？"と聞くようなものである」（Kagan ら，1976）．

児の形成する目的を豊かなものとし，それに続く情報の確認へとつながっていく．
　このレベルになると，幼児はさらに明瞭な目的に向けて注意能力を発達させていくと推測できる．また幼児は，複数の感覚モダリティーを用いて環境との相互関係をつくりあげることにより，生後1年の間に，社会的に組織化された外部的な注意（基本的に，幼児が理解できる現象によって導かれたもの）から随意的な注意へと移行する長いプロセスが始まると考えられる．随意的な注意とは，目的に対し多様かつ的確に対応する自動調整装置（Luria, 1977）と定義されるもので，これなしには正しい運動技能の学習は行えない．
　幼児においては，視覚的な注意に対する研究がこれまでもっとも盛んに行われてきたが，これを基盤として，他のタイプの情報に対する注意に関しても認識を広めていくことができよう．行動の評価では，目的やさまざまな状況に関した情報源に対する定位に言及しないわけにはいかない．この定位により，幼児の行動の適応プロセスの構築を評価することができるのである．

行動評価のためのプロトコール

　以上の視点に立つと，まず考えていかなければならないのは，注意能力と複数の機能系のための特定情報の認知レベルとに基づき，複数の目的にかなった運動シークエンスを組織化する幼児の能力である．複数の機能系の要素間の協調を評価することにより，幼児が外部の現実と動的に相互作用を行う可能性が検討される．したがって，脳障害を有する幼児の学習能力，目的に対し動的に向けられた行為を組織化することによる学習能力が検討されるのである．リハビリテーションの立場からすると，この提言は損傷による相互関係の問題点を明らかにするだけでなく，幼児に対し，経験レベルで再構築しなければならない行為のストラテジーを課題として提案することにも有効であるように思われる．
　ここで提言する行動評価のためのプロトコールは，生後1年間に幼児が行う行為の観察に基づくものである．現実世界に対する最初の相互関係のモダリティーが観察されるのであるが，相互関係というのは，空間的・時間的なパラメーターに従って組織化される潜在的情報の総体と捉えられる．

初期のレベルの相互関係に始まり，続いて複数の機能系が展開され，環境からの複数の要請に対してより大きな適応を達成していくようなモダリティーの形成が，正常な状態においても病的な状態においてもなされる．

■聴覚刺激に対する頭部の動き

　動的な反応のみならず，「聴覚刺激」[原注5]に対する幼児の知覚・注意能力も考察される．生後1～2カ月の幼児の場合，動的反応を単に反射活動の一タイプであると片づけるべきではない．音との関係を構築する初期のモダリティーは非常に初歩的である．まだ音の聞こえてくる方向を探ったり判別したりする能力がないからである．しかし，知覚能力を判定することは可能である．音（玩具の音，大人の声など）を環境に投入した瞬間，他の活動（発声，四肢の自由な運動）を行っていた幼児は，それまでしていたことを一瞬中断する．周囲の現実に加わった新たな出来事に聞き耳を立てているかのようである．

　生後約3カ月になって，視覚が発達し物が見えている場合には，これに続く行動として，音源を探そうとする試みが出現する．しかしながら，操作者が幼児の前にいる場合には，幼児の興味はその相手に向けられる．この状態で幼児の視界の外で生じた音を知覚させようとしても，幼児の視線は目の前の人間にとどまることになる．この時期においては，注意過程の特性に応じた単一求心タイプの識別化能力がまだ完成していないからである．

　さらに，次の段階になると，幼児は，知覚した音を正確かつ丁寧に探すことができるようになり，他の出来事に興味を向けている最中であっても，的確に頭部を動かすようになる．

　この3つの段階（知覚，曖昧な探索，具体的な探索）から，頭部の動きを「ひとつの運動所見」として片づけるのではなく，それが，知覚能力，注意を方向づける能力，認知的処理能力のどのレベルにあるのかを観察しなければならない．これらは，要するに，異なる複数の相互関係構築のモダリティーを示すものなのである．

原注5：情報という用語の方が的確かもしれない．情報という言葉は，分析という能動的なプロセスを内包するものであるが，刺激では「感覚データの単なる記録」という意味しかない．

■目の探索行動

　この相互関係のモダリティーの発達度を分析することにより，視覚探索という機能系，およびその協調に関わる各コンポーネントの発達レベルを把握することができる．視覚探索という機能系は，幼児の初期の発達段階においては，環境との関わりのなかでもっとも豊かな相互関係のひとつを可能とするものである．

　ここでは，幼児の視界のなかに置かれた物体に対する注視能力と追視能力を考察する．その具体的な方法については第3章を参照されたい．

　運動シークエンスを観察するにあたり，予測能力をも観察の対象とするならば，幼児が適応性のある行動を起こすためのルールを獲得できたかどうかを検証することができる．知覚検査に変化する状況をとりいれた場合（たとえば，「刺激」が視界の右に1回，左に2回現れるようにする），状況から一定のルールを抽出し，それを基礎にして運動シークエンスを組織化する能力があるかどうかを調べることができる．こうした能力が備われば，「刺激」が現れる前に正しい方向に目を向けることができるようになる．この場合もまた，「単一の運動所見（目の運動）」や，いわゆる「知覚所見（注視能力）」だけを観察の対象とするのではなく，一定の情報を求める能力，またそれを処理する能力を考えることが必要となる．ここでは，一定の運動シークエンスの活性化能力が調べられるわけであるが，これらの運動シークエンスは，環境との適切な相互作用を介して，有用な情報を適切かつ正確に収集することを目指しているのであり，それは一定の処理レベルが達成された結果であると考えることができる．

■目の運動と頭部の運動の協調

　視覚探索という機能系の発達に伴い，複雑さのレベルが異なるさまざまな行動が観察されるようになる．これは，ある行為の複数の要素を動的に統合しようとする能力と関わるものである．

　周囲の世界にある視覚的な興味の対象に対して，幼児がどのように自分を方向づけることができるかを判定しようとする場合，運動単位の動員であるとか反射活動の出現（たとえば非対称性緊張性頸反射の存在）といった，量的な評価による運動分析に終始してはな

らない．そうではなく，複数の認知的欲求に対して行動を修正していく能力を判定することが重要なのである．こうした視点に立たなければ，発達レベルとか潜在的発達領域などの概念を的確に位置づけることはできない．

　一例を挙げてみよう．頭部の回旋運動を伴う必要のある追視の運動シークエンスにおいては，探索の範囲が広くなると頭部の運動が十分行われないことがよくある．幼児が，獲得しなければならない情報に対して，反射活動（非対称性緊張性頸反射）を抑制することができないからである．この場合，リハビリテーション専門家は，このような反射が出現しているという確認だけに終始してはならない．視覚探索の欲求に適応した行動（空間パラメーターがより精巧に加工されたもの）は絶対に活性化できないのか，それとも条件によっては可能性があるのかを見極める必要がある．状況を修正してそのような条件をつくりだしてやれば，環境からの情報抽出を容易にしてやることができるのではないだろうか．このような作業を行えば，視覚探索という機能系にとっての潜在的発達領域を特定化することができよう．たとえば，検者は，検査用のボードを動かす速度を変えるなどして課題の特性を修正したり，視覚情報が十分に分析できるようにシークエンスの介助を行ったり（たとえば頭部の回旋を補助する）することで，そのままでは活性化されない相互関係のモダリティーを，幼児が自分でプログラムできるようにしてやる．

　潜在的発達領域の特定ができれば運動療法の組み立てが可能となる．潜在的発達領域を現実の発達領域に変換していくということは，ある一定の行動を自発的に活性化させる能力を身につけるということであり，それは学習能力の有無を確認することになる．

　判定作業において次に考察される行動の側面は，把握という機能系の発達の流れに沿ったものである．把握の機能系は非常に初歩的なレベルから始まり，これにより幼児は対象物の「部分的な」認識を獲得する．ここで得た認識が，視覚探索という機能系の組織化を通じて得られた認識と比較され，さらに「繊細な」接触や物体操作における運動シークエンスの組織化につながっていくのある．

■「自由な」[原注6] 手の活動

手指の分離運動，上腕と前腕の運動などを調べるためには，いわゆる「自発的な」行動の分析がポイントとなる．このような運動が幼児の神経系にとってどのような意味をもつのかについては現在まだ解明されていないが，神経系の成熟があるレベルに到達したことを示すもの，あるいは生理的な発達のもたらす遺伝的な備品と考えることができる．

生後数日の幼児においても手指の分離運動が認められる．このような運動は「自由な」活動時においてのみ出現し，対象物との関係を構築しようとするときには活性化されない．したがって，この時点では，手指の分離運動は探索表面の細分化としての意味はない．より適合した形で情報収集を行おうとするためのものではないのである．事実，手は対象物に触れると非常に初歩的なレベルで反応する（手指の強い全屈曲あるいは全伸展）．

上腕や前腕のレベルでは，振り出す運動が現れるかどうかを観察することが重要である．この運動が行われている間に，手が偶然視野に入ると，幼児は興味深くこれを観察する（生後約2〜3カ月）．

■身体の他の部分に対する手の活動

以上より，身体の他の部分に対する手の活動を観察することが重要となる．

幼児は生後2〜3カ月から，偶然手に触れた対象物に対し，手を使っての「探索」を始める（目的[原注7]が明確化されていないので，本当の意味での探索とはいえないかもしれないが）．これらの運動の特徴は，その「全体性」にある．Piaget（1968）も観察しているように，幼児は，対象物に触れると，全手指の屈曲運動と伸展運動を行う．掻く動作に類似した運動である．次いで，同じモダリティーを使って顔の触覚探索を始めるようになる．片手あるいは両手を使って目をこすったり，腹部に触ってみたり，また自分の手を見てそれを視界のなかに「捉えて」おこうとする．

原注6：物体を対象としない手の運動が観察される，という意味である．
原注7：少なくとも現在の知見では，このような行動が，ある目的に向かっているのか，また幼児の中枢神経系にとってどのような意味をもつのかを確定することはできない．

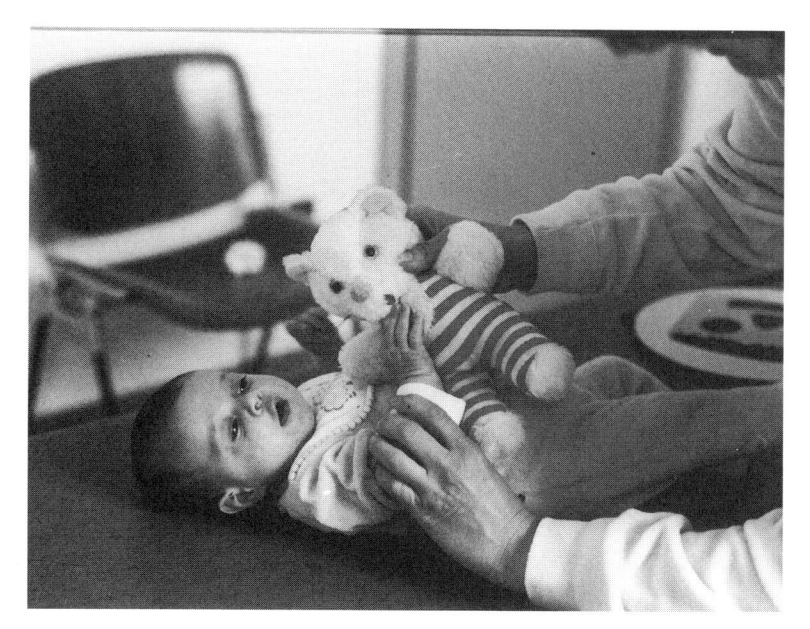

図 26

　両手を互いに持ち合ったり，それを口に持っていこうとする動作も観察することができる．また両手が触れ合う様子をじっと観察するようになる．このような行動を介して，幼児は自分の認識のストックを豊かにしていくと仮定することができる．ただ，これらの認識はまだ部分的であり（触覚情報だけ），選択性がない（手を全部使って探索が行われる）．互いに触れ合う両手を観察するという行動は，自分の身体の同一部分に関わる複数の知覚モダリティー（触覚と視覚）を認識し比較する契機であると考えることができる．この行動は，幼児が目と手の協調を構築するための最初のモダリティーのひとつを示すものである．

　幼児は，まず自分の視界に入ってくる手を見つめることから，次に互いに触れ合う両手，そして自分が見ている対象物に触れる自分の手を見るようになっていくのである（Piaget, 1968）（図26）．

　発達レベルの判定を行う過程で，他の状況においても修正不可能な初歩的な行動が観察された場合，リハビリテーション専門家は，それよりも単純な状況に戻って幼児の課題の

実行を介助し，潜在的発達領域を評価するよう努力して，治療方略を正しい方向に導いていかなければならない．

■対象物に対する手の活動

　目と手の協調を構築していくプロセスを考えるにあたっては，対象物に対する手の活動を評価することが重要となる．

　手は探索表面であり，対象物に対する適応レベルの向上を可能にするはずである．また，これにより，把握という機能系に関わる他のコンポーネントが組織化されることになる．把握の機能系については後に検討する．

　幼児の手の近くに対象物を置き，手によってこれとの関係を構築する能力が評価される．生後3カ月程度では，幼児の手は半屈曲位に保たれおり，手指を伸展するのは対象物の表面との接触が行われた後である（図27，図28，図29，図30）．この行動は，対象物との触覚関係における最初の形態であるが，接触が起こるのはまだ偶発的である．しかし，一度この接触が確立されると，幼児は接触表面を適切に方向づけ，対象のもつ一定の特性を把握することができるようになる．そして，徐々に正確な目的を形成していくことができるようになる．

　次の段階では，対象物との接触を待たずして手指の伸展が起こるが，それはまだ対象物の特性（形，大きさ）に適合するものではない．しかし，このことは，幼児に対象物を見た時点でそれとの接触を確立しようとする目的が形成されたと考えることができる．

　脳性麻痺児においては，相互作用がある程度複雑になると，それを確立するにあたって不適当な行動が観察される．これは形成される目的間にあまり差違がないことがその理由かもしれない．また，それらの目的が達成されたとしても，中枢神経に正しい運動プログラムをつくるための情報が十分に供給されていないことも考えられる．

　潜在的発達領域を特定できれば，より複雑で細分化された目的が形成できるように介入することができる．四肢麻痺の幼児が静的把握に代表される発達レベルを示しているのであれば，セラピストは，幼児が対象物の特性（表面の特性，固さなど）について，より広範でかつ細分化された情報を収集しなければならないような治療状況をつくりだす必要がある．このようにして，定形化した初歩的な行動を，相互作用のより上位のレベルにおけ

第2章　行動評価と運動療法

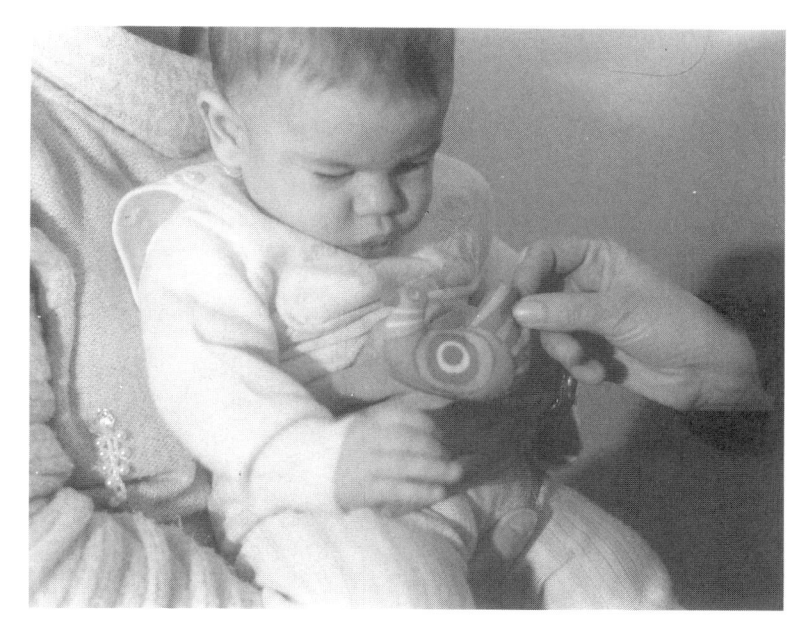

図27

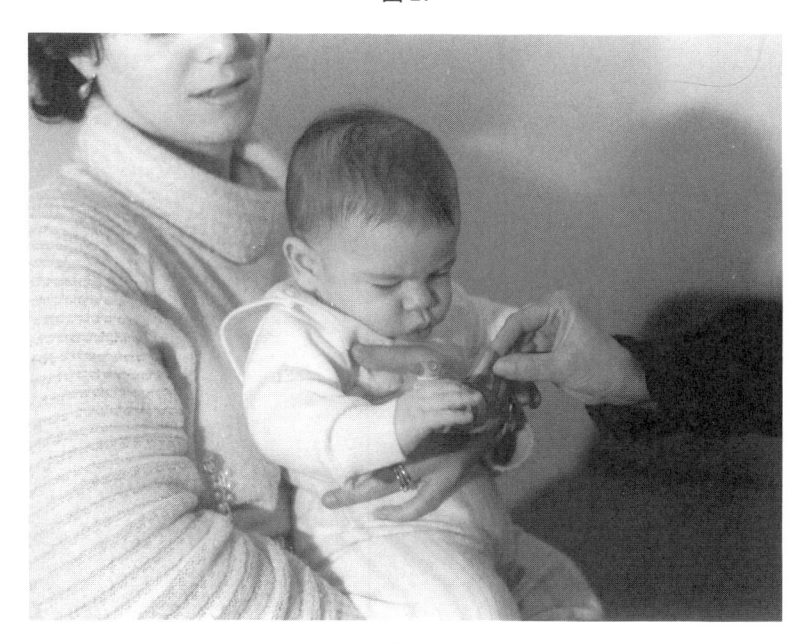

図28

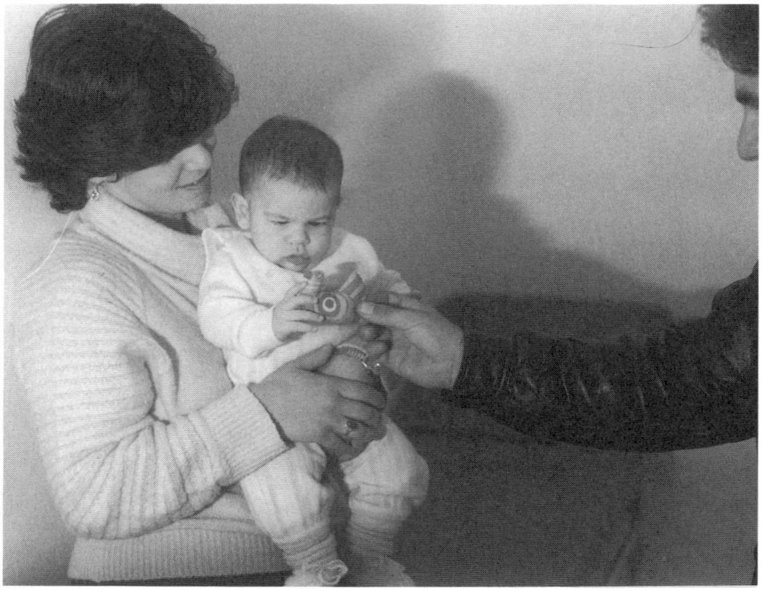

図 29

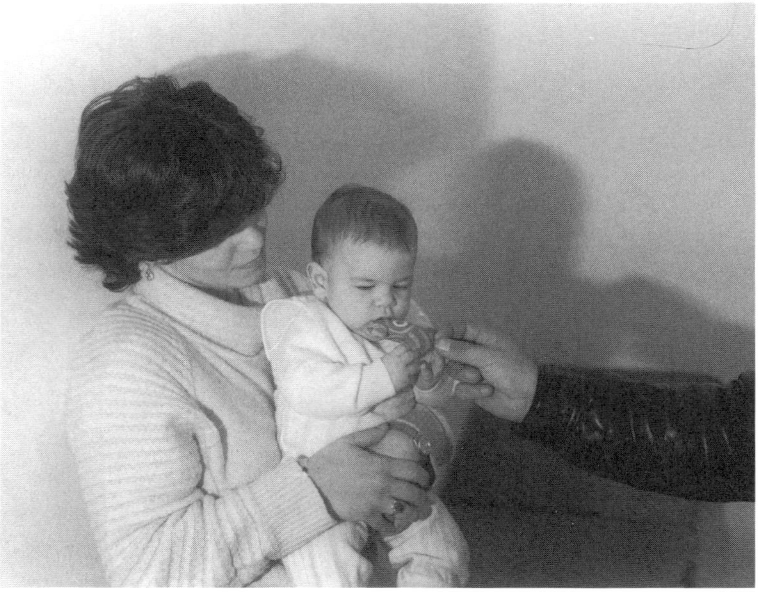

図 30

る，目的に応じた適応力のある行動へと修正する可能性を検討していく．

▰物体の把握と操作

　続いて，対象物と手の接触を実現するにあたり，それに関わっている運動シークエンスの他の部分を観察することで，物体の把握と操作に関わる手の行動を総合的に評価する．

　対象物を前にしたとき，より動的な運動シークエンスをプログラミングする能力は，視覚探索と触覚探索のモダリティーと密接に関わっている．これらのモダリティーは生後1年の間に著しく豊かとなり統合されていく．

　したがって，リーチング，接触，対象物の操作をよく観察し，より複雑な相互作用レベルを生み出すために，どのような要素（方向，距離など）が組織化されていくのかを特定しようとする試みがなされる（第4章参照）．

▰目と手の協調と体幹の制御

　視覚求心情報と触覚求心情報の段階的な統合，すなわち目と手の協調が行われていくなかで，座位における体幹の運動を活用する能力も評価の対象となる．「姿勢」（ここでは座位）は運動と切り離して評価されるのではなく，相互作用の一要素として解釈される．

　姿勢という用語は，ある瞬間における身体の各分節の位置を示すものであり，「ある分節や身体全体の位置を維持するために使われるメカニズム」（Massion, 1985）である．

　行動を複数のレベルで観察することにより，姿勢と運動の協調を考察することができる．「姿勢の調整とは，運動制御の流れから生じる内部の副次的な行為の合力である」（Massion, 1985）という仮説に立ち，この協調をつかさどる中枢神経組織のスキーマを考えることができる．

　このような姿勢と運動の調整に関する仮説を拠り所に，座位における体幹の制御を目と手の活動との関連で評価することができるのではないだろうか．

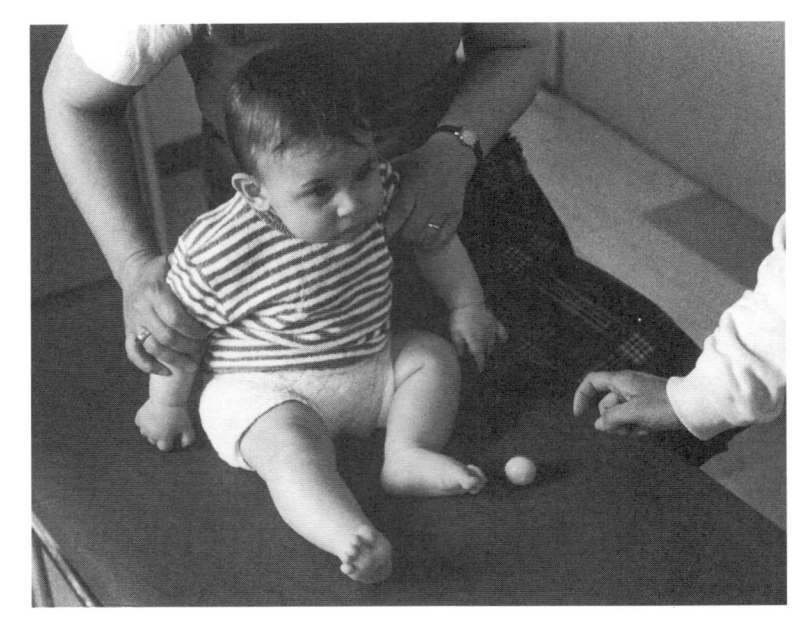

図 31

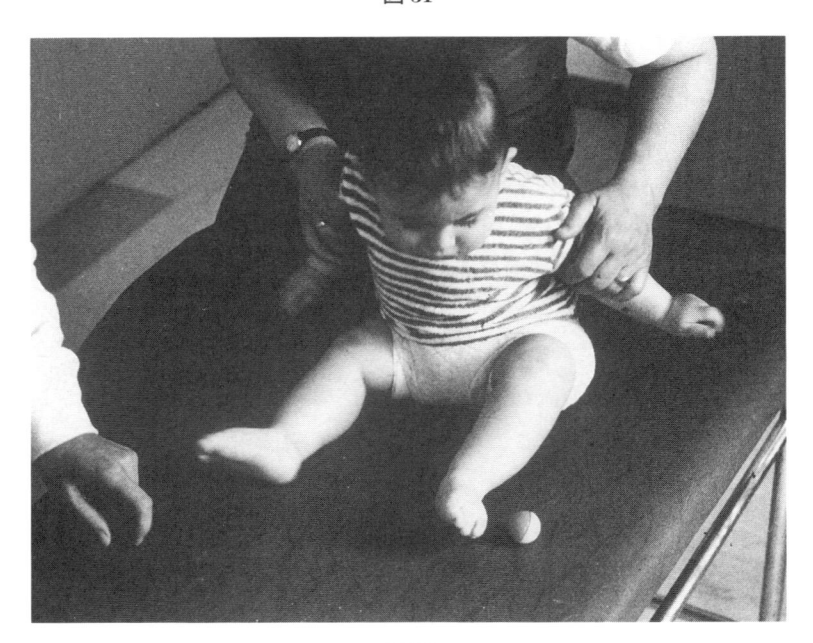

図 32

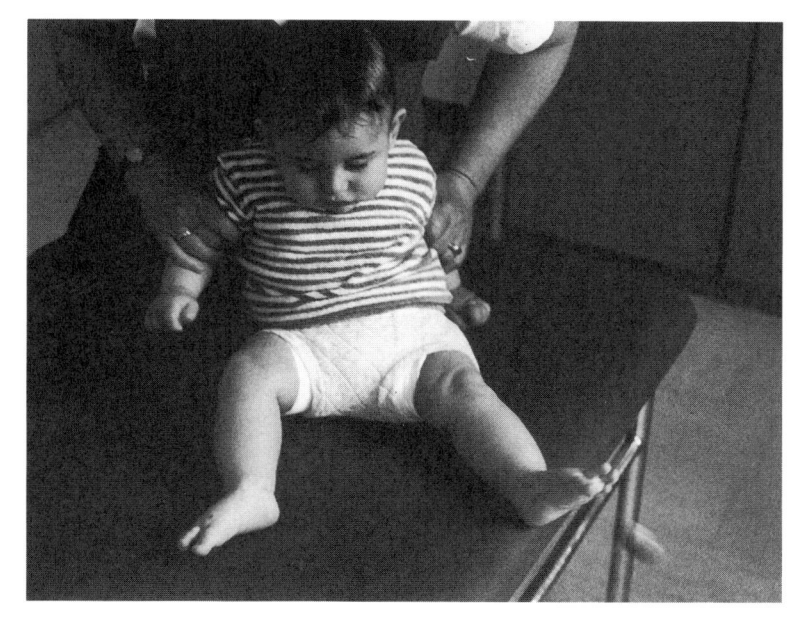

図33 視覚で捉えられた物体との関係を構築しようとする足および下肢全体の運動を観察することができる（目と足の協調）．

▰下肢の活動，目と下肢の協調

　歩行という機能系の初期の発達段階を評価する場合，自由歩行という特定の機能が獲得される以前の下肢の運動を観察することが好ましい．

　上肢と同様，下肢においても，幼児の「自発的な」活動の最中に，足指，足関節，膝関節の選択的な運動を観察することができる．ここでもまた，これらの運動が幼児の中枢神経系に果たす意味は，遺伝的な財産が完全であることを示しているのだという以外には何も明らかにされていない．

　対象物に対する足の行動は，この足部の体性感覚表面が外部環境に対して構築する相互関係の最初の形態のひとつである（図31，図32，図33）．その後，足の表面にとっての情報源は床面となり，やがて歩行の組織化が行われるのである（第5章参照）．

# 第3章
視覚探索

L'esplorazione visiva

神経運動学的方略による頭部の制御

　幼児の運動発達を，身体を抗重力的に直立させていくプロセスと捉え，複数の「姿勢の発達段階」に順次到達していくとする考え方がある（Bobath, 1976）．また，それは一定の反射活動（非対称性緊張性頸反射，把握反射など）を抑制し，身体の特定肢節の姿勢調節を，他の反射と協調させる能力の獲得であるとも考えられてきた．たとえば，非対称性緊張性頸反射は，頭部のコントロールを獲得するためには抑制されなければならないとか，パラシュート反応は座位保持に必要である，などといった観点である．

　こうした神経運動学的な考え方において，「頭部のコントロール」は身体を直立させ対称性を得るためのプロセスと捉えられている．身体を直立させるプロセスの特徴とは，矢状面における屈曲の段階から伸展の段階への移行であり，対称性獲得のプロセスは，前額面における非対称の段階から対称の段階への移行であるとされている（Koupernick, 1981; Gesell と Amatruda, 1974）．すなわち，「頭部のコントロール」は，身体のある肢位における姿勢調節能力の獲得の結果として考察されてきたわけである．それらは，腹臥位においても仰臥位においても，体幹の軸に対する頭部の位置によって，迷路型あるいは固有受容器型の反射，非対称性緊張性頸反射の抑制の結果として評価されてきた．

　脳性麻痺の治療のなかでもっともよく知られている神経運動学的手技は，この考え方に則ったものである．しかしながら，この概念には，理論的にも実際的にも限界がある．なぜならば，それらの考え方では，発達における不十分な行動の基礎にある病的要因を克服するにあたり，それに必要なメカニズムやプロセスについての仮説を提出することができないからである．

視覚系における頭部の制御

　幼児の発達を，物理的世界の諸変数と徐々に複雑な相互作用を構築していく能力の獲得であると考える理論に立脚すると，「頭部のコントロール」のもつ意味合いが違ってくる．

つまり，幼児は，環境世界の情報を受け入れるために必要な状況の一局面を担っているとする考え方である．

この考え方に立つと，頭部のコントロールとそのための運動療法を考えるというよりも，視覚探索という機能系の発達とその回復を図るための運動療法を考えていくという方の妥当性が高くなる．むろん，頭部はこの機能系だけに関わっているわけではない．視覚探索という機能系は，「システムとしての人間」のもつ機能モダリティーのひとつに過ぎないのである．

しかしながら，視覚探索という機能系は，外部世界に対して幼児がもっとも早い時機に活用する相互作用のモダリティーのひとつである．したがって，治療プログラムは，「頭部コントロールの再教育」ではなく，「機能系の再教育」と捉えられなければならない．しかし，このシステムが他のシステムとの動的な相互作用を確立するには，頭部コントロールのある側面の獲得が必要となる．

実際に「頭部のコントロール」が調整されていると考えるには，この身体部位の動きが四肢の運動を「拘束している」反射（たとえば，非対称性緊張性頸反射，緊張性迷路反射）を抑制しているかということだけでなく，体幹に対して頭部が独立して動き，方向づけができるようになる必要がある．また，頭部が体幹や他の身体部位と協調し，発達レベルに合った知覚仮説を検証できるようになっていなければならないのである．

運動学的な観点からすると，矢状面と前額面だけで考えるのではなく，その間にある無数の中間面をも考慮に入れるべきである．頭部のコントロールとは，空間のなかでどの方向にでも頭部を向けることができる能力の獲得を意味するが，これには機能の複数の側面での協調および細分化のモダリティーが関わってくる．

他の機能系と同様に，この機能系においても，発達の流れを運動療法を念頭において観察していくことが必要である．つまり，このシステムの個体発生を観察するにあたっては，各構成コンポーネントの制御―統合能力がより上位の行動ではどのように変化していくのかを，各行動シークエンスごとに確認していくことが必要なのである．

運動を行為，すなわち主体が環境と動的に相互作用を築く能力であるとするのであれば，情報収集という目的を踏まえながら，その企画レベルのさまざまな側面を観察していくことが必要となる．

視覚機能系の発達

　幼児にとって，周囲の環境に対する視覚探索は，相互作用のレベルが複雑性を増していくなかで，ストラテジーを組織化する必要性に基づいて行われる．これは，それぞれの目的をもった複数の構成コンポーネントの協調の結果であるが，これらが総体となってひとつの機能が実現されるのである．ここでいう機能とは，視覚情報の分析能力によって周囲の物理的世界についての認知を獲得するということに他ならない．

　この観点に立ちながら，もっとも原始的なレベルの反射活動を考察していくことができる．これらの反射活動は，機能系の構築に際し，より複雑な中枢神経系の組織化レベルで統合されていく．

　視覚探索システムの発達を考察していくと，その構成コンポーネントを特定化することができる．構成コンポーネントのうち，あるものはシステム成立の最初の段階から関わってくるものであり（注視，追視，頭部の運動），あるものは次の段階で運動シークエンスに介入してくる（体幹の運動，下肢の運動など）．

■ A：注視

　第一に，幼児の注視能力，つまり周囲の環境のなかにある視覚情報に対して注意を維持する能力を調べることが不可欠となる．

　複数の研究者により，生後第1週から光源に対する視覚定位が可能であることが示されている（Piaget, 1969; Bullinger, 1977; Harris と MacFarlaine, 1974）．

　Saint Anne Dargassies（1979）と Brazelton（1977）は，生後数日の幼児にも，動的な視覚刺激および固定された視覚刺激に対しての注視能力を観察している．しかし，このような能力はある一定の状況下でしか認められない．視覚情報は20〜30cmの距離になければならないし，幼児がもっとも好む視界のなかに置かれなければならない．すなわち，幼児の正面でなければならないのである．Bullinger（1977）は，対象物との視覚的関係を構築するのに優位な頭部の位置があるのではないかという仮説を立てている．Bullingerは，幼児は新生児に特有な「フェンシングの防御姿勢（非対称性緊張性頸反射）」で，

頭部が一側に回旋しているときの方が長く対象物を観察できることに気づいた．このような位置が視覚能力を助けるのは，「ある姿勢をとることで，眼球運動による探索の解釈に伴う困難の一部から自由になり，対象物に注意を向けることができるからである」（Bullinger, 1977）．幼児が刺激に対して知覚的に向き合っていない場合は「姿勢による固定」と解釈することができるし，幼児が対象物と向き合っていない場合は「探索活動」と解釈することができる．

B：追視

　生後2ヵ月までの時期に追視能力が現れ，周囲の環境に対する探索の可能性はより豊かになる．視覚的興味を引く刺激を幼児の視界のなかでゆっくりと移動させると，追視運動を観察することができる．生後1ヵ月の時点では，まだこの運動は「断続的」であり，一定の部分に限られた不完全なものである．

　追視の断続によって網膜の中心窩部の作用としての注視が失われることもあるが，幼児は，「再注視」能力によって，再度対象物との視覚的な接触を取り戻すことができる．この時点では，「再注視の回数はかなり多い…やがて段階的に減少する．再注視とは，一瞬対象物を見失い，その直後に再度捉えることである」（BoniniとSabbadini, 1982）．

　生後2ヵ月になると，より完全で直線的な追視が観察される．注視により一度対象物との視覚的接触を確立すると，対象物が動くにつれ，追視運動を使って，まるで「磁石に引き寄せられるように」それを追うことができる．

　このようなモダリティーは，Gatev（1966）がサルにおいても観察しており，これを自動的なもの，つまり「無条件反射的な反応」と分類している．これがたとえ反射活動だとしても，当然，Vojtaの反射性匍匐運動のスキーマにある眼球運動レベルの反応とはかなり異なる．後者の場合は，いかなる視覚情報も収集することはできないが，前述の行動においては，対象物からの視覚情報を分析し，以前の経験で得た情報と比較することができる．把握と同様に，注視・追視という初期のモダリティーは，対象物との最初の関係を構築し維持する役割を担っているのである．

　初歩的な活動レベルにおいても，幼児は一定のモダリティー（注視，追視）を使ってさまざまな視覚情報を収集し，中枢神経系は求心性情報の組織化メカニズムを活性化させて

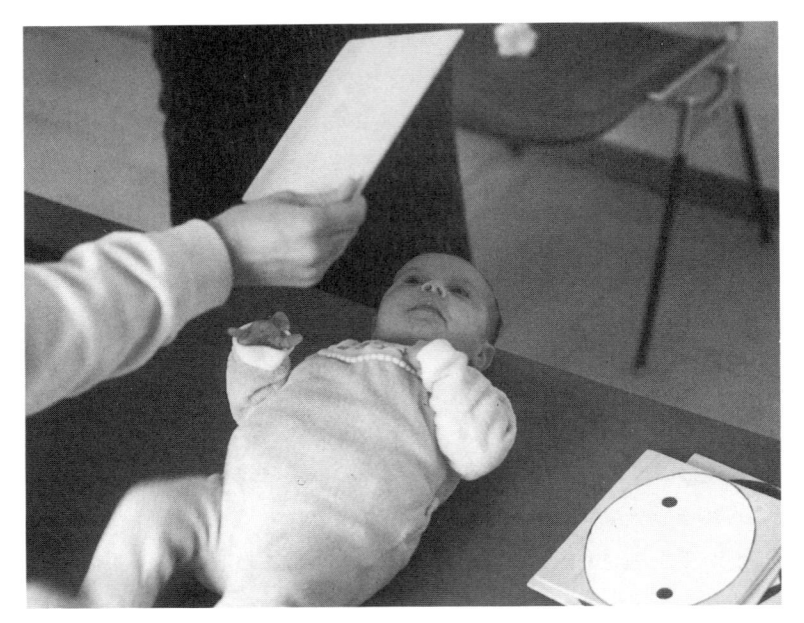

図 34

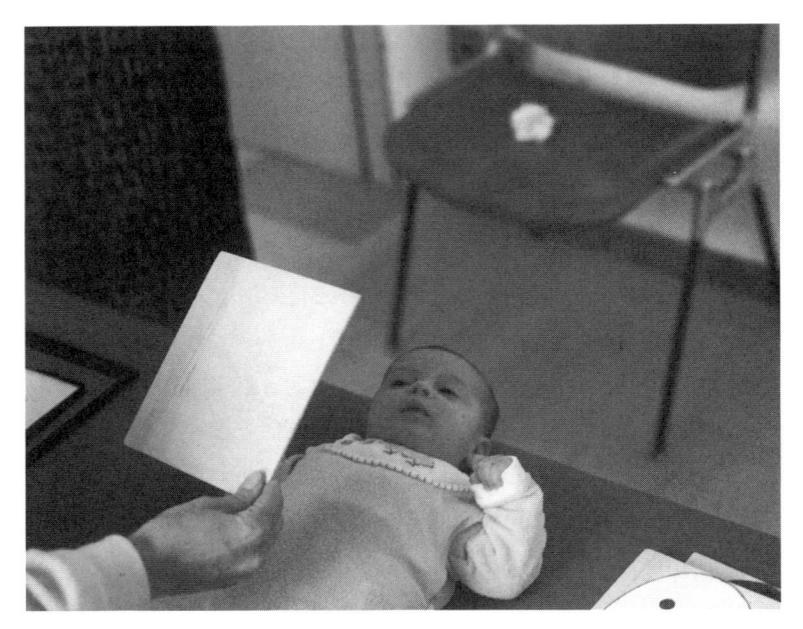

図 35

第 3 章　視覚探索

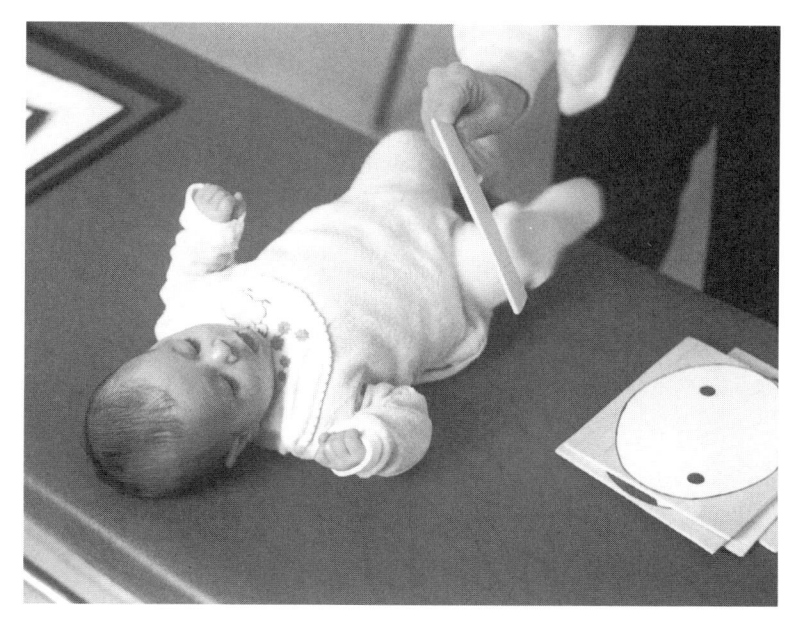

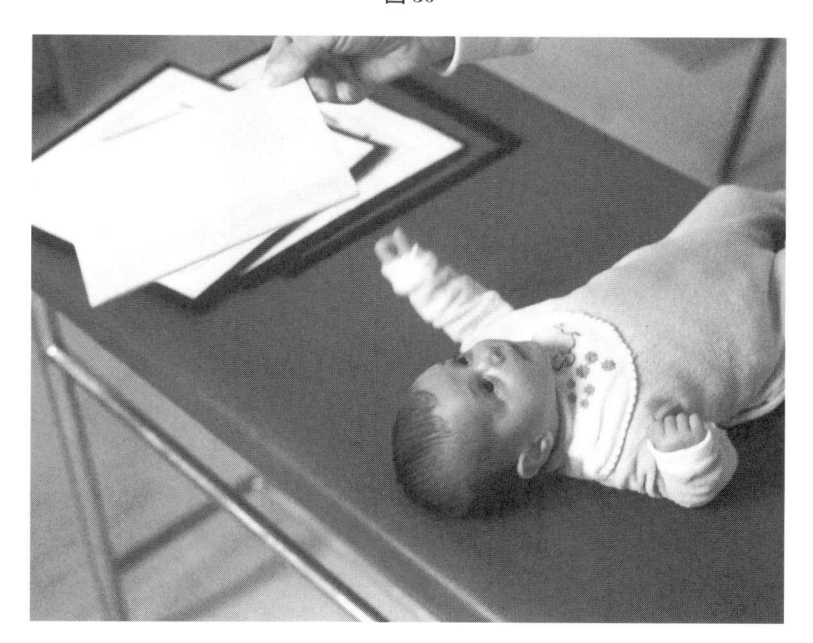

図 36

図 37

いく．こうして，原始的な活動が適応性の高い行動へと改変されていくのである．

追視運動は，当初は水平面上で生じ（図34，図35），やがて垂直面上でも生じるようになる（図36，図37）．

Gatev（1966）は，サルを使ってこの運動の発達状況を調べ，それを神経生理学的に分析している．彼は，初期の追視運動は，第一次視覚野への刺激の結果と捉えている．それが前頭葉の眼球運動中枢に投射され，そこからさらに中脳に投射されて上記のような運動が生じるというのである．

Gatevは，生後4カ月程度のサルでは，刺激の出現を予期してある一点から他の一点への注視の移動が観察されることも指摘している．新生児においても，Sabbadini（1982）がこのような予期行動を記録している．「規則的な光刺激を何度か与えた後で，検者が途中ひとつ刺激を抜かしても…幼児はやはり視線を向ける．刺激がなくても，同じ方向に同じ幅の動きで反応し対象物を捉えようとする…より適応性の高い機能である」．

予期プロセスが獲得されるということは，より動的な眼球運動の制御メカニズムが出現したということではないであろうか．すなわち，運動の開始と終了は，各種の目的に適応可能なプログラムによって決定されており，それらの目的は，状況から抽出された一定の規則に従って集められた情報を組織化することで構築されたものということである．生後数カ月の幼児に，その視界内の複数の位置で（まず右，次は左というように）対象物を見せた場合，幼児が次に刺激が現れるであろうポイントに前もって顔を向けるというような行動を組織化できるのであれば，彼らは複数の状況に適応して探索表面（目）を定位する運動シークエンスをプログラムすることができるということになる．

■ C：頭の運動

視覚探索という機能系における頭部のコントロールでは，他のコンポーネントとの協調や統合に関する制御モダリティーに興味深い点を観察することができる．

生後2カ月の幼児が「観察可能な」世界に対して示す行動に特徴的なものとして，移動する物体を目で追うという運動がある．Bullingerが主張するように，この追視運動は「最大限の緊張」レベルまで行われ，それを超えると頭部の移動が認められる．この運動シークエンスにより，幼児は，「その後の調節を通じて，今まで到達できなかった位置に

第 3 章　視覚探索

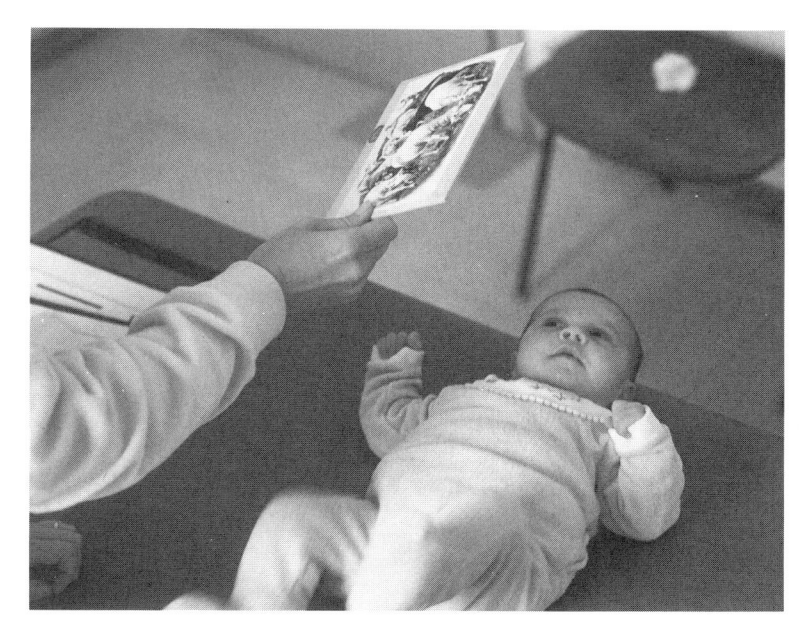

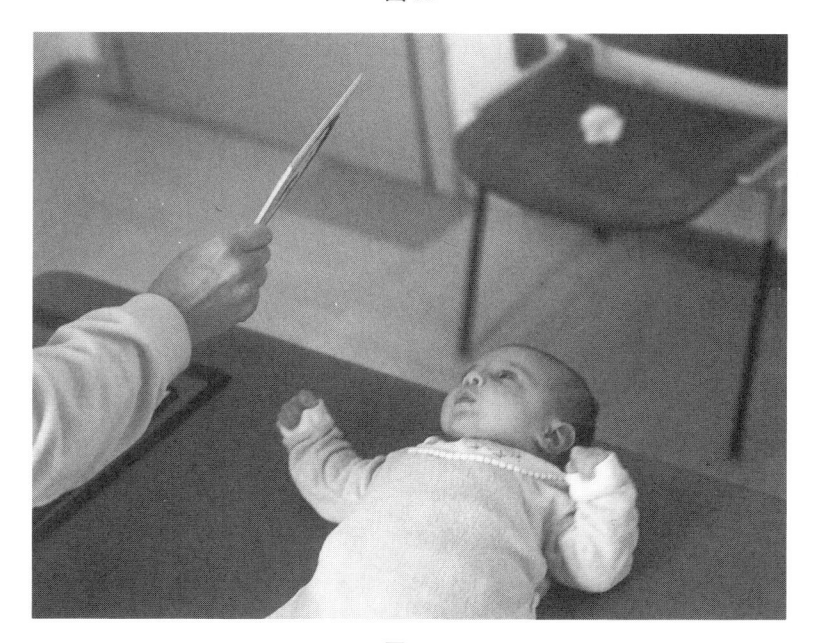

図 38

図 39

達することができる」(Bullinger, 1977) (図38, 図39).

次の段階になると，目による追視運動が限界範囲に達する前に，シークエンスのなかに頭部の回旋というコンポーネントが挿入されてくる (Puccini, 1981).

次にくる第3の行動モダリティーの特徴は，目の運動と頭部の運動の柔軟な協調作業である．

目と頭部の協調：神経生理学的および神経心理学的考察

目と頭部の協調作業に関しては，運動シークエンスが時系列的にどう改変されていくかについて複数の研究がなされている．

Bizzi (1971)，Tagliasco (1976)，Morassoら (1977) は，サルを使っての実験で，2通りの方法で光刺激を与えた．第1の方法では，視界内の複数の位置で規則性なく光を見せた．サルは刺激の現れる位置にまず目を向け，続いて頭部を向ける．第2の方法では，光は視界内のいくつかの決められた位置に一定の規則性をもって現れた（たとえば右に2回，左に1回）．この場合，サルの探索行動は異なるものとなった．サルは，刺激が現れる前に，まず頭部の運動で光源の方を向き，それから光の出現に合わせて目の動きを調整した．

すなわち，サルのおかれた状況が異なると運動シークエンスが変化したのである．文脈に規則性のない状況においては，光刺激が現れると，視覚という知覚器官の定位が始めになされ，続いて頭部運動の「適応」が行われる．逆に，経験により規則性を把握できるような状況においては，予期能力，つまり，これから起こることを予測し，それが実際に起きてから運動シークエンスを変更する能力が出現している．このことから，サルに学習能力があることを確認できる．

何が起こるか予期できるような条件下では，サルは，まずこれから起こることに先立って頭部を動かし，知覚器官（目）が過去に集めた情報に従って構築した仮説が適切に検証できるような準備を整える．これは，より適応性の高い行動のひとつのタイプであることは間違いない．

運動シークエンスが変更可能であるということから，視覚探索という機能系を形成するいくつかの構成コンポーネントについての考察を進めることができる．

頭部の運動は，網膜という感覚表面を，興味を引かれた物・人・出来事に対して方向づけるために，もちろん唯一とはいえないが，非常に重要な役割を果たしている．目と頭部の協調行動を把握することは，運動の統合レベルだけでなく，情報の統合プロセスのレベルを理解することにも通じる．たとえば，幼児に視界から消えた物体を探す能力があるのであれば，それは，より明瞭な目的を形成する可能性をもっていることを意味している．

幼児の視界のなかで，追視と頭部運動の合力では追跡できないようなスピードで対象物を動かすと，上記のような行動を観察することができる．興味の中心である対象物は知覚できなくなっている．このような条件下で，対象物が消えた方向に頭部を向ける行動が観察されることがある．まず頭部を向け，それから眼球運動の制御を行い，より正確な注視を実現しようとする．

このような行動には，複数のコンポーネント（注視，追視，頭部の運動）間の動的な統合レベルの向上だけでなく，目的の明確化に導かれた予測能力の発生をみることができる．幼児は，対象物と視覚的な接触を再度確立するという命題を設定しているのである．

このことからもわかるように，視覚探索という機能系の回復にあたっては，少なくとも初期の段階では，目と頭部の協調・調整の獲得が非常に重要なのである．このプロセスのなかには，より初歩的な統合メカニズムも含めて考えていく必要がある．たとえば，頭部の回旋に伴う目の回転補償運動からなる前庭動眼反射である（Miles と Evarts, 1979）．

頭部の回旋運動は前庭を刺激すると考えられるが，この求心情報は三半規管にある受容器からくるものであり，前庭神経核に投射され，そこから内側縦束を介して脳幹にある運動性脳神経核に投射される．

三半規管にある細胞の興奮は，頭部の角速度に比例するが（Collewijn, 1979），三半規管からくる速度の信号は中脳レベルの統合メカニズムを介して位置信号へと変換される．

さらに，前庭神経核から小脳の構造（片葉と苔状線維）に並行投射があることも観察されているが，これらの構造はプルキンエ細胞と間接的な興奮性のシナプス結合をつくっている．このレベルから，再び前庭神経核へと伸びる軸索が形成されているが，これは抑制機能を有している．これらの遠心性線維は，前庭動眼反射を調整する役割を担っていると考えられる（Ito, 1972）．

神経系の他の構造が前庭動眼反射に対する調節能力をもっているということは，サルに

おいても人間においても実証されている．前庭動眼反射が視覚信号に応じて改変されることが観察されており，視覚信号の広がりに対応して反射の振幅が著明に増減することが記録されている（Collewijn, 1979）．このような前庭動眼反射に適応性があるという可能性は，小脳の構造と結びついた長期学習を含む学習プロセスとの関連で説明されている（Ito, 1972）．

他の神経構造が注視の制御に関わっているということも，適応能力の存在を示唆するものである．事実，Cajalの間質核は，前頭葉皮質と前庭神経核からの求心情報を受けて動眼神経核と滑車神経核の運動ニューロンを興奮させ，前庭神経核の抑制性の介在ニューロンを活性化することで眼筋につながるニューロンの活動を抑えている．

網膜像の安定の維持には，視覚性の運動システムも関わっている．これは，前庭動眼反射よりも遅く，前庭動眼反射の活用によって捉えられた視覚目標への到達エラーの修正に関与している．

前庭動眼反射が開いた回路システムであると考えられるのに対し，視覚性運動メカニズムは閉じた回路システムである（MilesとEvart, 1979）．つまり，目と頭部の協調活動は初歩的なシステムによっても統制されているが，これらは，主体が「視覚的に」関わっている状況によって変更される．

視覚探索という機能系のなかでもっとも重要な局面は，幼児が周囲環境の有意味な側面に対して視線を向ける能力であるといえよう．このことで幼児は目的を形成し，それを実現するためには，情報の特性を考慮しながら徐々に動的なシークエンスを組織化していかなければならない．そして，ある一定の状況下で必要とされる初歩的な活動もそこに関わっているのである．

網膜という受容システムの方向づけは，発達が進み，目的の多様化を介しての段階的な探索範囲の拡大を可能にするモダリティーに応じて出現する．このような探索範囲の拡大は，各コンポーネントの調整・統合の結果であるが，互いに「距離の離れている」コンポーネント（眼球運動，頭部の運動，体幹の運動，上肢の運動など）をも巻き込んで，徐々に適応性を増していく運動シークエンスのなかに取り込まれていくのである．

この意味では，視覚の機能系の発達を，他の機能要素の発達と同様に，「ある特定の目的を達成するための行為プログラムの構築に関わる」（Connolly, 1973）能力の発達という枠のなかで考えることができる．

このような視点に立つと，視覚的注意がきわめて大きな重要性を帯びることになる．

Mountcastel（1975）は，頭頂葉の後部に，注視が行われている間にのみ活性化するニューロンと，非連続的な眼球運動が行われている間にのみ活性化するニューロンとを発見している．その3分の1は頭部の座標軸に関わっているという．さらに，Mountcastelは，やはり頭頂葉の後部に，「身体のすぐ外側の空間における手の操作的運動」に関連して活動する複雑なニューロンがあることも発見している．HivarinenとPoranen（1974）をはじめとする多くの研究者が，これらのニューロンを活性化させるためには，主体の注意の関わりが必要であることを確認しているが，これらの神経細胞の機能的な活動には，「外部刺激」（視覚）と「内部刺激」（注意）の組み合わせが重要であると考えられている．

　複数の視覚刺激に対する幼児の注意についてはすでに確認されている（第2章参照）．幼児は均一な刺激に対してよりも，不均一な刺激に対しての方が長く注視を続けることが観察されている（たとえば，1色のパネルより，白と黒の2色を使ったパネルを長く観察する）（図24）．MaffeiとMecacci（1979）は，「幼児の視覚能力の発達評価には，注意能力，ある一定の物体に対する集中力など，神経系の他の諸特性の同時的な発達が影響してくる」ことに注目している．生後2カ月までは，単純な「おもしろい顔」でも，幼児から微笑を引き出すことができるが，成長が進むともっと表情豊かな顔でなければ反応を引き出せなくなる．

　注意を喚起させるだけでも，視覚情報と運動経験の統合を助けることができる．こうした統合がいかに大切かについては，HirshとSpinelli（1970）およびBlakemooreとCooper（1970）によって明らかにされている．彼らは，生後3カ月間，横縞と縦縞しかない環境で生活した子猫の視覚行動について調べている．これらの子猫を通常の環境に移すと，動きが不確実であったり，過去に経験しなかった形態で示された物体についての無関心が観察された．

リハビリテーションとしての考察

　視覚探索という機能系の編成を観察していけば，視覚情報と眼球運動，頭部運動，体幹

運動などの統合メカニズムについて理解できるようになる．この統合メカニズムがあるからこそ，どのような位置からであろうが有意味と思われる刺激に対して視線を向けることができるのである．

　視覚注意の発達に関しては，MaffeiとMecacci（1979）の観察が興味深い．幼児は，「生後2カ月ぐらいまでは，ひとつの物に対して長く自分の視線を留めておくことはしない．生後2カ月になると，視線を固定するようになり，注意を集中するようになる．手を持ち挙げることもできるし，挙げた手や手指の動きを観察する．生後4カ月になると，介助すれば座位を保ち環境を観察するという可能性が出てくる．これに伴い，注意能力のさらなる向上がみられる…やがて，生後約6カ月頃には，独力で座位を保持できるようになることで環境の探索はさらに容易となり，周囲を見回すことができるようになる」．

　上記のような観察から引き出されるのは，周辺世界を視覚的に探索しようとする幼児の欲求が，いかに運動シークエンスのプログラミングに関わっているかということである．運動シークエンスは，構成コンポーネントの数からも質的な面からも徐々に複雑なものとなっていく．行動スキーマの適応性も向上し，その組織化プロセスにおいて複数のユニット間の統合が行われるようになる．

　視覚探索という機能系の回復過程においては，注視能力に働きかけることが不可欠である．それは，現実との初歩的レベルの相互作用を可能とする運動シークエンスの構成コンポーネントであるというからだけではなく，視覚的注意の活性化のシステムとしても重要だからである．そして，視覚的注意を介し，簡単な制御レベルから複雑な制御レベルまでのさまざまな運動シークエンスの形成が可能となるのである．

　頭部の運動を注視能力と分離して考察するようなことがあってはならない．なぜなら，頭部の制御は視覚情報を基礎とした知覚仮説の検証に関わっているからである．重要なのは，環境からの一定の要請に応じて遂行される空間における頭部の方向制御である．環境からの要請は，多様な目的に応じて視覚求心情報を供給し，運動の遠心情報をプログラムする「動作受納器」を構築する足がかりとなる（Anokhin, 1975）．

　また，成長の過程で，複数の体性感覚情報（触覚，運動覚，圧覚）が重要となる目的が設定された場合には，頭部の運動も含めた視覚探索の機能系が，他の機能系の組織化する運動シークエンス（たとえば手の把握という機能系）に介入することがあるということも覚えておく必要がある（図40）．

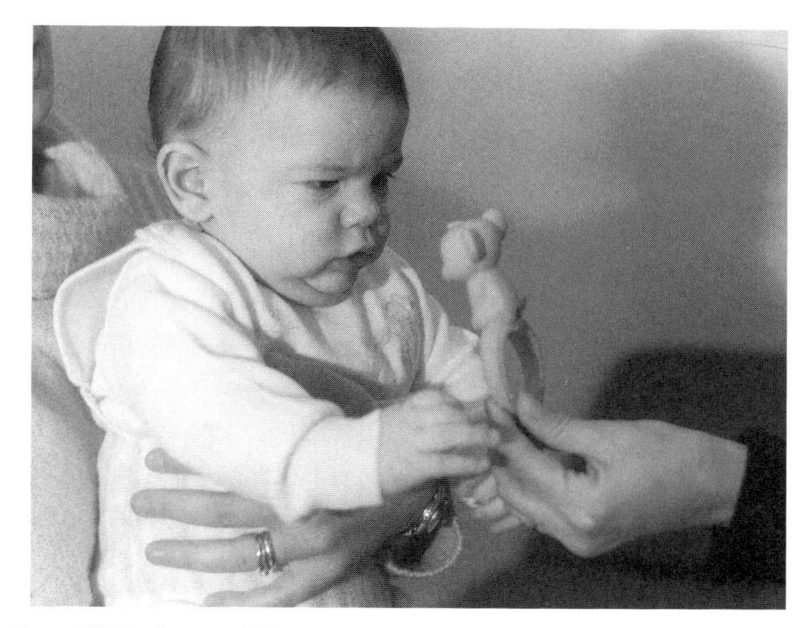

図40 視覚探索には，対象物へのリーチングのためにプログラムされた上肢の運動軌道を導く役割がある．

認知運動療法

　視覚探索という機能系の分析を，幼児が，その発達過程において，さまざまな統合レベルで組織化していく行動の諸側面を解明していくことと捉えれば，原始的な運動シークエンスがどのように発展していくかについての一連の知見を導き出すことができる．これらの初歩的な運動シークエンスは，それが対応する目的も限定されているが，やがて多様化した目的に向けての複雑な行為へと発展していく．

　たとえば，注視能力は，静止した知覚パネルの探索を可能とするが，動く物体の探索は，注視と追視の正しい協調がなければ行うことはできない．

　リハビリテーションプログラムの設定は，運動シークエンスの活性モダリティーに働きかけ，回復の過程において，このシステムの一部を構成するコンポーネント間の統合と組織化を推進するようなものにしなければならない．その場合，情報を獲得し，それを過去

の情報と比較するために基本となるメカニズムに働きかけるという点を考慮しないわけにはいかない．すなわち，注意能力と記憶とが不可欠になるのである．

　認知運動療法は，幼児に正しい経験を提供するものでなければならないが，損傷を受けているために独力では遂行できないような経験を，幼児自身がその組織化を能動的にできる形で提供する必要がある．

　注意能力と記憶メカニズムに働きかけることにより，現実世界に対する幼児の認知的探索活動を導くことができる．そのようにして導き出された経験（潜在的発達領域）を，独力で組織化した経験（発達レベル）へと変換していくようにすることは可能である．この場合，幼児が自立的に，しかしある範囲内においてのみ組織化することのできる運動シークエンスを基本にすることが必要となる．たとえば，注視と追視に特徴づけられる行動を取り上げた場合，非対称性緊張性頸反射が原因で頭部の運動がこれに伴わない場合には，幼児に対して，頭部の回旋の介助を行うなどして周辺環境のより広範囲な探索を可能にしてやり，より完成度の高い運動シークエンスの獲得を援助することが必要である．

　認知レベルにとって，どの運動シークエンスが有意味なのかが特定できれば，知覚仮説を構築するにあたって拠り所とする的確な情報とは何かということについての仮説を構築することができる．この場合，幼児の発達レベルに合った，むしろそれよりも若干高度な問題を提出することで，学習のメカニズムを働かせることが重要である．

　視覚探索という機能系にとってもっとも意味のある情報は視覚情報である．これらの情報を徐々に複雑さのレベルを上げて提案していき，そのプログラミングを介して，より複雑な知覚仮説のレベルが現れてくるようにしなければならない．たとえば，この機能系の発達初期においては，輪郭が少しずつ異なる視覚信号が「適当」であると考えられるが，次の段階にくれば，知覚仮説の設定としては，内在する特徴に差違のある視覚信号がより適切と思われる（たとえば，すべての部分を備えた顔の図と，そのいずれかの部分が欠けた図）．

　知覚仮説の複雑さのレベルは視覚情報の組織化能力に依存しているが，この組織化能力はそれまでに貯えられた知識に関連している．もし，幼児が自分のすでに知っているものと若干異なる視覚刺激に長く視線を留めることができるのであれば，それは，幼児が刺激を構成する各要素を理解し，新しい刺激と過去の刺激の差違を理解できるということを意味しているのではないだろうか（図41）．また，幼児が，食事をしている犬と眠っている犬の両方に対して（両方の像が同時に提示されたときに）正しく視線を向けられるとした

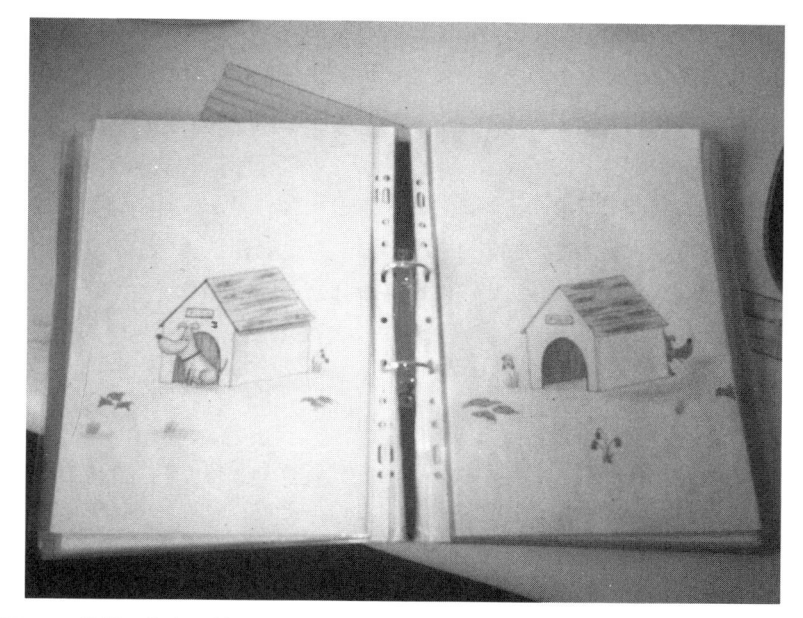

図41 幼児が左右の絵に描かれたものの空間関係の差違，たとえば犬と犬小屋の関係に注意を向けることができなければこの訓練は成立しない．

ら，これもまた，知覚データを組織化して，絵に意味を与えることができると解釈することができる．

　知覚仮説において「差違」を提示する場合は，幼児の認知レベルに準ずることが不可欠である．このことは，幼児がすでに知っている物を基礎としながら，同時にいくつかの「新しい」側面を含ませて学習を促進させるということである．提示されたものが，すでに知っている側面しか含んでいなければ，幼児は興味をなくすであろう．逆に，「新しい」側面しか含んでいない場合には，幼児は，それに対して的確に自分を方向づけることができない．

　幼児の学習能力は，これまで分析してきたような最上の条件下で促進されていかねばならない．リハビリテーション専門家による介入も，この条件のひとつとして考慮されなければならない．正確な行為のプログラムの組織化に重要となる情報や，知覚仮説の検証に有効な情報の収集を助けるためには，リハビリテーション専門家による介入が必要となるのである．

もし，この介入が，幼児の備えている的確な運動シークエンスの構築能力に見合わないものであれば，幼児は病的状況のなかで使える可能性があるものに頼ることになる．たとえば，固定的な定形化したシナジーが出現してしまい，幼児が目的を拡大していくことは不可能となる．

眼球運動は的確に制御できるが，頭部の運動との統合ができないような幼児は，眼前の視界に対する視覚探索の可能性が制限されている．この場合，リハビリテーション専門家が行う介入としては，興味の対象となっている物体の運動速度をさらに落とすか，あるいは幼児の頭部の回旋運動を介助し，幼児の探索が側方の視野にまで及ぶようにしてやることが挙げられる．こうすることで，幼児は自分の前方にあるものだけでなく，自分の側方に置かれているものをも目標として観察するようになる．

一方，介入のレベルが，幼児が独力で行うことができる運動シークエンスの組織化能力に比べて高すぎる場合，運動療法は発達レベルとの「差違」のエレメントをもてないことになり，組織化レベルを向上させることはできない．

また，認知運動療法は，ある目的に対応して情報収集のニーズがつくりだされるような治療状況のなかに組み込まれている必要があることも忘れてはならない．

視覚探索という機能系の回復には，治療媒体としての訓練器具の選択が整合性をもって行われなければならない．また，課題のなかで設定される知覚仮説は，回復をめざす構成コンポーネントと運動ストラテジーの組織化のために活性化されるべき認知過程の両方と一貫性をもっていなければならない．

たとえば，注視能力の活性化を助けるために使用する訓練器具として，一見同じような図柄でありながら細部が異なっているものを，ある一定の順番で示すことが考えられる．たとえば，幼児にまず格子模様の図柄を見せ，次に人間の顔を描いた図柄を見せるというような治療状況は正しいとはいえない．まず完全な顔の絵を見せ，次にその要素が1つ以上不足している顔の絵を見せるというのであれば，訓練が正しい治療状況のなかで行われたということができる．

病的な行動

　見るという機能系の回復にあたって，まず組織化過程の対象とされなければならないのは，注視・追視・頭部の運動という行為とそれらの協調レベルである．

　脳性麻痺児には，非常に原始的で貧弱な行動がみられる．

a）注視：これを安定して活性化できないという状況が出現することがある．幼児の視線は常に変動しており，ひとつの物体の上にとどまることがない．したがって，物体自体の視覚的特性を的確に分析することができない．

　逆に，注視が非常に硬直している場合もある．視線は「釘づけ」となり，空間のある一点から他の一点へと動的に移すことができない．このような行動も，環境の探索をきわめて貧弱なものにしてしまう．空間の各点における視覚情報を比較することが困難であるからである．

b）追視：常に不完全もしくは断続的である．あるいは，追視は完全に行われるものの，それが硬直している場合もある．つまり，軌跡をさまざまに変えてプログラムされた課題に対して量的にも質的にも適応性が低いのである（たとえば，今見ているものの上か下に現れる物体を考慮に入れることができないなど）．眼球の輻輳が異常をきたしていることも多い．

c）頭部の運動：原始反射のスキーマにつながる行動を観察することができる（非対称性緊張性頸反射など）．また，運動単位の動員異常，病的な共同スキーマ（後弓反張など）などがみられる．

d）複数の要素の協調：目の運動と頭部の運動の協調レベルが低いことが観察される．頭部の運動制御の不足を代償するものとして，過剰な眼球運動が認められることもある．あるいは逆の代償メカニズムが現れる．すなわち，眼球運動の動的な制御が不足しているため，頭部の運動が強調して活用されることがある．

認知運動療法の諸段階

認知運動療法は,幼児が視覚探索という機能系の各構成コンポーネントを制御下におき,動的なストラテジーに従ってそれらを調整できるように企画されなければならない.また,このときに,病態の特性も考慮しなければならない.

第1段階の訓練は,頭部を固定したままで,注視能力と追視能力の回復を目指すものである(図42).幼児が分析しなければならないのは視覚情報である.

たとえば,幼児にコントラストのある図柄を観察させる.図柄は幾何学的な要素からなるものでもいいし(輪郭線,格子模様,さまざまな方向に向いた直線),何かを表したものでもよい(たとえば,さまざまな人の顔など).

視覚情報の把握を構成する要素としてどれを使うかは,幼児の興味を基に選択されるが,

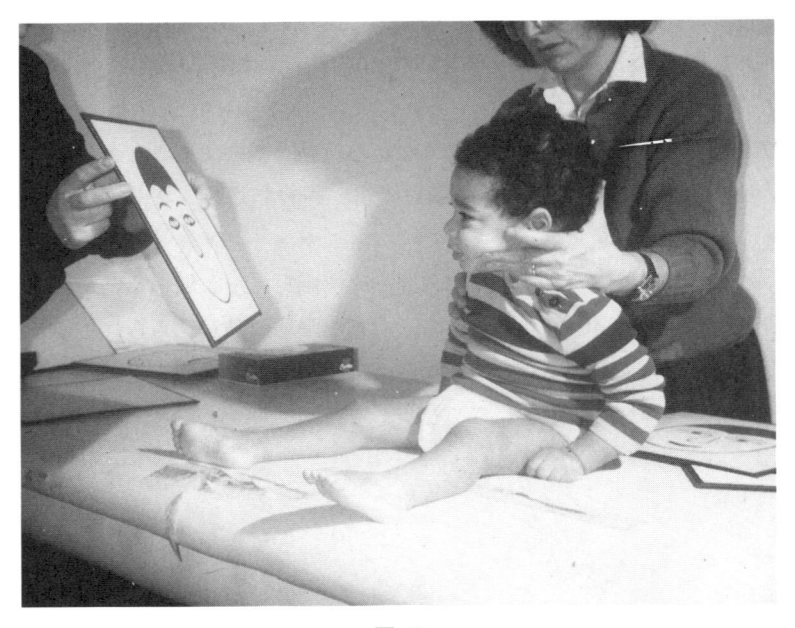

図42

第3章　視覚探索

当然，これは幼児の認知発達レベルに準ずるものとする．

情報分析過程を円滑にするためには，同じ種類の図柄を順番に観察させるのが望ましい．もしも，幼児がもっとも興味を示すのが人の顔の図柄であるならば，最初に見せる図柄はすべての要素を備えた顔，次に見せるのはいずれかの要素の欠けた顔というようにしていく．これらの図版はすべて同じ位置で見せるようにする（始めは，幼児の視界の中心部分とする）．

一連の図版を順に見せていくことにより，幼児は眼球の微細運動[原注1]を介して，これらの図版を構成する要素を観察・探索することができる．こうして複数の視覚経験を比較することができるが，このような分析過程を可能とするためには，幼児が眼球の微細な運動からなる探索シークエンスを組織化できることが不可欠となる．

より広い空間の範囲で注視能力が発揮できるようにするためには，最初は，平均20～30 cmの距離で示された視覚刺激の位置を変えていくのが適切である．続いて，眼球の運動調節を促進するためには，目からの距離をいろいろ変えて視覚刺激を与えてみる．幼児にとっての課題は，図版からの距離が変わっても注視の焦点を維持することであり，できればそれぞれの距離を判定することである．この場合，刺激の動きは刺激自体の可変的要素として組み込まれるので，刺激には複数の物理的特性をもたせてよい．これにより，機能系に関わる注視・追視コンポーネントのシークエンスをより複雑にしていくことができる．

幼児には空間のなかを移動する図版を示すが，このときの軌道にはさまざまな方向性をもたせる．こうした状況で幼児が知覚データを観察し続けるためには，物体が移動するにつれて描く軌道を的確に追視する運動が遂行されねばならない．この場合，セラピストは，物体の移動速度をよく考え，知覚が継続されるようにしなければならない．速度があまりに遅いと，幼児は導入された可変的要素を評価することができず，図版は同じなので探索の興味を失ってしまう．

追視に強い硬直がみられる場合は，視線をある一点から他の一点へ動的に向けなければならないようなニーズをもたせる訓練を提示すればよい．ここでの知覚仮説は，これまで示してきた訓練（たとえば，さまざまな顔）で提案されたものと類似しているが，状況自

原注1：物体を探索するために使われる目の微細な運動．これに対し目の粗大な運動は，視界内にある明確な焦点に注意を移すためのものであり，それに伴い，焦点の各要素の間を移動する小さな探索運動が生じる（Bruner, 1978）．

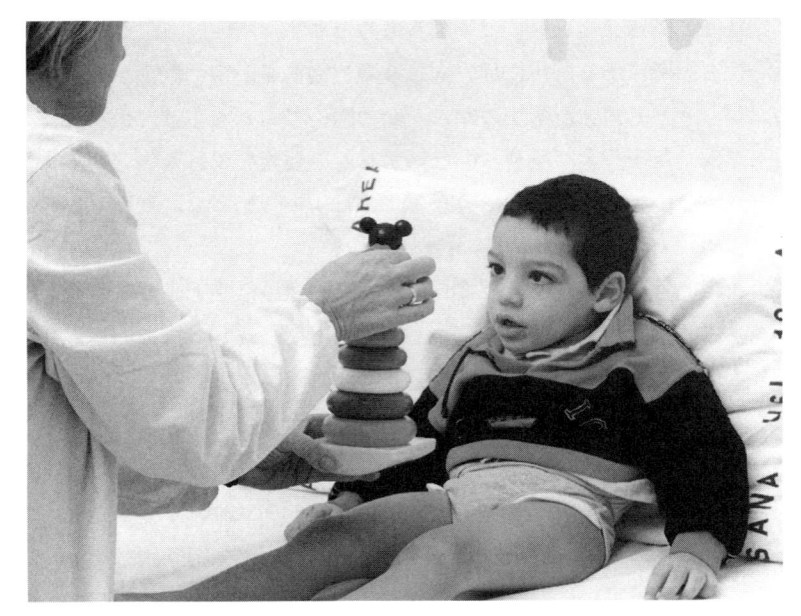

図 43

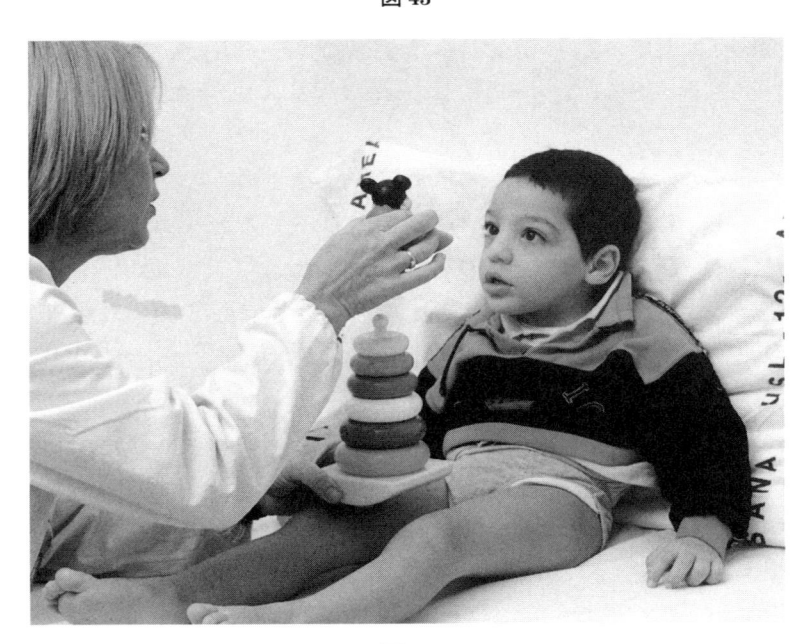

図 44

第3章　視覚探索

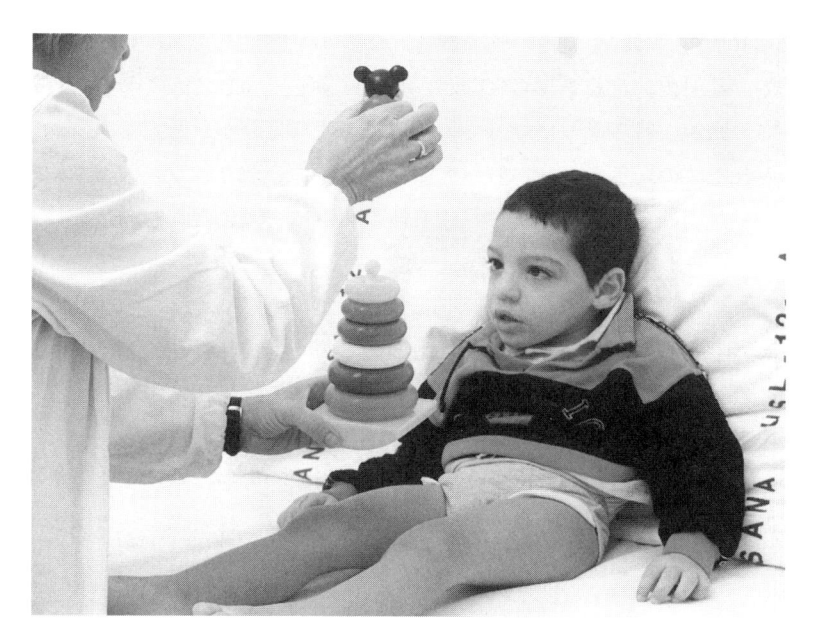

図45

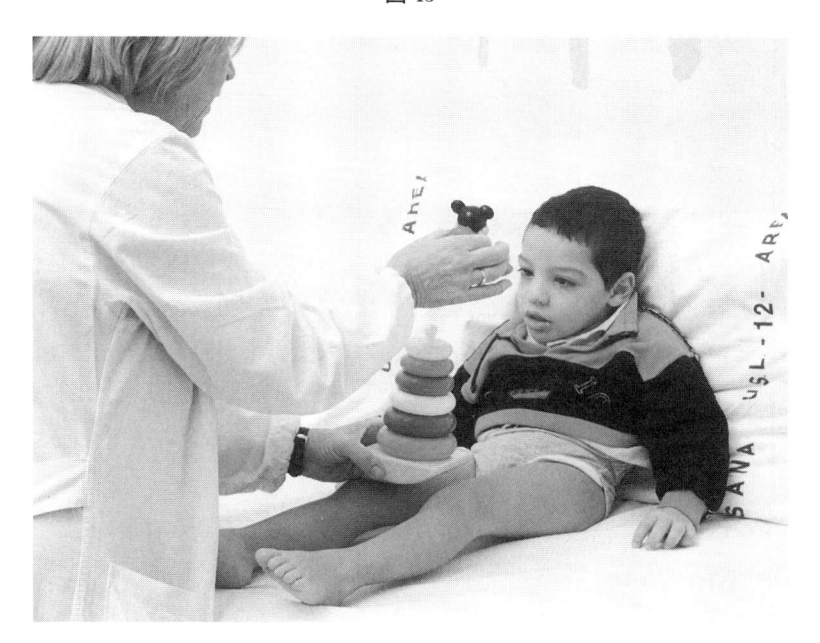

図46

体が異なる．まず，顔の絵を見せ，幼児がそれに視線を向けたら，直ちにそれとは違う顔の絵を見せて，幼児の注意がそちらに向かうようにする．同じ意図で考えられた訓練のもう一例として，頭が取れるようになっている玩具を使うものがある．まず，幼児には完全に組み立てられた犬の玩具を見せ，続いて頭を取った体と取り外した頭とを同時に見せる．幼児はこの2つが組み合わされるまで，頭と体の2点に交互に視線を向けなければならない（図43，図44，図45，図46）．

第2段階の訓練は，注視，追視そして頭部の運動の協調回復を目指すものであり，種々の目的に対し，より適応性の高い運動シークエンスの組織化ができるようにしていこうとするものである．

この場合も，やはり視覚情報を拠り所とするが，対象物の描く軌道がより大きなものとなり，知覚仮説は複雑となる．複雑性が高まることにより，探索のシークエンスのなかに新しい要素として頭部の運動が加わってくる．

幼児が，注視・追視・頭部の運動からなるシークエンスを組織化できるのであれば，周辺環境のより広範囲な探索が可能となる．訓練を進める手順は，今まで挙げてきた例と同じであるが，物体が同じ方向に軌道を描いて動いていき，幼児がこれを観察し続けるためには，追視に続き頭部の運動を活性化しなければならない．

この場合，軌道は空間のさまざまな方向に描かれるようにし，頭部の運動がすべての方向についてプログラムされ活性化されるようにしていく．物体の動く速度を上げていくと，眼球運動と頭部の運動のさらに動的な協調能力が要求されることになり，探索の課題はより複雑となる．探索のためのストラテジーは，当初は初歩的な制御を介して活性化されるが（自由度が制限されているなかで，眼球運動だけしか活性化できないとき），やがて運動シークエンスの制御を介して活性化されるようになる（まず眼球運動を活性化させ，次に頭部の運動を活性化させる）（図47）．さらに，同時制御による動的なストラテジーが活性化され，現実の探索は，目と頭部の協調運動を介して行われるようになる（図48，図49）．

同様の訓練ではあるが，もう少し複雑なものとして，図版をさらに速い速度で動かし，知覚刺激を消失させるという訓練がある．目と頭部の協調という動的なストラテジーを用いて消えた対象物を「捉え直す」ことができるということは，幼児が，空間における対象物の次の移動を予期し，対象物との視覚的な接触を回復するという目的の達成のために，

第3章　視覚探索

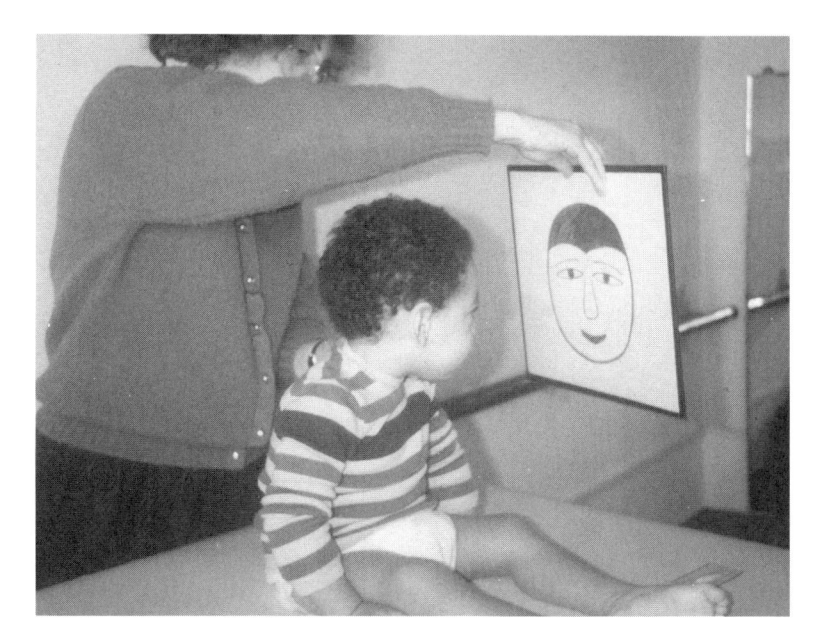

図47

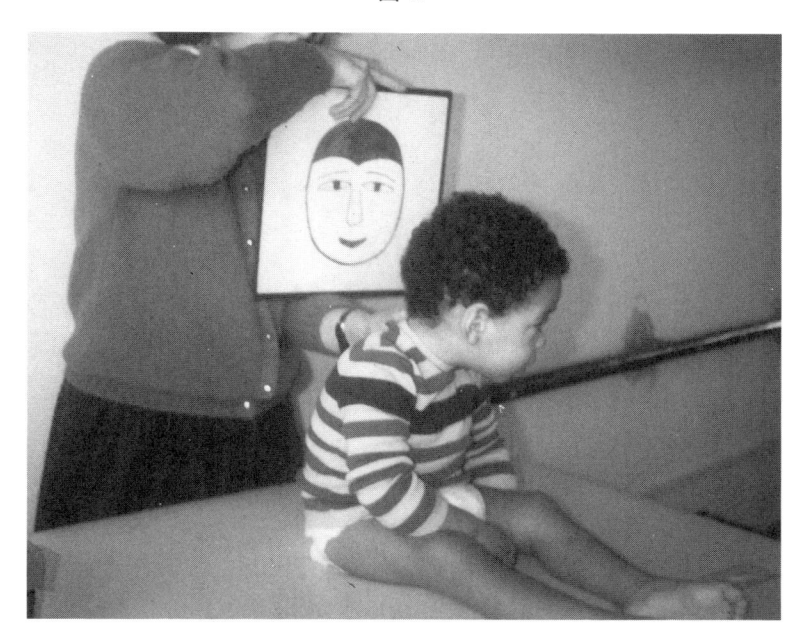

図48

図 49

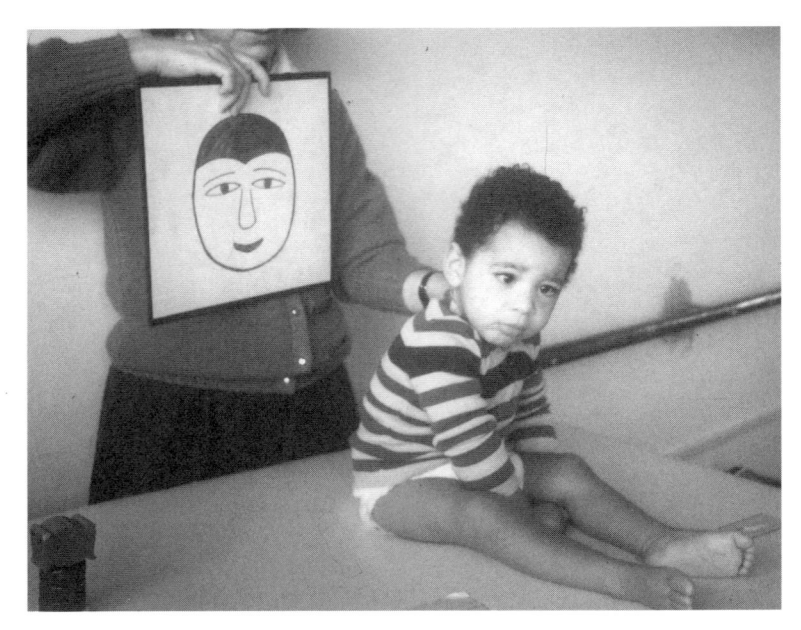

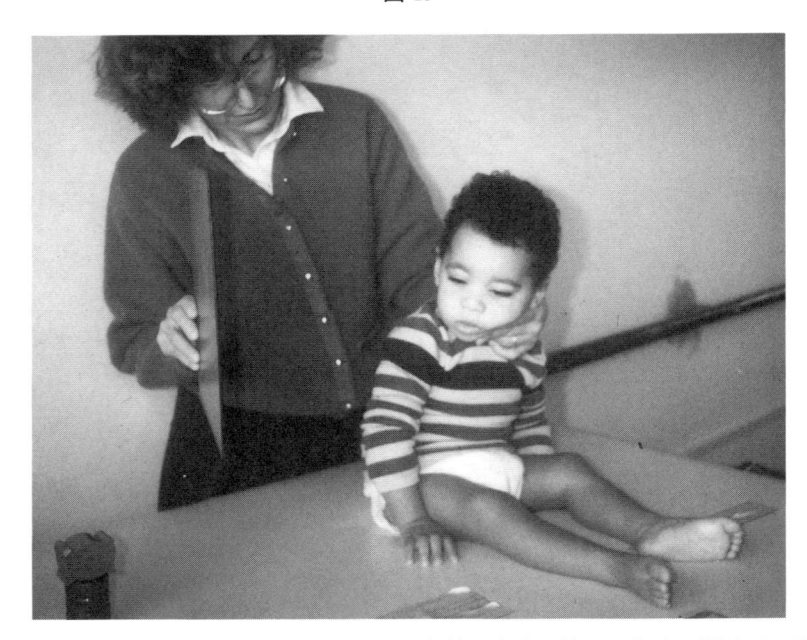

図 50 絵は幼児の背後で動かす．幼児の視線は実際に絵が（自分の視界に）現れる前に，絵が現れるであろうと考えられるポイントに向けられる．

適切な運動シークエンスをプログラムする可能性を有しているということに他ならない．

　これと類似したもうひとつの訓練としては，ある一定のルールに従い，空間のさまざまな位置に図版を示していくという方法がある．この訓練は，さらに初歩的な状況から設定していくこともできる．たとえば，2つの異なる刺激を，右と左というように2個所で交互に示すというものである．幼児は，当初は刺激が現れてから視線と頭部の運動をそれに方向づけるが，やがて目という知覚器官を，図版が現れる前に次に視覚刺激が出現する場所に向けることができるようになる．

　このように，さまざまなモダリティーをもつ運動シークエンスが連続するということは，幼児が目的を形成し，その目的の達成に向けた行為を動的に組織化していく可能性を有することを示すものである．

第4章
手の操作

La manipolazione

対象物への接近，把握，操作

　リハビリテーションにおいて上肢機能の発達に関する問題を検討する場合には，手の物体に対するさまざまな関わり方の可能性を詳細に分析することが重要である．生後1年までの時期に，把握を始めとする手の運動のさまざまな発達が確認されるが，それらは主に現象の典型的な分類という観点から研究されている．Koupernik（1981）は，手の運動をHalverson（1933）の観察によってもたらされた3つのタイプに区分して，それぞれの物体へのリーチングの仕方について記載している．

① 第1のタイプは**クルーピエ・リーチング**と呼ばれる掃くような運動であり，物体へのリーチングにおいては肩の役割が第一義となり，肘は比較的固定されて半屈曲位にある．この段階では，手関節が橈屈し，高い位置から尺側の手掌で物体をつかむ動作が盛んに行われる．このような動きは生後約24週までみられる．幼児は，まだ運動の各構成要素を空間的・時間的によく制御できない．Halversonも指摘しているように，方向の誤りが認められる．また，重量変化に応じた運動の強弱を調節できないため，物体に到達してつかんだ後，物体の重量に運動を適合させられず上肢が下がってしまうことがある（Bower, 1978）．

② 第2のタイプの運動は**放物線リーチング**である．これは，上述の運動と並行して起こることがある．幼児が，肘の屈曲・伸展運動の制御を覚え始めると，リーチングは，その物体の側面から回り込むようにして行われるが，これは肘が伸展し始める頃，つまり，手の前後移動によって起こる．このような動きは32週くらいまで顕著である．

③ この後，第3のタイプとしてようやく**直線リーチング**が可能になるが，これには肘が完全に伸展できることが前提となっている．また，同時に手関節の尺屈を伴い，手の物体への到達軌道は「直線的」になる．Halversonは，手関節の運動の発達と母指の対立の発達とを関係づけた．母指は示指とのつまみ運動のために，より都合のよい位置を見つける必要がある．

　Halversonはまた，矢状面における発達段階を次のように区分した．

①「滑り（sliding）」の段階では手は平面のすれすれをいく（16週から32週）．

②この段階では，より複雑なリーチングも並行して行われる可能性がある．それは「放物線軌道」を描くもので，この後に定着する．

これら2つのリーチングの方法には，前腕の長軸の延長線上に手の長軸が維持されているという特徴がある．幼児によっては，2つの運動を組み合わせて行うことがある．

③次は「滑空（gliding）」の段階で，手は，物体に向かって空間上を段階的に下りていく．このリーチングでは，手関節の尺側偏位も確認される．これが母指と示指との対立運動をより容易にする．このつかみ方は28週後から観察され，それ以後の時期に盛んになる．

手の個別の活動について，Twitchell（1965）は把握反射の進化について調べている．それには3つの段階があり，そのなかには，皮膚の触覚受容器性のものと筋の固有受容器性のものとがあるとしている．触覚および筋への刺激による手指の全屈曲に特徴づけられる第1段階から，触覚刺激を受けた手の部分だけが反応を起こす把握の分離が起こる第2段階へと移行する．第3段階では，物体との接触が断たれたとき物体を探索する動作が観察される．

他の研究者（KoupernikとDaylly, 1981）は，把握動作の発達における2つの軸を見出している．ひとつは水平軸であり，尺側から橈側に向かう軸である．もうひとつは長軸で，手掌から指先に向かうものである．これにより，つかみ方が何種類にも区別できる．水平軸における最初の把握は，手掌尺側部の小指と小指球の間で起こる．このとき，中指と環指は物体を手掌で操作するが母指と示指は把握に関与しない．このつかみ方は20週から28週にかけて観察され，把握に関与する手指はくま手を掻くように動き，MP関節は伸展し，IP関節は屈曲している．また，母指は他の指と同じ平面上にある．

続いて，28週から32週にかけて，母指が他の指と対立できるようになると，橈側から「母指が対立しての手掌つかみ」がみられるようになる．

母指が十分に対立できるようになると（32週から52週），「ピンチ」が可能となり，物を指先で扱えるようになる．

一方，長軸について，Koupernik（1981）は，「屈筋の緊張性反射活動にまだ支配されている手掌から指先へ向かい…粗大把握から効率的かつ美的で物体を感じることができる把握へと移行する」と述べている．

手の動きの発達は，Halversonが，もっとも発達した猿人と人間とを区別する典型的

な要素であると主張する「母指が対立できるようになること」と深い関係がある[原注1].

Halverson は，母指の対立への移行期間は 24 週から 32 週にかけてであることを証明した．彼によれば，20 週以前には真の対立はみられず，24 週になっても完成しないが，つかみの 28 ％は部分的対立で行われるようになるという．

母指の役割以外の側面を分析する研究者（Napier, 1956; Connolly, 1973）もいる．Napier（1956）は，機能的な把握は各種の解剖学的因子を抜きには成立しないという．その解剖学的因子とは以下のとおりである：

a）手指は，単独にあるいは同時に，内転もしくは外転，伸展もしくは屈曲する．

b）母指は，外転あるいは回旋して示指と対立する．

c）手指は，互いに独立して屈曲あるいは伸展，外転あるいは内転の程度を決める．

発達途上の手の操作において，動作パターン間に共通項目を見出すことは困難であるが，Connolly（1973）は，機能に関するパラメーターを切り離して分析することができると述べている．

機能―解剖論的な見方のなかには，幼児がどのようにして分離された機能の構築に至るのかを理解するのに役立つものがいくつかある．

Gesell（1947）と Halverson（1933）が共に認める解剖学的知見として，母指の特権的な位置がある．母指は，一番短い指であるにもかかわらず大きな自由度を有しているが，これは大菱形骨―舟状骨―中手骨の連結の仕方による（図51）．

母指のもっとも長い軸での運動は，水平面で起こる外転・内転である．他指のもっとも長い軸での運動は，矢状面で起こる屈曲・伸展である．母指以外の「連結した四指」の手根中手（CM）関節は関節腔が共通しており，ここでは横方向へのわずかな動きしか起こ

原注1：「対立」とは，母指の指腹面を他指のそれとを合わせることである．しかし，繊細な対立は，成人でも小指としかできないときもある．したがって，運動の集合，この場合，母指と他指との対立能力が，必ずしも「運動能力」の発達レベルを示すわけではないことに留意したい．むしろ，主体―客体の変容する相互関係に適応するレベルに向かって，主体がどれだけ行動を変化させ得るかの方が問題となろう．もっとも新しい研究でも，把握が「発達したレベル」に達しているかどうかは，「母指の対立」によってのみ評価されるものではなく，主体がより繊細な目的に対応した把握をしこなせるかどうかが問題にされている．

らない．一方，母指の CM 関節は鞍関節であり，中手骨が大菱形骨から独立している．母指の主な動きは外転・内転および対立である．

しかしながら，手の運動は手指の動きからのみ考察されるべきではない．対象物の特徴（形状，大きさ，重量など）に対する手の適応性は，中手骨と手根骨を含む手のさまざま

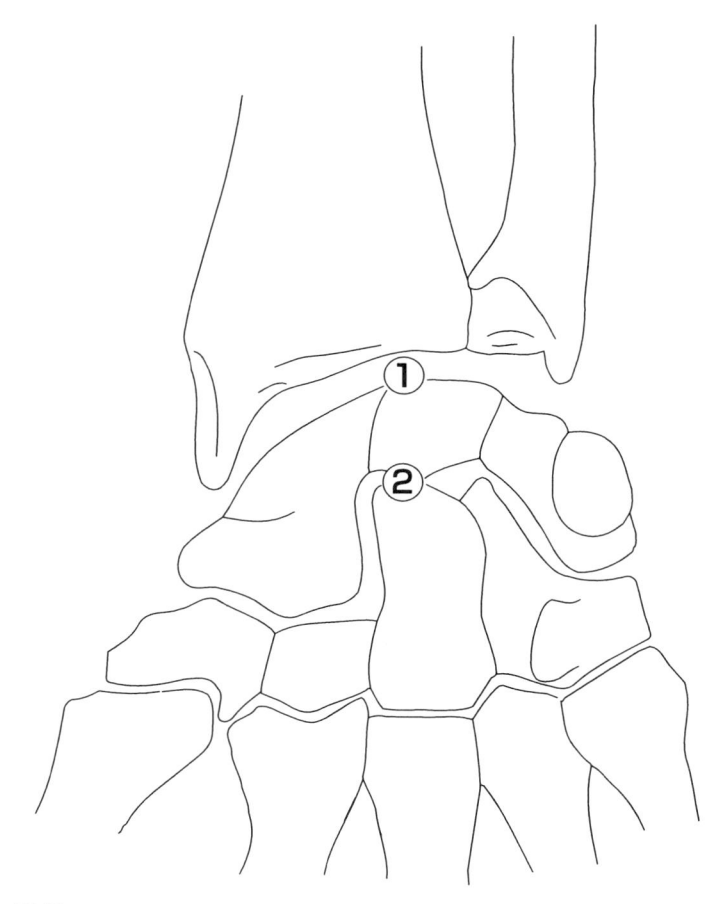

図 51
① （橈側から尺側に向かって）舟状骨，月状骨，三角骨，豆状骨
② （橈側から尺側に向かって）大菱形骨，小菱形骨，有頭骨，有鉤骨

な部位間の相互作用に関係している．

　手根骨は前腕と手という異なる機能単位を結びつける役割をもつ．この構造は，2つの骨の列（近位手根列と遠位手根列）からなり，両者が総合して，それらのうちの2つ（舟状骨と月状骨）が橈骨との適合を実現している（図51）．このことで，手根骨に，前腕と手の運動をダイナミックに連動させる蝶番の機能が与えられている（Landsmeer, 1976）．

　環指と小指のCM関節（図51）の可動性の高さが母指と他指との対立を容易にしており，このことは効率のよい把握にとって重要である．

　中手骨のレベルでは，母指球と小指球の区分が重要である．前者は手根骨の橈側部に起源があり，後者は豆状骨と手根溝の尺側部に起源がある．この構造において重要なのは，動きがもっとも制限されている中指と関係しているところの手掌における骨間部の形成の意味である．これは中手骨間部の柱と呼べるものである．

　手の対象物に対する適合性についていえば，手掌におけるこの骨間部の役割は極めて重要である．たとえば，母指の対立運動において，その最初から最後の段階で中手骨の回旋運動が起こるときの第3中手骨の役割を考えてみよう．この固定的な長軸を中心として，その両側に位置する母指球および小指球が膨むことで，手掌の窪みはいっそう深くなる．

　Landsmeer（1976）は，つかむ機能のうちの，パワーつかみ（強制把握）と繊細つかみ（精確把握）[原注2]について，パワーつかみ（強制把握）が手に対し物を固定・保持するもの（手外筋運動）であるのに対し，繊細つかみ（精確把握）は手指の独立した小さな動きによって起こり，手のなかで物を移動し得る運動（手内筋運動）であるとしている．

　方向づけを行う繊細な動きでは，骨間筋も3つの「母指球筋」（母指対立筋，母指内転筋，短母指屈筋）も活動する（Landsmeer, 1976）．このような行動では虫様筋も使われる．しかし，虫様筋は，運動が手掌の方に向いて行われるときには活動しない．虫様筋は手掌から遠ざかる運動，すなわちMP関節の伸展の際に働いている（Landsmeer, 1976）．

　対象物に対する手の適応性の意味を理解するためには，手の動作のさまざまなストラテジーと結びついた知覚の側面に目を向ける必要がある．

原注2：パワーつかみ（強制把握）とは，物体を，屈曲した指と手掌とで形づくられる「万力」のなかに挟んで押さえることである．母指の圧力がかかることもある．一方，繊細つかみ（精確把握）とは，物体を母指と他指との間に保持することで，手掌は関与しない．

第 4 章　手の操作

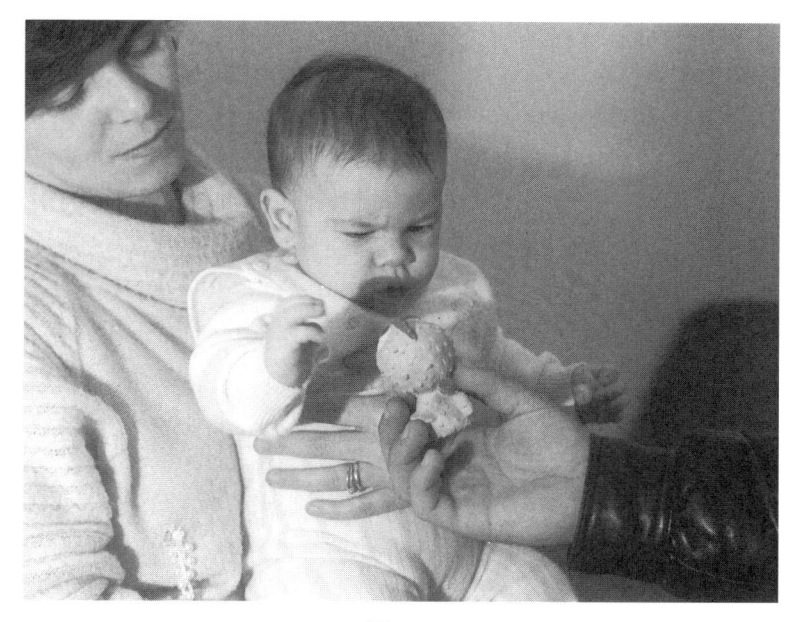

図 52a

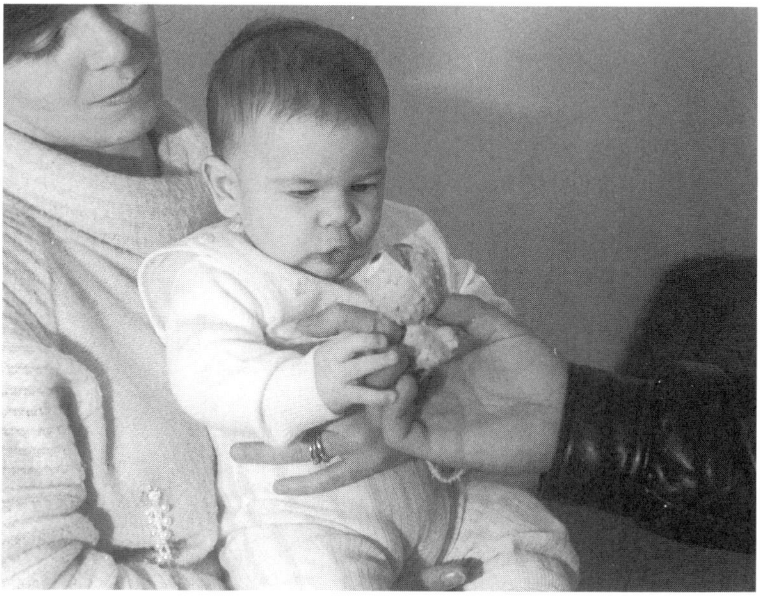

図 52b

新生児に観察される触覚定位運動は先天的なものと考えられているが，プログラムが前もって組み込まれているからといって，さまざまな目的に対応して手を動かせるように訓練しなくてよいというわけではない．対象物に対して手の動きを方向づけることは，初期においては触覚情報の探索を行っていると考えられるが，運動覚の情報も視覚の情報も，対象物の特徴およびそれらに関する情報を使って達成しようとする目的の特徴との関係において，運動シークエンスの形成におのおの別の側面で適切な役割をもっていることは間違いない（図52a，図52b）．

　したがって，手の基本的な機能は，つかむことと操作することによって対象物を外界と関係づけることであるといえる．そのような運動は，触覚的，運動覚的，圧覚的，視覚的な把握を総合させて行われるのである．

目と手の協調

　つかむこと，あるいは操作することのシークエンスの組織化において，幼児は，目と手の活動で収集した視覚情報，触覚—運動覚情報を分析・比較することで目と手の連携運動を構成していく（Piaget, 1973）．そして，段階的に，より繊細でさまざまな目的に向かう動きを組織化することができるようになる．

　それでも，初期の段階における手の探索行動は，主として触覚情報により導かれると推測される．対象物の知識獲得に関するPiagetの分析において，触覚による知覚の重要性は感覚—運動期の第3段階（18〜36週）の運動行動によっても明らかであろう．Piaget（1973）は，この発達段階における幼児は，物体が落ちるという出来事に何の関心も示さないことを観察している．しかし，自分が落としたときには，自分の身のまわりに目を巡らして落とした物体を探す．対象物の探索は，視覚的な探索に触覚的な探索が伴うと容易になる．また，触覚的な探索は，より持続的な「物体の存在」を導く．

　対象物がそこにあるということがわかるようになること（対象物の存在の認識獲得）に関して，触覚および運動覚情報の基本的な役割を示す第3段階のもうひとつの典型的な行動について，Piaget（1976）はまた，次のように述べている．「ジャコミーナは座っても

う一度ゴムボールをつかもうとしている．このとき，私の手を彼女の目とボールの間に差し入れると（視界を遮ると），彼女は，物はもう存在しないかのようにすぐ諦めてしまう．見えない状態で一度ボールを触った場合は，もう一度同じように手を目とボールの間に差し入れても，今度は見つけるまで探し続ける．しかし，触覚を伴う接触がなかったときには子どもは手を引っ込めてしまう」．

　異なる機能系の統合と組織化のメカニズムは，発達の基本的な一側面を表している．そのうち，把握の機能系と視覚探索の機能系の協調は，幼児の周辺世界の理解と現実世界との相互関係のプロセスにとってもっとも重要である．

　視覚探索の機能系によって幼児は物体との初期の関係を築く．事実，幼児は生後短期間で光るものを見つめることができ，また数週で生物・無生物（物体）に限らずそれを注視できる．その場合，動くものをより好んで凝視する．これらの初期の接触から，幼児は，注視や追視といった非常に初歩的なシークエンスを組み立て始める．幼児は，完全かつより複雑な形で自分を取り囲む世界の視覚探索ストラテジーを段階的にプログラムできるようになる．それは，周辺世界で起こる目に見える出来事に対する適応性のレベルを上げていく形でなされる．

　生後2カ月以内では，幼児が注視・追視できる物は，ある距離（20～30 cm）内の物体で，それがもし動くものであれば，視界内をゆっくり動くものに限られている．続いて，幼児の視界は前後左右により拡大していく．また，それぞれ対象物がもつ固有の性質，すなわち内部の特性，異なる加速度などを捉えることができるようになる．

　視覚探索の行為中に，幼児は手で行う活動そのものと，またこれを「行う」視界内での自分の手およびその動きを観察することから，手と対象物との間のいくつかの空間パラメーターを獲得する可能性をもっていることがわかる．

　このような行動は成長過程との関連において捉えるべきであるが，Koupernik（1981）は「成長過程における訓練の重要性に注目すべきである」と述べている．目と手の協調性を構築するプロセスは，物理的世界の変数に対して，常に動的な運動ストラテジーを設定するうえで重要である．

　個体発生における複合的な行動諸要素の制御の発達過程のうちでも，手の運動の制御に関する知識はセラピストにとって特に重要である．この手の発達プロセスは，相互補完的な能力（すなわち，ひとつの出来事の異なる側面を捉え，それぞれを比較する能力）の獲

得と，より繊細で正確な知識の同時的な獲得能力（すなわち，出来事を，たとえばそれが起こる空間的位置などと関連づけて客観的に理解する能力）と密接につながっている．

①生後数週における幼児の手の動きには，選択性の高いものを含めた随意的な動きがみられる．また，たとえば，肩の屈曲・伸展，内転・外転，肘の屈曲・伸展などもみられる．
　このような観察から，幼児は，選択性の高いものも含めて，先天的にさまざま運動ができることがわかる．それらは，関節の自由度も極めて高い運動であるが，これを行動シークエンスと捉えてはならない．それは，幼児にとって対象物との関係をつくりだすものではないからである．すなわち，外界への働きかけではないということである．しかしながら，現在の知見のレベルでも，それらがなんらかの知覚機能をもった動きであるという可能性を完全に排除することはできない．
　Piaget（1968）は，それらの運動が幼児にとって，それらの運動が幼児に対してもち得る意味を理解するうえで，次のような表現で問題提起をしている．「生後数週の間，上腕，

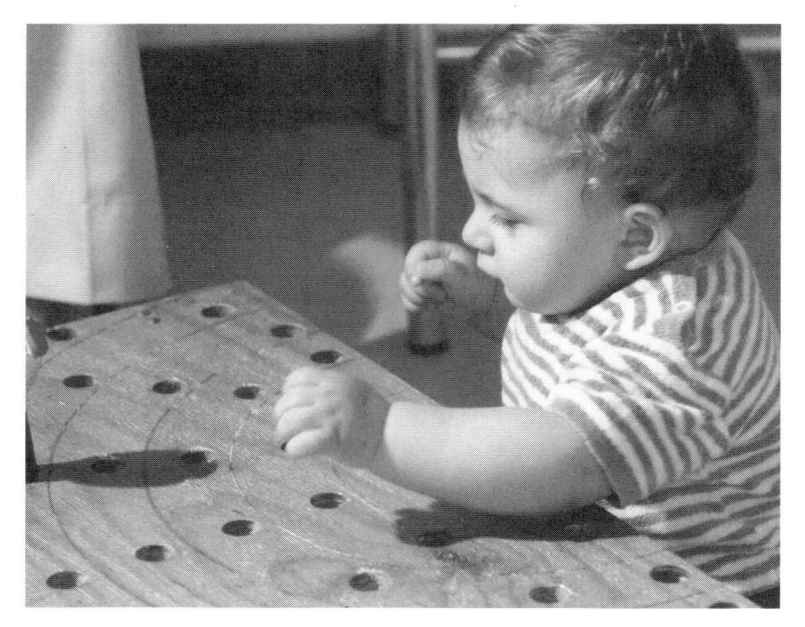

図 53

第4章　手の操作

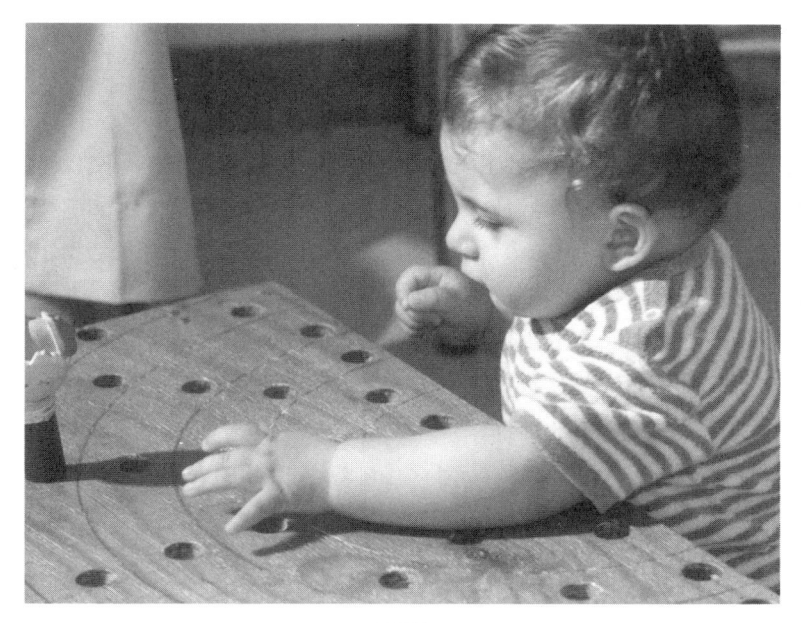

図 54

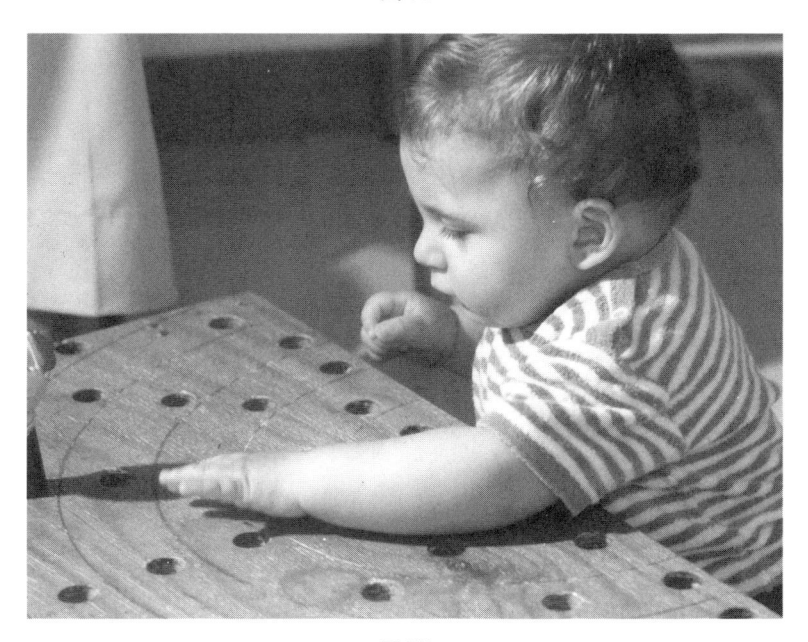

図 55

手，指のほとんど連続した衝動的な運動（腕を振る，手をゆっくり開いたり閉じたりする，指を動かすなど）を行うが，これは反射（把握反射）の機能的な訓練といった類のものではない」．

②生後数週における視覚系―体性感覚系の相互補完の発達過程においては，手と口の連携に特徴づけられた行動が観察される．

こういった運動から推測されるのは，初期の発達段階において，手の活動と目の活動は，この段階でもっとも発達した触覚―運動覚的探索システムに統合されているということである．この探索システムは，情報獲得のための基本的な要素として口周辺の表面をもつ．このスキーマは，比較的初歩的な法則から形成されている．ここでは，体幹も口周辺での探索面の支持要素として，屈曲や伸展運動という形で参加している．

③発展段階において，この原始的なタイプの行動は，よりダイナミックな頭部，体幹，上肢の活動にとって代わられる．そのために，幼児は，より複雑な知覚的必要性により高度に対応するための制御体系をつくらなければならない．

手は，徐々に対象物との接触にとって特権的な感覚器官となっていき，より広く正確な探索が可能となる．したがって，手の活動は，対象物の物理的特性に関する情報源となるばかりでなく，機能系全体の統合にとって対象物の空間的配置の基点としての機能をも有するようになる（図53，図54，図55）．

この文脈において，視覚と手の動きの連携は，外界の現実をより広くより正確に知るために重要になる．始めは，主として探索する対象物との接触のために，口をそれに近づける役割を担っていた体幹が，この段階になると，上肢の運動と対象物と手の視覚的制御を可能とすべく使われるようになる．

手と対象物との相互関係

もし，手が幼児を対象物との関係を形成するのに特権的な感覚器官になるのであれば，どのような情報が分析対象となる重要性を有しているのか，またその情報はどのようにして収集されるのかを考察しなければならない．

第4章　手の操作

　生後1年未満の幼児が，触覚的・運動覚的情報の記憶痕跡を参考とする可能性について，0歳児の手の操作を観察すると，初めて未知の物体を手で操作している時間は，既知の物体を操作している時間より長いことがわかる（Ross, 1974; Rubestein, 1976; Ruff, 1976）．しかしながら，この研究は視覚制御下に対象物を手で操作している幼児の観察であるため，既知の物体，未知の物体によって変わる幼児の行動の違いが触覚によるものなのか視覚によるものなのかはわからない．

　この問題に対し，GottfriedとRoss（1980）は，幼児が触覚的把握のみで物体を判別し得るかどうかの研究を行った．実験では，0歳児25名が観察対象となった．対象児には，いくつかの物体を2つの段階に分けて与えた．第1段階では，明るい場所で5つの物体に慣れさせた．第2段階では，暗い場所で以前与えたことのある5つの物体にさらに新しい物を5つ加えて操作させた．その結果，手で物体を操作する時間の平均値は，新しい物体については77秒，すでに知っている物体については31秒であった．このことから，幼児は，触覚判別の記憶を基にして既知の物体より未知の物体を好むことがわかった．この実験では，その他の行動についても調べられている．物体に口唇を押しつけたり，それを一側の手から他側の手へと持ち直す行動も，慣れた物体に対するより新しい物体に対してより頻繁に観察された．この実験は，0歳児には触覚—運動覚的な判別記憶から情報を分析し，既知の物体と未知の物体とを，その特性から判別する能力があるという仮説を実証するものである．

　さらに，より最近の研究（Ruff, 1984）では，幼児には対象物の特性に関する異なる情報を「供給」する目的で，異なる行動をとり得る能力があることがわかってきた．Ruffは，36週から48週の幼児では，重さの違うものよりも，形や表面の性質が違うものの方で，操作しながら見る行動が長くなることを明らかにしている．物体を手から手へ移し替えたり手のなかで転がしたりする行動は，物体の形が変化したときの方が表面の性質に関心が向いたときよりも多くなる．また，表面の性質への関心は，繊細な探索段階に入ったときにより高くなる．

　圧力系の情報収集能力の発達に関しては，MounoudとHauert（1982）が行った，異なる重量の物体をつかむ生後6カ月から16カ月の幼児の観察が有益であろう．

　月齢がもっとも低い幼児は，重い物体から軽い物体に替えてもなんらの反応も示さなかった．9カ月から10カ月になる幼児では，重い物体が軽い物体にとって代わられたとき腕が急激に挙がった．その子どもは，重さが変わったことに興奮し，「あたかも重さを計

るかのように」対象物を見つめたという．一方，月齢の高い幼児については，腕は挙がるが修正された．

この行動の違いから，MounoudとHauert（1982）は「幼児は月齢9カ月くらいから対象物をその重量から特定できるようになるが，それ以前には定形的な対応をとり，重さから対象物を特定できない」という仮説を立てた．

続いて行われたテストでは，対象物の重さをその大きさに比例して変えてみたが，14カ月から16カ月の幼児は，より重い物体をつかむ前に筋緊張を高めた．彼らは，6カ月から16カ月の幼児を3つのカテゴリーに分けて，それぞれに異なる運動プログラムのパターンがあると結論づけている．

① もっとも月齢の低いもの（6〜8カ月）は「粗大なプログラムは示すが，特定のプログラムはない」．すなわち，重さの違う物体をつかむのに機能的には適した定形的なタイプの運動プログラムをもっている．
② もう少し月齢の高い幼児（9〜13カ月）では，重量変化に対応した調整行動がみられることから，「部分的なサブプログラム」と定義される運動プログラムのタイプが観察される．運動プログラムは，まだ細かいところまでは発達してはいないが，前の段階のプログラムよりは適応性が高い．なぜならば，重量の変化に関するさまざまな情報を収集しようとし，その集めた情報によって反応を一部変更することができるからである．
③ もっとも月齢の高い幼児（14〜16カ月）は「駆動あるいは細部プログラム」を示す．彼らは，重量変化を予測し，その予測に応じたつかみ方をする．このような対応の形態は，「この時期に発達した知覚によって可能となる」．

これらの研究から，取り巻く外界の現実に対して運動シークエンスを発動する必要のあるときはいつでも，幼児には情報を利用したり，経験を生かしたりする能力が備わっていることがわかる．最初は大まかにしか捉えられなくても，幼児の関心は次第により特異的な知見へと向けられる．そして，対象物の形状，表面，重量，その他の，何に関心が方向づけられるかによって，より対応性の高い手の動きが必要になっていく．

第4章　手の操作

把握と操作の発達

　セラピストは，幼児がいずれの成長段階においてどのように情報を収集し得るのか，また，それは適応的な行動の構築において，幼児の中枢神経系にいかなる役割をもつのかを理解するために，手と対象物との関係をより特異的な方法で分析するよう心がけるべきである．

　セラピストは，つかみや手の操作の発達過程を観察することからのみ効果的な戦略を見出すことができる．また，戦略それ自体が，知識という意味でセラピストに有益な情報を供給することになる．対象物との関わりの程度が，治療プログラムの設定にとって有益な要素を生じ得る（Basiliら，1981）．

A

　生後12週の幼児のつかみは，物体が手に触れたときの触覚刺激によって引き起こされる．つかみ機能として不可欠な，リーチングの段階で指を伸ばして手掌を物体の方に向ける能力という意味では，対象物に手を対応させる可能性はまだない．この段階のつかみ方は対象物によって変わることがなく，「全屈曲型」のつかみで，この段階の特徴として物体を情報収集表面である口へ手でもっていこうとする（図56，図57）．

　このようなつかみは物体を口に運ぶためのものであり，物体と接触して初めて機能する．この段階では，まだ物体を口へ運ぶことの方が，物体についての情報を収集するのにおそらくより有益な行動なのであろう．

B

　生後約18週になると，リーチングの段階では，他の指とほぼ同じ面にある母指も含め，すべての指が伸展かつ外転する特徴がある．つかむ段階では，母指は，対象物に接触して初めて物体に対し段階的に対応することが確認できる（触覚を基礎にした対応）．

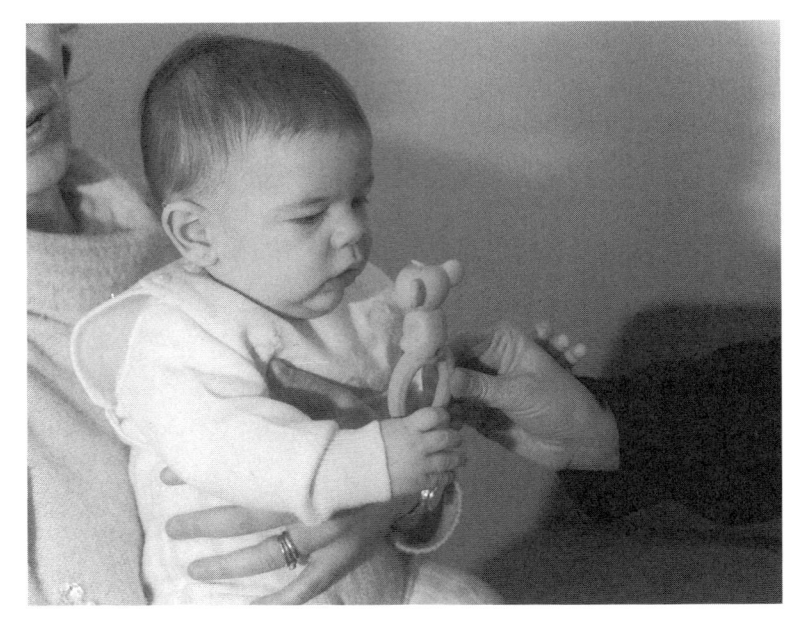

図 56

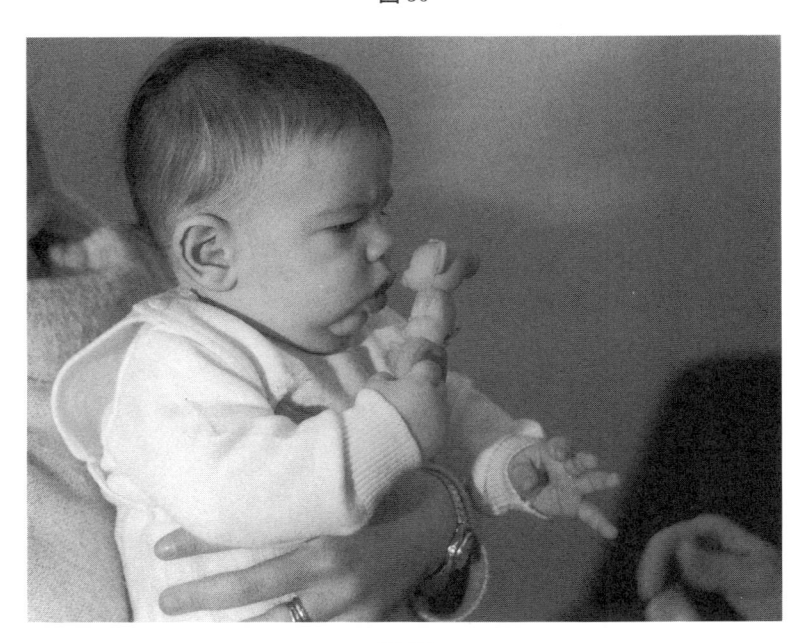

図 57

第4章 手の操作

　生後18～24週目になると，ときとして，一側の手から他側の手へ物を移動させることが観察される．最初の操作の形と考えられる行動である．手のなかでは，まだ触覚情報の収集能力が集中している場所が区分できない．まだ大まかな情報を主に手掌部で得ている．
　いずれにせよ，つかみは，以前行っていたものより動的となる．物体を一側の手から他側の手に渡すことは，一側の手が最初で，もう一側の手にはその後になるため，そこに情報分配の時間的差違が生じる．したがって，両側の手掌からくる情報を比較でき，手での情報収集量を増やすことが可能となる．
　Ruff（1984）の研究によれば，幼児はこの行動を通して物の形がわかるようになる．Ruffは，物体の形状が変わると，幼児が他の性質（表面の性質など）が変わったとき以上に頻繁に一側の手から他側の手に物体を持ち替えることを観察している．最初の全屈曲型のつかみの後，ときに，物体の表面から示指を離すことが観察される．このような行動は，その後引き続いて手と物体との間に確立される相互作用的な関係を考慮して，「探索表面の自由化」と定義することができる．事実，その後の時期になると，示指先端の腹部で物体の表面に対してより繊細な探索を行うことが観察される．また，順次手指を伸ばして物体を手放せるようになるが，その伸展が起こり始める指は，まさに示指であることが観察される．
　この時期，探索表面の自由化には，目で物をより広く探索することを可能にする機能があると考えられる．なぜならば，示指を物体の表面から離すことで，幼児はその物体のより広い部分を見ることができるようになるからである．

◼ C

　26～28週で，つかみは全屈曲型でなくなる．母指から中指までの3本，あるいは母指と環指および小指で物体をつかむ．これには他の指の支持があるが，母指と示指とでつかみの準備を始めている．この時期に特徴的な能力は，全指で行われるつかみを，異なる一連の操作に手の場所を振り分けて細分化する能力である．つかみ方の変わるこの時期の手の用い方に，操作能力の起こりをみることができる．幼児は，このつかみ方によって以前の方法に比べ異なった情報を物から収集できるようになる．情報の把握は，もう手掌では行われない．しかし，まだ，特に指先では選別的な情報収集ができない．たとえば，この

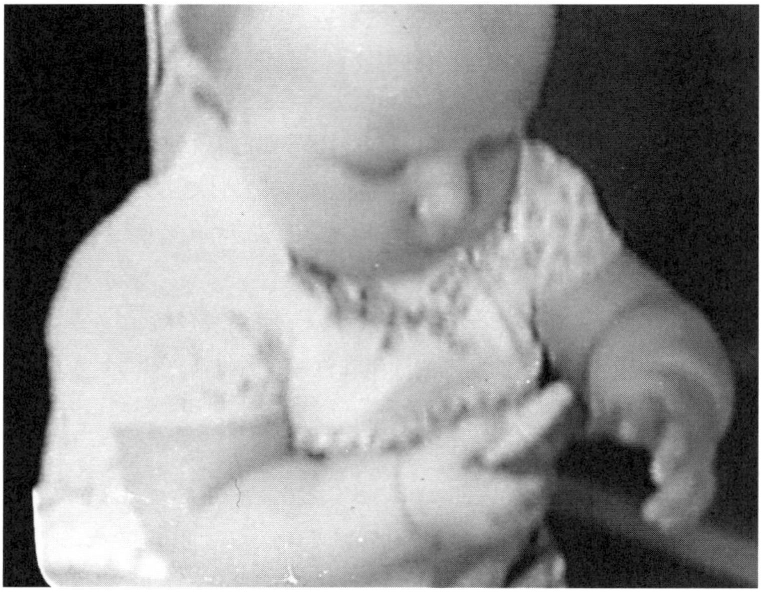

図 58（ビデオ画像より ; 図 59 も）

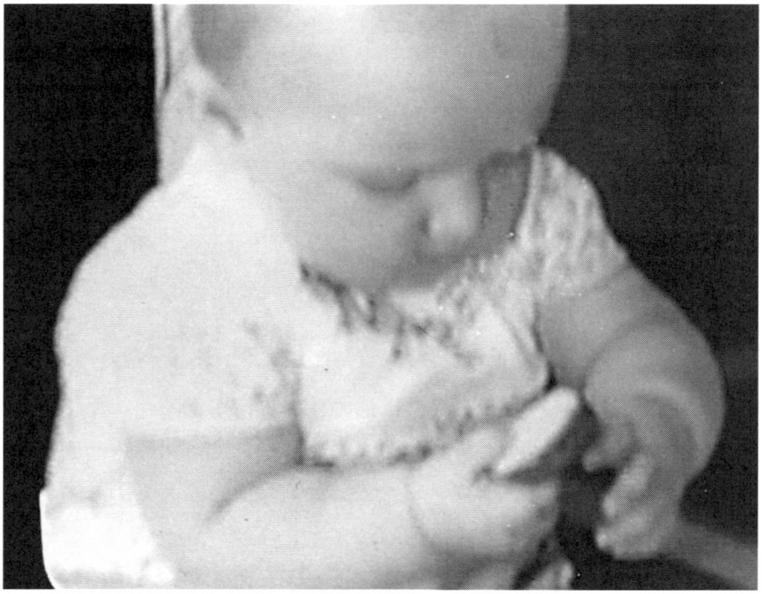

図 59

後の時期に特徴的な行動である．対象物の表面のより複雑な情報を得るため示指で物の上に字を書くようにして撫で回すといった行動は，まだみられない．

　この時期，物体に関する情報理解のもっとも正確なものは，一側の示指でのつかみに対する対側の示指による探索である．幼児は，この方法で2つの手に異なる機能を与え，物体の表面の構造に関するより特異的な情報を収集できる．手で物体をつかんでいる間，情報を収集する作業は，一側の上肢で行うよりも両側の上肢に分担した方がより簡単にできる（図58，図59）．幼児は物体の表面に興味をもち始め，より繊細かつ特異的な情報を入手可能にすべく行動形態に変更を加えることが可能になる．

　前の時期に観察された相互作用的な方法に対し，つかみ替えの戦略では，時間的に前後して手指先端の腹部の表面から届く同じ物体についての知識を比較することで，より正確な情報を収集できることは注目に値する．さらに，持ち替えることで手に対する物体の方向も変わることになり，幼児はより広範囲に触覚—運動覚情報を収集できる．また，手と物体との関係を変えることにより，物体に与えられた動きによって起こるより詳細な視覚的情報をも得ることができる．

◼ D

　生後約32週になると，水平面や矢状面において手関節をうまく動かして，母指から中指までの3本の指で，また，ときには母指と示指の2本の指でつかむ傾向がますます強くなる．このようなつかみ方は，物体に本来備わっている特性（表面の性質，重量など）の情報収集に適したやり方で手指を物体に向けるようになる．

　対象物の構造的な特性，たとえば，ゴムボールあるいはラバーフォームのボールの質感などについては，前の時期には，物体をつかむ際に，質感の違いによるなんらの調節も観察されなかったが，この時期には，物体の表面に対してコンスタントに指の圧力を加えることが観察される．この時期の幼児は，すでに物体の硬度とは切り離して参考にすることができるようになった「圧力系」の情報との関係で，運動の「密度」を変えることができる．このようなことが可能となったのは，水平面や矢状面上で手関節を動かすことによって，圧力の変化を感じ取るのにより都合のよい条件に手指を位置させることで，対象物に対して正しい方向に手を向けられるようになったためである．

手の操作においては，手指の屈伸によって物体の表面を手指先端の腹部で触る際の示指の他指との役割の違いがはっきりしてくる．このような行動は，なめらかで規則性のある表面の物体よりも，溝などがギザギザに入っている凸凹した不規則な表面の物体に対しより高頻度に行われることから，特異的なことを知ろうとするための行動であると考えられる．頻度はかなり低いものの，この時期にはときとして母指についても同様の動きがみられる．しかし，母指と示指が同時に動くことはない．この時期には，まだ，手の異なる場所から同時に入力される触覚—運動覚的な情報を分析することはできないのである．

▰ E

　以上は，球形の物体の操作を分析したものであるが，この特別な形状は，おそらく上記のような操作にとって楽な形状なのであろう．母指と示指の間で物体を回転させることは，隣接した2つの制御対象に対し同時に動的な制御を必要とするので，非常に複雑な動きである．

　このような動きは物体の形状を知るのに役立っている．一方，示指で物体の表面を連続的に探索し続けることは，情報の質という面で，神経系にとって，主に対象物の表面の特性を調べるという別の意味があるようである．

　このような動きのなかで，感覚野の3bに投射されるマイスネル小体，すなわち動的触覚受容器と，メルケルの触円盤，すなわち静的触覚受容器が集中している手指先端の腹部を介しての情報収集が行われる（VallboとJohansson, 1976）．

　このような手の行動は集中力の高いレベルへの到達を意味する．母指と示指の同時的な知覚行動において，幼児に，指腹に適度な注意を集中するだけでなく，注意を素早くかつ正確に移す能力があれば，このような情報を収集することができると考えられる．

　こういった発達シークエンスから，目的に応じて必要とされる情報によって，つかみ方が変わっていく．Camaioni (1978) が言うように，幼児は，「まだ十分できない段階から，なんらかの目的，意図，あるいは目的をもった行動をとる」のである．幼児は，目的を明確にすることを通してのみ，その目的に到達すべき方法を「適正化」することができる．

最初の目的は単に物体に触れたいということなのであろう．最初，この段階の幼児が使う全屈曲型のつかみは，物体と口との関係によって機能する．しかしながら，物体に触れることにより，どのような形であるか，どのような表面の性質であるかといった新たな関心が生まれる．一側の手から他側の手に物体を持ち替えたり，それに続いて行う一側の手の示指で物体の表面を探ったりする行動は，それぞれ運動覚的および触覚的情報を順に集めていることを表しているのであろう．興味のある対象物にどうすれば触れることができるのかを理解した幼児は，物体自体のもつ特性について知りたくなり，より詳細な情報を得ようとつかみ方を工夫する．物体の存在の理解に集中している幼児の関心は，物体自体の特有な姿をどうしても知りたくなる方向へと導かれるのである．したがって，最終結果に到達すべく，より詳細な目的と手段（順序）という意味で，さらに特異的な課題を達成するために，物体のより複雑な知識をその分析から得られるような情報収集を行い，物体とのより複雑な相互関係を築こうとする．

リーチング軌道の発達

　手の操作の細分化と同時に，到達すべき目標物の空間的配置に関して，より正確な物体へのリーチングのストラテジーが連続して可能となるなど，すべての機能系が組織化されていく．方法は，さらに新しい要素で豊かとなり，より複雑な認知レベルによって調節される．

　異なるタイプの情報（視覚，触覚，運動覚，圧覚）の分析と比較は，上肢と体幹のさまざまな構造の調整を可能とする．視覚の機能系とつかみの間の統合プロセスは，ただ単に違うタイプの把握方法の統合の結果としてのみ捉えるべきではない．むしろ，与えられた課題に常によりうまく対応できるよう，より正確で適切な情報の収集のうえに成り立つ行動シークエンスの組織化という点で意味がある．

　目と手の連携は，与えられた目的に常によりよく対応した「運動軌道」（MorassoとTagliasco，1984）を描く能力として，また常により複雑となる情報の取得能力として捉えられるべきであろう．

しかしながら，一方で，いかなる要素について動的な連携が行われるのかに注意する必要がある．空間における手の位置は，各関節の角度（関節の動き）の変化とそれらの間の関係によって決まるのであろうか．あるいは，身体と到達すべき対象物との空間的位置関係を基に決まるのであろうか．

　物体へのリーチング軌道の研究は，主体を物理的に取り囲む空間にある物体に動的に関わることを目的として上肢が空間で軌道を描くために，発達期間において中枢神経がどのような感覚情報を必要としているかを考慮に入れて行われるべきである．したがって，物体との接触における運動連鎖の末端部位を導く機能を担い，物体についての情報の意味を決定するものが何によって構成されているかを特定することは有益である．すなわち，どのような情報が，中枢神経により動的な動きをつくりだす情報となるのかを想定することが大切なのである．

　神経生理学の研究（Sakata, 1975）からも，神経系にとって意味あるものは，いくつかに組み合わさった筋群の収縮ではないし，ある関節（たとえば肘）と連携した他の関節（たとえば肩）の活動でもないことがわかっている．むしろ，それは，何かの空間的基準をもつある決まった機能の実現なのではないか．事実，感覚連合野である第5野と第7野のニューロンは，手を口へ運ぼうとするような肘の屈曲と肩の内旋の組み合わせ動作によって活動的になるという（Sakata, 1975）．

　また，Larsenら（1980）も，身体から離れた空間に向けられた運動に関連するニューロンと，身体の方に向けられた運動に関連するニューロンが，大脳皮質の異なる場所にあることを発見している．

　空間における手の運動軌道の観察から，どのような情報が中枢神経にある種の動きをさせるのか，また，中枢神経はどのようにして各種の課題に適応するプロセスを築くのかがわかる．

　対象物へのリーチング段階の分析によって，方向，距離，定位に対応する基本的な3つの機能をつかさどる収縮グループがわかる．対象物が変化するにもかかわらず，「空間の」と形容し得る要素が，子どもがその対象物に手を近づけることを可能にしている．手と対象物との関係から，子どもは，対象物に至るまでの異なる面において，たどるべき運動軌道に関する情報を入手する．たどる軌道は，最初はひとつの要素（方向，距離，定位のいずれかひとつ）のみで特定されるが，その後すべての要素の統合の結果として出現するようになる．

第 4 章　手の操作

■ A：方向

　これらの要素のうちの第 1 の要素，すなわち方向については，これに続く時期に，子どもが自分を取り巻く環境をより広く探索する能力，すなわち，より広い空間でさまざまな方向に軌道を描いて動く自分の手を観察する能力と関係して獲得する 3 つの下位要素に分別できる．Hivarinenn と Poranen（1974）による，上肢の空間におけるある方向への運動に関連して第 5 野のニューロンが活性化することを確認した神経生理学的な研究は価値がある．

　第 1 に獲得される下位要素は「視界の前に手を持っていく能力」で，これは幼児の身体を方向づけようとする行動を意味する．すなわち，身体の内的な空間表象に向けての運動であり，生後 3，4 カ月の子どもに観察される．

　続いて，「外転」能力を獲得すると，より広い視界内での確認が可能となるが，より適格な視覚的観察が可能となってくるのに伴い，肩の「屈曲」が出現してくる．

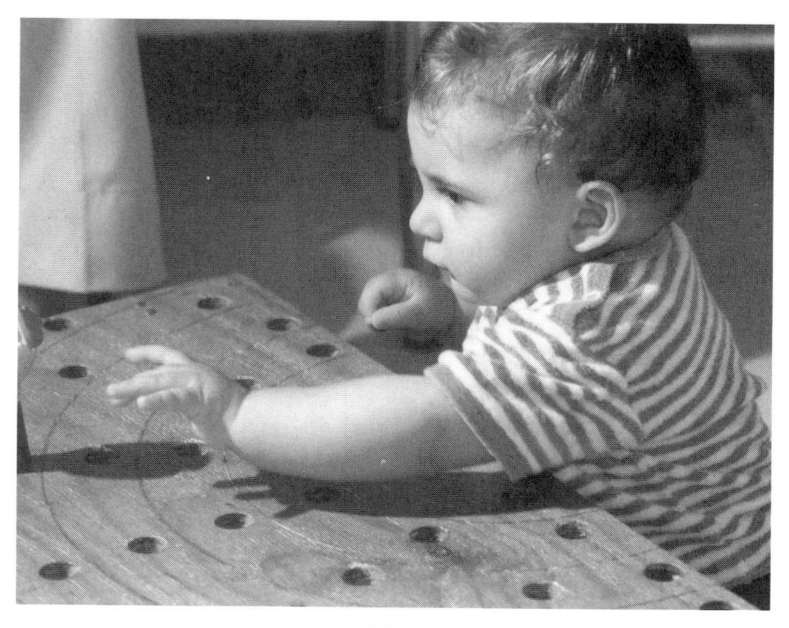

図 60

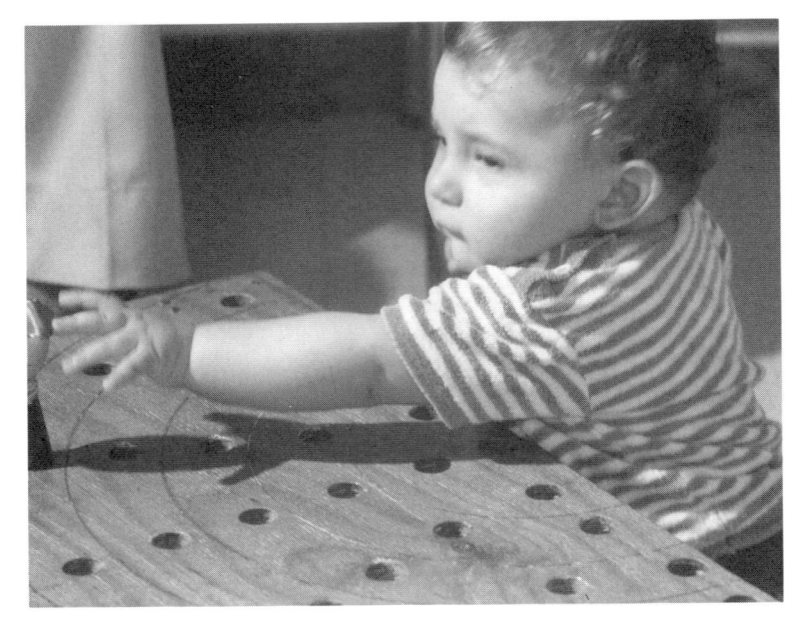

図 61

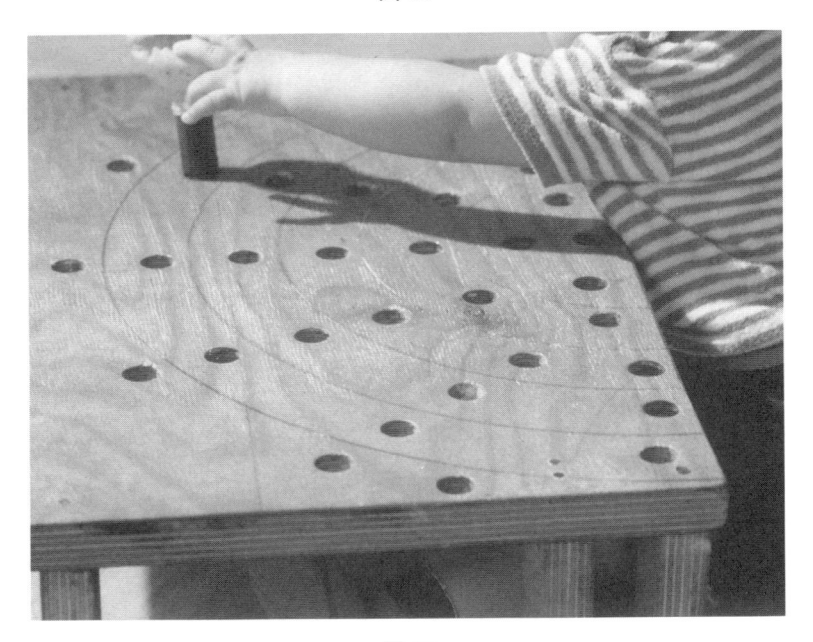

図 62

これらの下位要素の獲得に続き，体幹の回旋ができるようになってくる．これにより，より広く，そして対象物の位置により的確に対応した運動軌道を描けるようになる（図60，図61，図62）．

■ B：距離

第2の要素は距離である．これは生後20週までの幼児ではうまくプログラムできない．なぜなら，この時期までは，肘が半屈曲状態のままであり（Halverson, 1933; Koupernik, 1981），距離のある物体へのリーチングを，この時期では肘の伸展ではなく体幹の屈伸にて行う．この要素は，手に対するというよりは，むしろ口に対する援助である．

その後，肩の動きに合わせた体幹の屈伸運動は減少し，肩の動きなしに肘を伸展する運動が定着してくる．

ときとして，突発的に肩の動きに伴う肘の伸展が観察されることもある（図19，図20，図21，図22，図23）．方向のパラメーターと距離のパラメーターとを統合する初期の試みは，手および物体の視覚情報，および手と物体との関係についての視覚情報（手が物体の前にあるのか後ろにあるのかなど）の分析の結果可能になると推定される（Bozziら1981）．

肩と肘の運動の総合の結果としての手の位置は，その位置自体が目的地であると考えるべきではなく，必要情報の収集との関連で捉えなければならない．

「距離」という要素は，その他の要素同様，関節の動きとか筋収縮などによって特定されるものではない．始めは，この要素は身体から対象物までの距離の「認知」と捉えられる．その後，複数の関節，筋の連携として現れ，手を近づけたり離したりする．このような機能の実現には体幹の動きも貢献している（図63，図64，図65）．これは，視覚および触覚探索を豊かにするもので，視覚探索と触覚探索の両方を統合しながら，それらの機能のさまざまな要素のコントロールをよりうまく行えるようにしている．

生後28週を越えて初めて，「直線的な」軌道による物体への到達が観察される．これは，物体との接触を図るのにより機能的で経済的な軌道である．これは，幼児が，ひとつの動的スキーマのなかでの種々の要素間の連携と統合のプロセスを終了したことを意味している．

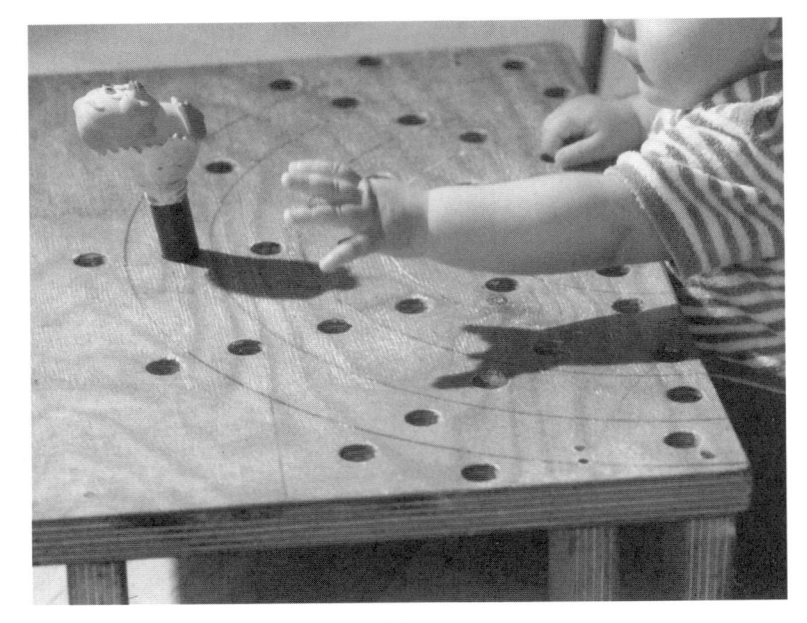

図 63

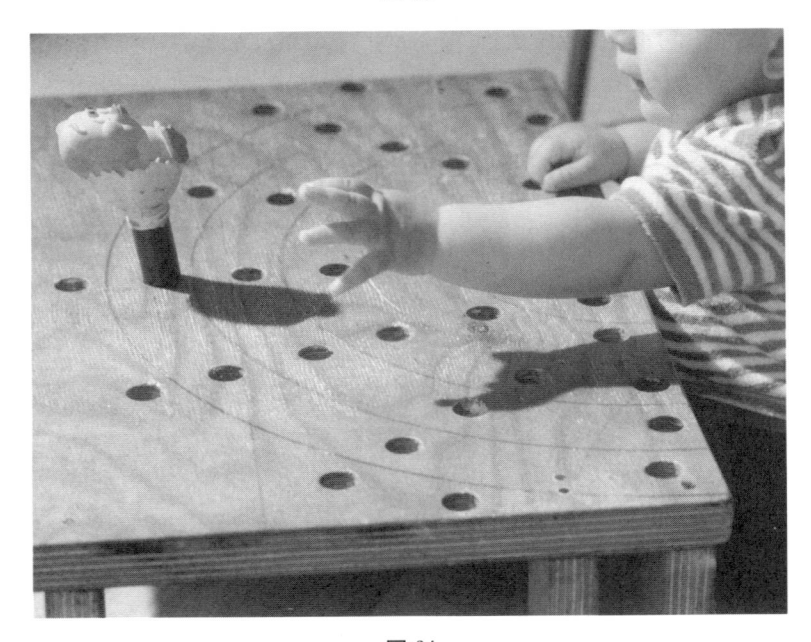

図 64

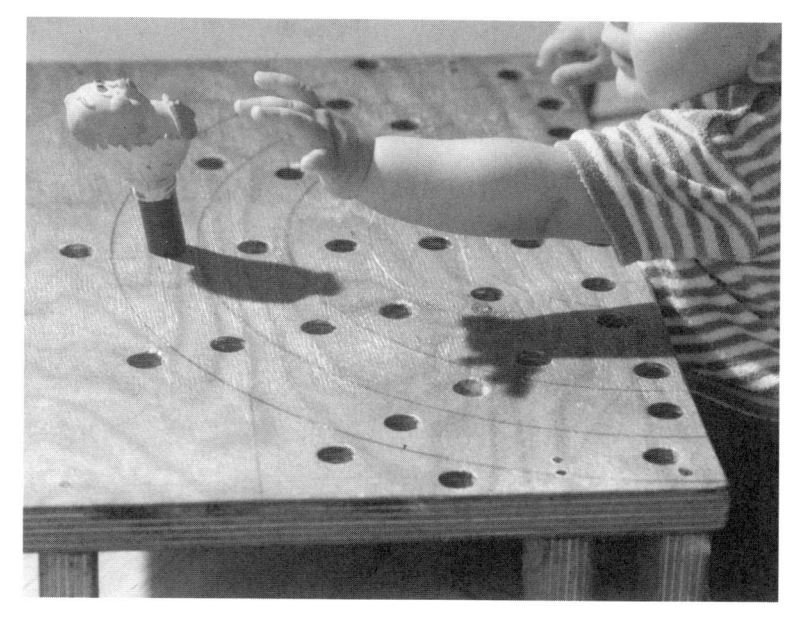

図65

■C：定位

　第3の「定位」に関する下位要素についても，構築しなければならない物体との相互関係のなかで，幼児は物の空間的な向きの特性に沿った方法で，手を物体に近づけるための手の向きの調整能力を次第に身につけていく．

　最初は，触覚情報に導かれた手の構えが観察される．前腕が，垂直あるいは水平で傾かずに置かれた対象物（たとえば円柱）に近づくと，触った後になって初めて，対象物の物理的形態に合わせたつかみ方により前腕の向きが決められる（図17，図18）．

　続く時期では，物体に対して，事前に手の向きを決めているのが観察できる．それは，触覚情報，視覚情報の「解釈」能力の発達によると推測される．感覚情報の比較・分析能力は増大し，また演算的な情報処理プロセスから，空間における物体の向きに対し手を適合させる運動が生まれる．

　繰り返しになるが，物体に対する手の向け方は関節運動や筋収縮では説明はできない．

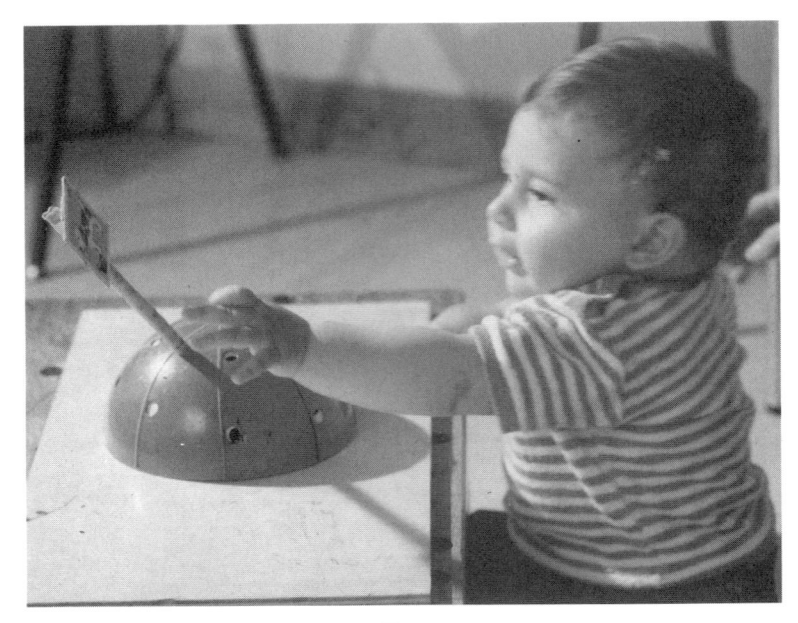

図 66

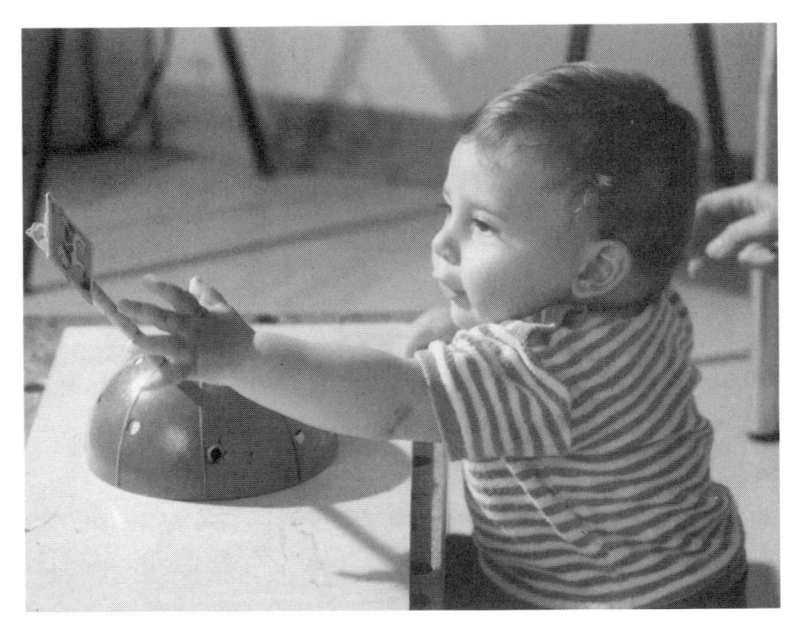

図 67

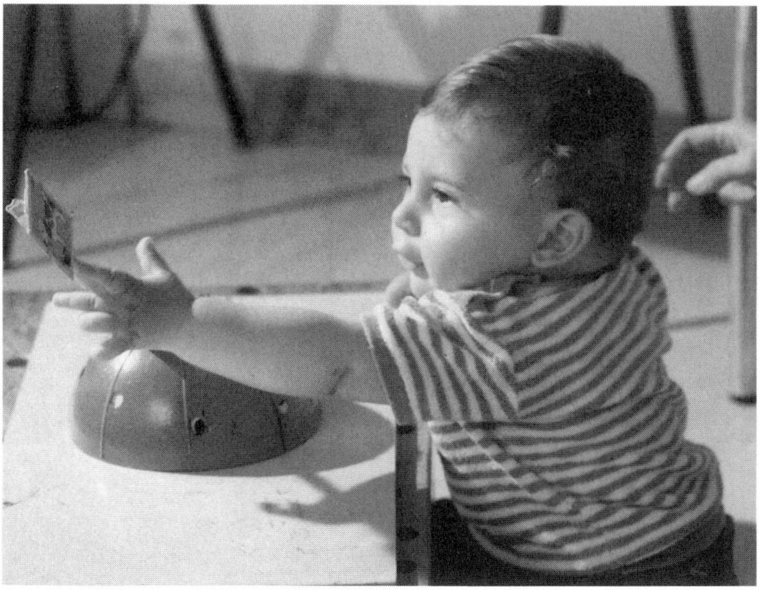

図 68

運動シークエンスの「認知」機能を踏まえた説明がなされるべきである．この意味から，これらの要素は複数の関節（肩関節，肘関節，手関節，MP 関節，IP 関節）と各種の筋をひとつの目的に向けて連携させるものとして特徴づけられる（図 66，図 67，図 68）．この要素の制御能力の向上は，物体に接触しようとするときの手の行動調整を観察することで確認できる（図 69，図 70，図 71）．

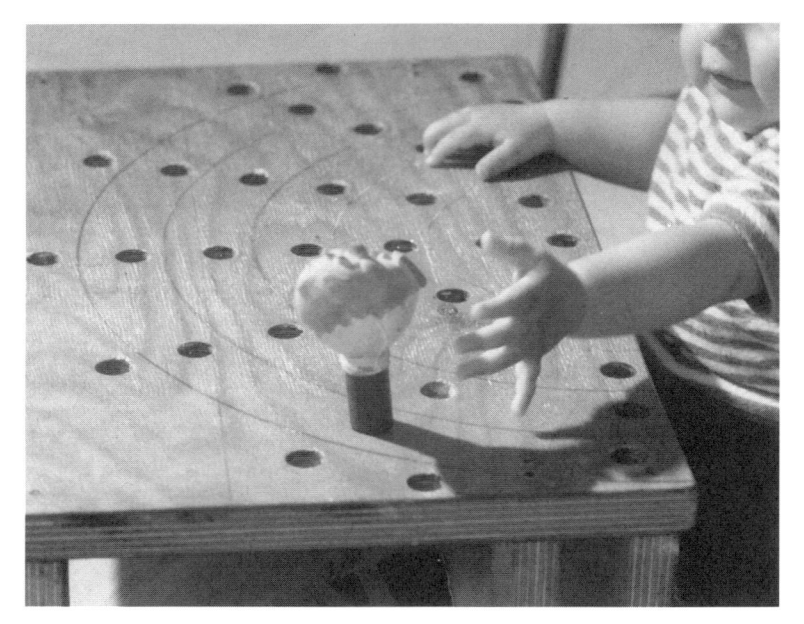

図 69

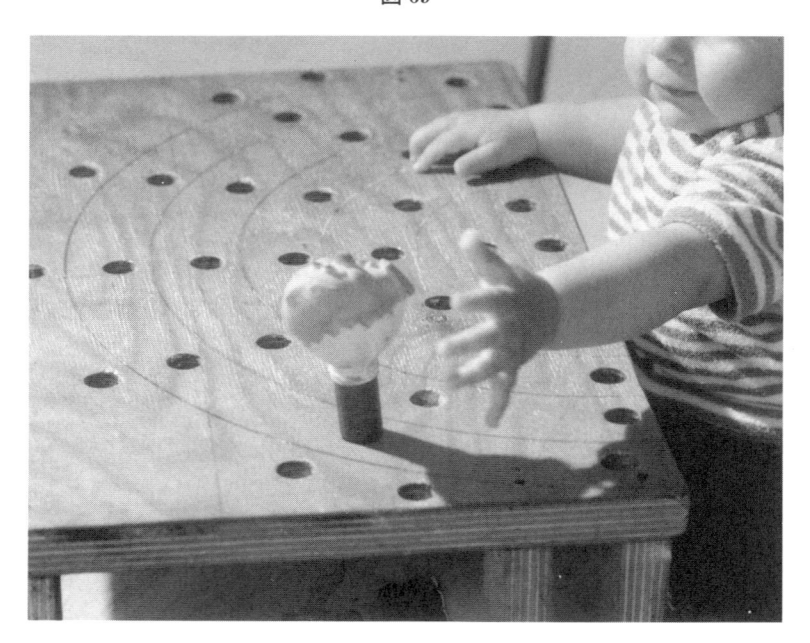

図 70

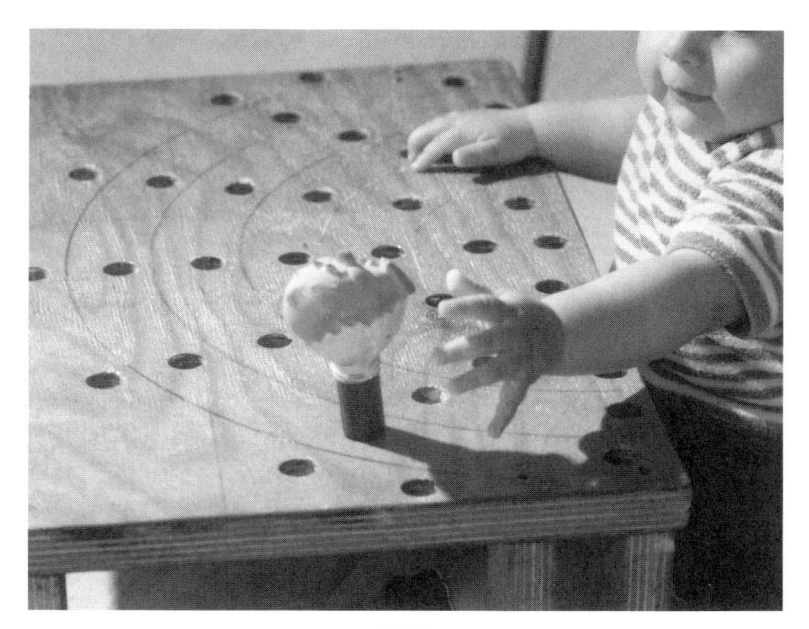

図 71

対象物への接近の発達

　生後数カ月の間，幼児の手は，触覚的なつかみからのみ刺激を受けて導かれる．White (1964) は，これを「触覚つかみ」と呼び，次のような行動に特徴づけられていると説明している．幼児は，自分の手をかすめた物体を，見える見えないに関係なくつかもうとする．触覚行動と視覚行動は初期においては互いに別のものなのである（Piaget）．
　目と手の関連づけができてくる段階で，手は見た物体の上に持っていかれる．しかし，「物体との接触がなければ開かない」（White, 1964）．この行動においては，手指が伸展するのは主として触覚つかみに刺激された結果である．続いて，物体に触れるより先に手が開くようになり，初歩的な「構え」という特徴ある行動がみられる．
　この先行能力は，つかむ手を見るという経験が基になったものであり（White, 1984），

これによって，初めて視覚的把握と触覚―運動覚的把握の統合が生まれる．動きの質的側面に対するコントロールや，動きから発せられる情報に対するコントロールがまだ未熟なため，指の開き方は全伸展型で物体のパラメーター（形状，大きさ，重量など）に対応していない．また，つかみも全屈曲型であり，構えの段階としては初歩的ということになる．

把握の機能系におけるこの要素の進化は，各種の行動形態別に示すことができる．

① 母指は他の指とほぼ同じ面に位置し，手関節では，前腕と手の軸として外転を伴った全指の伸展が観察される．このような運動では，リーチングを特徴づける手の向きがまだ対象物の種々の特性に対応できていない．
② 示指，中指，環指，小指の軽度の外転と，それらとは異なる面上を内転する母指の動きを伴うあまり明確でない手指の伸展が観察される．この運動の方がより対応性の高いリーチングの方法である．手指は半伸展状態であり，エネルギー節約という意味でも，安定性が高く無駄の少ない働きをしようとする器官の習性に合っている．
③ 母指の運動が他指と異なり始めると，指は2つのグループに分かれてくる．
母指，示指，中指はより伸展し，物体に対する空間定位の早熟性を示す（図58，図59）．中指と環指は大きく離れる一方で，環指と小指は互いに近づく．
④ さらなる手の機能区分が観察される．物体へ接近するときは，ほとんどの場合，示指が伸展し，母指は外転して部分的に対立している．

空間的な定位能力の発達初期には，軸としての手関節の参加はみられない．すなわち，背屈や側屈は観察されない．

手の空間定位の機能ユニットに関する解剖学的な統合の遅さは，手関節が前腕と手という異なる部位を結ぶものであるという機能解剖的な観点から整理すれば，少なくとも部分的には説明がつくであろう．したがって，物体に対して手を向ける要素の統合は，その他の異なる要素（前腕と手）のコントロールに次いで起こると予想できる．

「空間定位」機能の個体発生については，大脳皮質領域の成熟度の時間的な差異に関連して，運動（身体の内部な空間表象または外的空間を認識するための運動）にさまざまな空間的な意味合いを与えるという，もうひとつの観点からの説明が可能である．

物体への接近に関係している手指の半屈曲と連動した手関節の背屈は，身体の外的空間を認識するために運動のコントロールを行う頭頂葉後部でつかさどられている（Larsen

第 4 章　手の操作

と Coll, 1979).

　手の操作の機能系の発生過程において，リーチングの仕方とつかみ方の間の差異は徐々に少なくなる．なぜならば，幼児は，大脳皮質投射領域の特異的な発達もあって，これまでは触覚の補助手段であったが，現在では触覚情報と統合されている視覚情報を広範囲にわたりより有効に使うことによって，すでに物体をつかむこと自体を事前にプログラムすることができるからである（Sakata と Iwamura, 1979).

　視覚探索の機能系と手の把握と操作の機能系の連携は，コントロール方法の獲得を通して徐々に完成していく．ごく初歩的なレベルに始まり，運動の自由度の減少（Bernstein, 1967）を通じてより複雑なレベル，すなわち運動シークエンスのコントロール（Bruner, 1971）に達する．これにより，さまざまな課題における異なる要素間の組み合わせの法則を幼児自身が学習できるようになり，神経系にとって最良のコントロール方法，すなわちより適時的で動的な手の使用が可能となる．このようなタイプのコントロールは，幼児にさまざまな運動シークエンスを自動的に発動するような動的な行動スキーマを与える．

　ある行為の発達と，そこにおける意味のある要素の統合を分析することで，最終的な結果，すなわち，知覚と運動の連携の表現としての運動軌道を求めることが可能である．

　このタイプの観察方法は，ある種の動きが運動全体のなかで，「身体とそれを取り巻く環境に関する情報収集は，ある目的の達成のため，事物の変化する状況に合った運動の形成を通じて別々にプログラミングされる」ことなどの，さまざまな意味合いをもち得ることを教えてくれる．

認知運動療法

　中枢神経損傷による把握システムの機能障害の特徴は，まず手の受容表面を細分化できないところに現れる．手と物体とのごく初歩的な関係さえも構築できないことがある．その関係が作り直されたとしても，手と物体との関係の調整能力はかなり妥協的であり，ほとんど常に静的なままである（図 72，図 73，図 74，図 75).

　状況が異なっても，手を使うときは常にほぼ同じつかみの機能を用いるので，定形的な

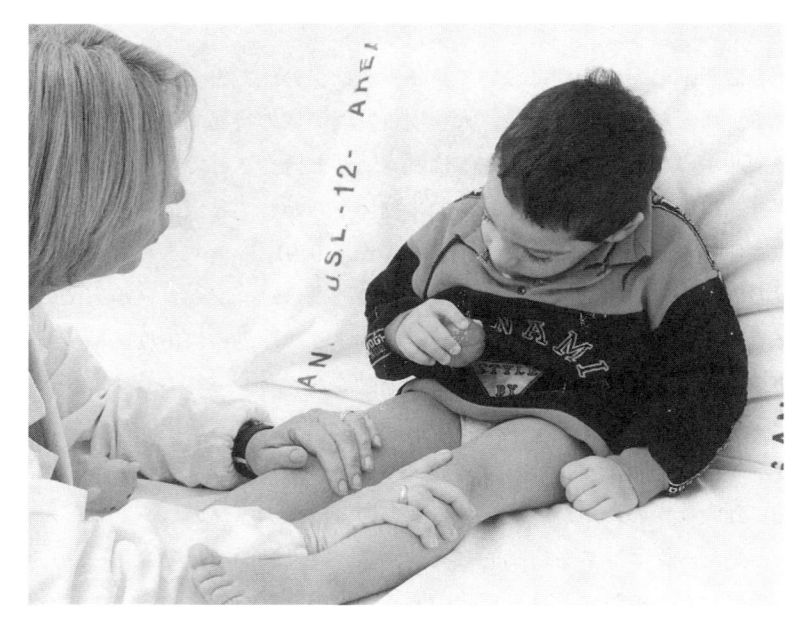

図 72

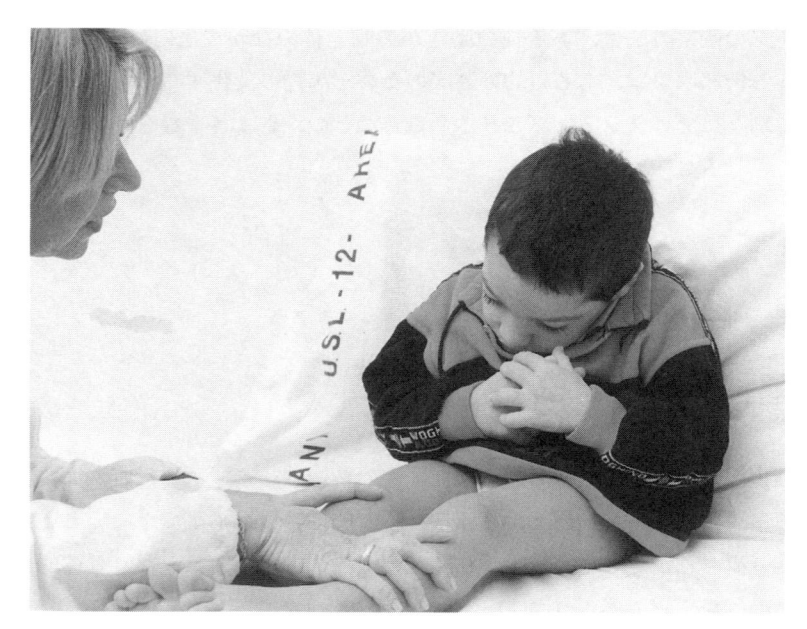

図 73

第4章 手の操作

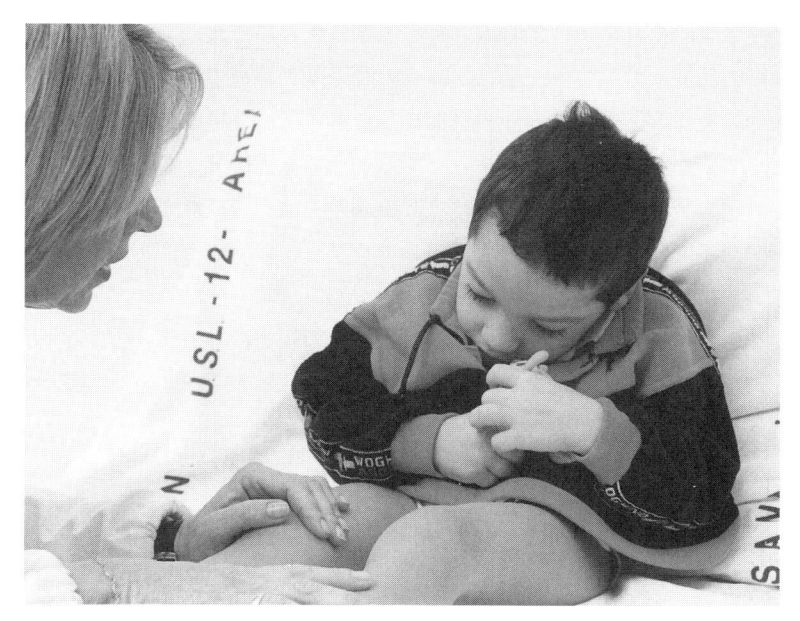

図74

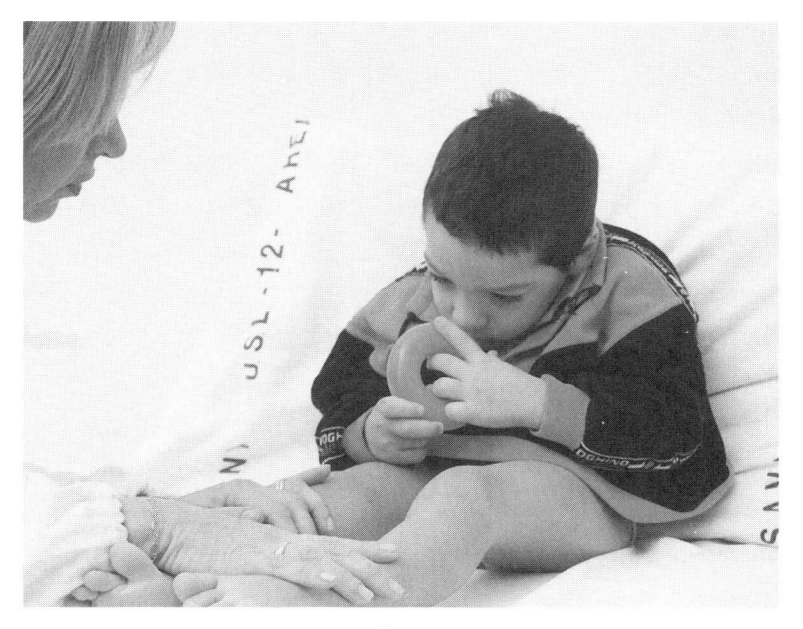

図75

運動しか起こせず，それによって収集される情報はきわめて貧弱なものにすぎない．

　筋緊張異常の病理においても，手と物体との関係はきわめて初歩的なものとなる，なぜならば，病理の変化が極端であり，複雑な知覚を得るという目的に向けられた機能の組織化にとって意味のある有益なデータを収集するルールを獲得できないからである．

　片麻痺のケースでは，両手を使う際に，麻痺側の手は支持機能をもっているものの，この場合も，この手では反対の健側の手に対してうまく物の向きを変えられないため，静的につかんでいるにすぎない．

　治療計画を考えるときに，まずは，動作スキーマの障害のある子どもが学習すべき一連の運動形成に重要な知覚的役割を担っていると考えられる要素を集め，機能系の進化的側面を考慮に入れることが不可欠となる．

　認知運動療法は，知覚構造としての手の適合性と，ある状態で実現させたいと思う目的との関連において，物に対し手をリーチングさせたり空間定位させる機能を実現するための一連の動作の回復を主眼とすべきである．

　行動計画は結果が出て初めて意味をもつが，最終的には知覚仮説の検証，すなわち，情報収集がうまくいったのか，あるいはより多くの情報収集ができたのかで判断される．この意味から，認知運動療法ではさまざまなタイプの課題を定めるが，基本的な目的は，幼児の中枢神経が知的発達の過程で変化する意味のある情報を収集・分析し，それを確認することを援助することにある．

　新しい運動シークエンスの学習は，発達段階に見合った知覚仮説を行える潜在的発達領域が特定できればうまくいくであろう．しかしながら，病理による「限界」の克服を容易にするという意味では，完全に発達段階に見合った潜在領域があるとは言い切れない．

　幼児のもっている知識の上に立ってのみ，そういった新しい要素の導入が可能となる．物理的世界の変化に即して手の知的構造を拡張し得る運動シークエンスは，それらの新しい要素を考慮したうえで組織化することが必要となる．

　病理による限界は，把握と操作の機能系の組織化において，運動を定形化してしまう．回復過程のある期間において，幼児は，どのように正しい構成要素を採用しようとも，その構成要素を硬直したやり方で統合してしまうのである．それにより，運動シークエンスの組織化が物理的世界の変化，目的の変化に遅れる結果となってしまう．

　もし，認知運動療法中の幼児が物体に対する手の空間定位をコントロールすることを覚えたとしても，そういった要素が動的に含まれている一連の運動において，常にさまざま

な目的のためにそれを使えるとは限らない．よって，情報の組織化においては病理の要素を考慮に入れ，物体へのリーチング，つかみ，操作の形成には，さまざまな要素により変化する状況の複雑さを考慮した訓練を計画することが必要となる．

① より広範囲にわたって特異性に注意を払う必要があり，より正確な組織化レベルで情報を探索するように注意する．手を単一表面として使いがちな幼児は，手のさまざまな部分を使って，差違のある要素を知覚させるよう導びかれなければならない．
② 一連の動的な運動の回復には，さまざまな物理的特性をもった訓練器具を使ってさまざまな課題を与え，複雑さの程度を増していくべきである．いつも同じ特性の物体（動かず，空間での位置も一定であるなど）を探索するために手を動かすような状況もあれば，手が物体の変化（位置の変化，性質の変化など）を考慮しなければならない状況もある．
③ セラピストは，幼児がある一定の運動シークエンスを自らつくりあげることができるように，運動によって特異的な情報を集めることの必要性があるという方向へ導かなければならない．また，指導は，幼児の実際の能力に合わせて行わなければならない．もし指導が正しい運動シークエンスをつくる幼児の能力よりも低い難易度であれば，幼児は損傷を受けた機能系を縮小して使用し，目的を拡大することができなくなるからである．逆に，幼児の実力以上の指導を行うと，幼児が運動シークエンスを自らつくることの助けにはならない．

訓練の諸段階

把握と操作の機能系に対する回復訓練は，手順と計画という点から以下の3つのグループに分けられる．

① 幼児にいくつかの病的要素を克服させるために，物体との初めての関わり方を助け，また，さまざまな情報（触覚，運動覚，圧覚，視覚など）間の統合を助ける訓練．

この訓練では手は唯一の知覚表面として用いられる．
② 現実とのより動的な関わりを重視し，手と物体との関係を変えていくことを考慮して，手の知覚表面の細分化能力を高める訓練．
③ 知識の空間的・時間的な組織化の観点から，より複雑な一連の運動シークエンスのコントロールを幼児に学習させる訓練．

異常反応の制御のための訓練

第1段階の訓練は，実齢が経過していても発達としてはまだ初歩的な発達段階にいる幼児，あるいは正しい経験をしたことのない幼児に対して行う訓練である．

第1段階における訓練の目的は，幼児の注意を情報収集器官としての手に向けることであり，また，さまざまな知覚相互の初期段階での統合を助けることにある．手指も含めた手掌全部で情報を収集する手は，唯一の知覚器官として働く．

手が最初に触るものは幼児の身体でも大人の身体でもよい．手を誘導して大人の顔や毛髪を撫でさせる，あるいは幼児自身の身体部位（顔，腹部，手，足）を撫でさせる（図76，図77）．この場合，幼児は大人の身体あるいは自分の身体から直接情報を収集する．

次の訓練として，感触が異なる表面を認知させるが，色は同じにしておいて物体の感触に注意がいくようにする．このために，幼児の興味を引くような動物のかたちや物体を描いたパネルを用いるのもよい（図78，図79）．猫の絵ならば，たとえば頭の部分は柔らかく，身体はすべすべで，尾はざらざらした素材を表面に使えばよい．

この第1段階には，種々の知覚間の初期の統合を助けることを目的としたより特異的な視覚情報に関わる訓練が含まれる．

この訓練は，体幹をも使ったより複雑な運動シークエンスを繰り返し行うことによって，課題を遂行する能力を身につけることも目的としている．訓練器具の例としては，表面が平らだったり，あるいは波打ったりしているものに表面の性質と形状に最小限度の違いをつけたさまざまな形を取り付ける（図80，図81）．絵で人間や動物を認識できるまでに知識が発達していないときには，幼児が知っている物体を用いて，それを撫でさせるのがよ

第4章　手の操作

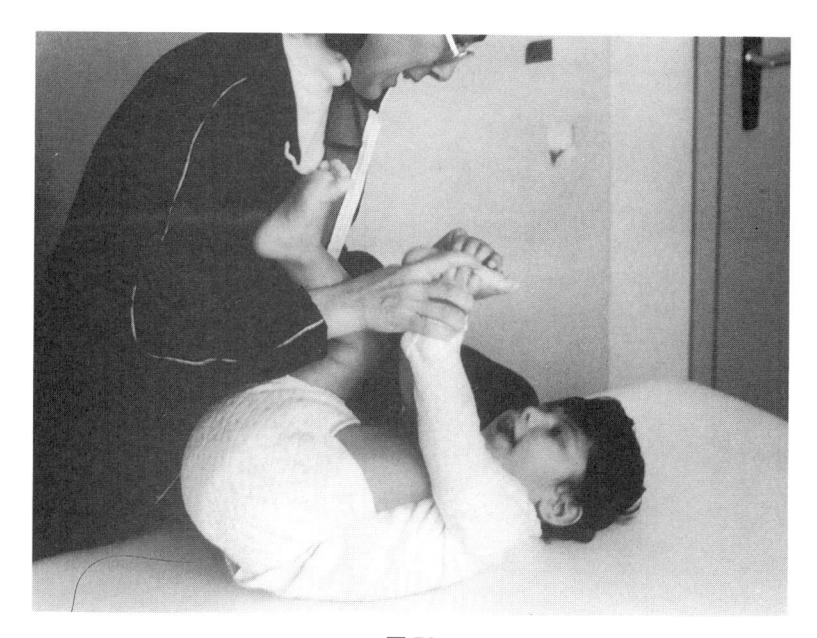

図 76

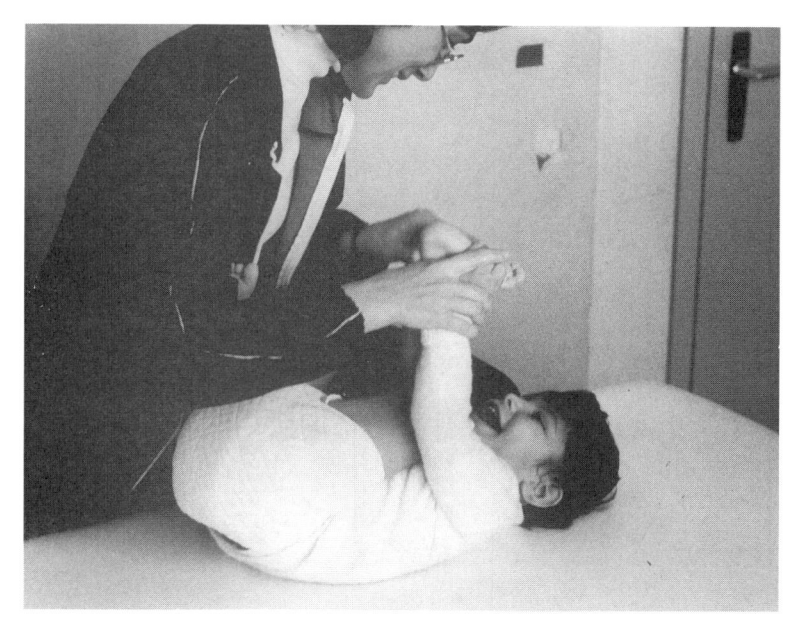

図 77

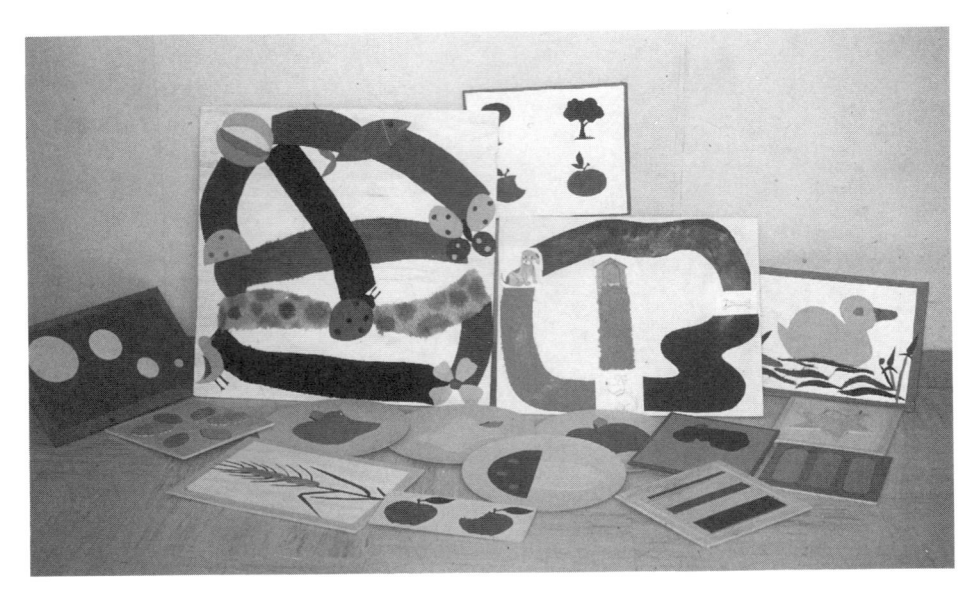

図 78

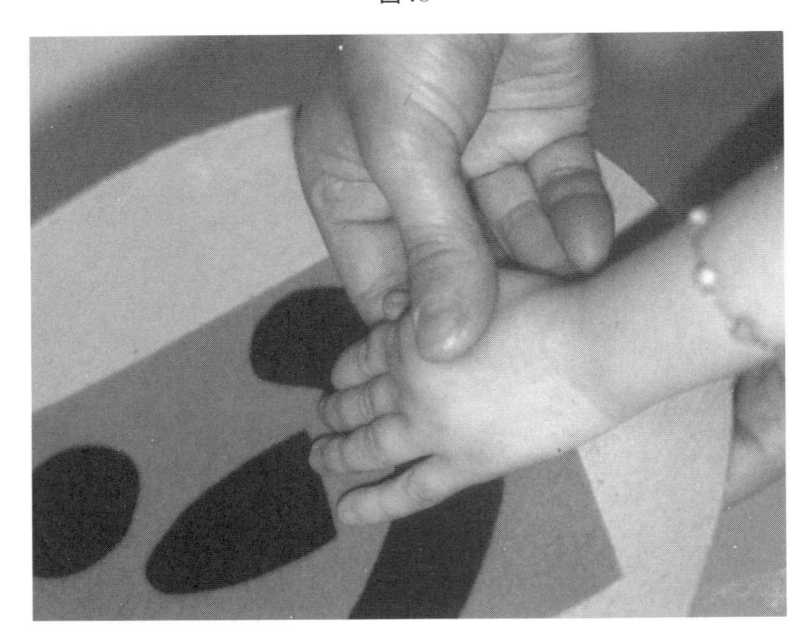

図 79

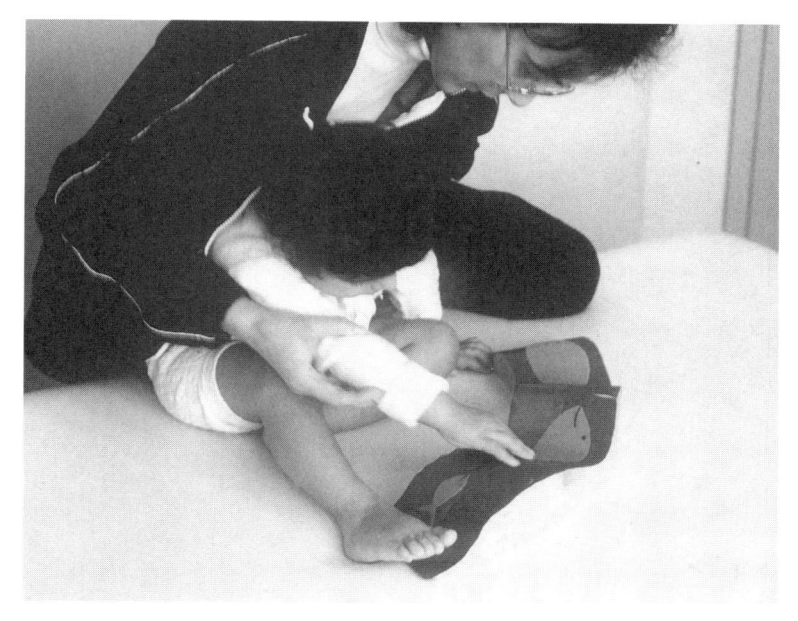

図 80

いであろう（図82）．もし，幼児が絵を判別できるのであれば口頭で答えさせればよいが，視線の方向で示すことができればそれで十分である．

　セラピストは幼児を座位に保持し，訓練器具を幼児の前あるいは横に置く．目で見せてから訓練器具の絵の表面を撫でさせるが，まず一側の手で触らせ次に他側の手で触らせると，体幹の回旋も入ってより複雑な運動シークエンスの形成を助ける．むろん，訓練は遊びのなかで幼児の興味を引きながら行う．

　この第1段階には，まだ詳細には不十分であっても，圧情報の理解の訓練を入れてもよい．圧迫に対して反力の異なるゴムの人形を空間的な位置を決めて置いてもよいし，もっと単純に，押すと音の出る人形を用いてもよい．この場合，幼児は目標に向かって手を到達するまで差し出し，定めた方向に（図83）距離を変えて置いた（図84，図85）人形からの反力を認知するであろう．

　圧情報に関して，大きさは同じで重さの異なる糸車が軌道を滑り動く訓練器具を使うのもよい（図86）．この場合の課題は単純で，要求されているのは，軌道上を一方から他方

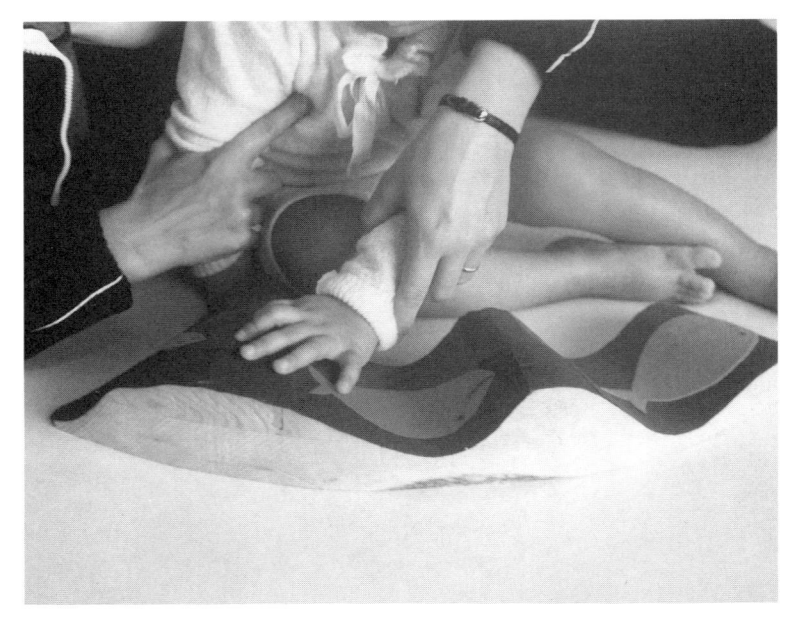

図 81

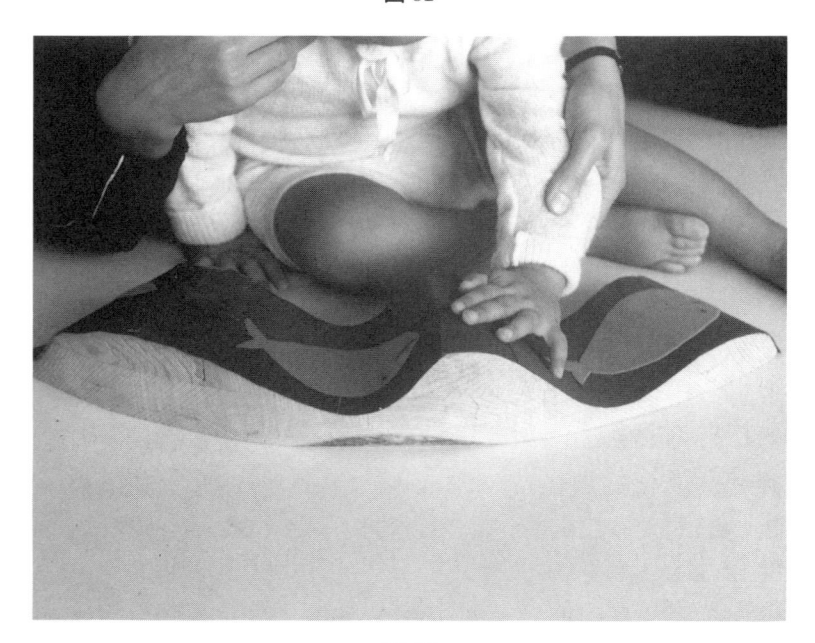

図 82

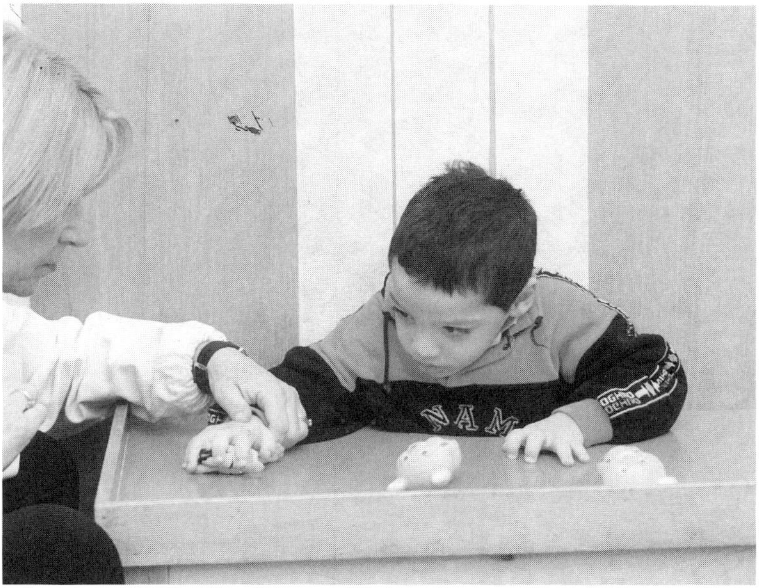

第4章　手の操作

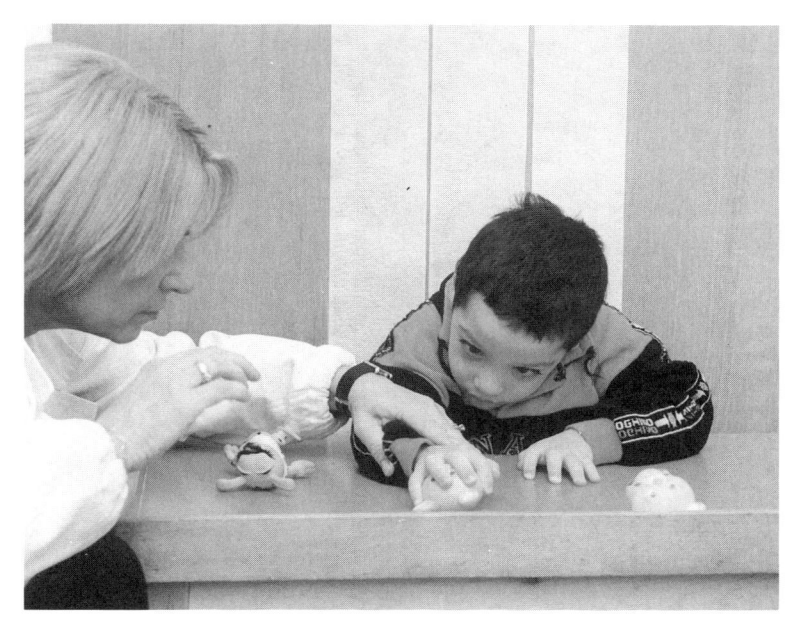

図83

図84

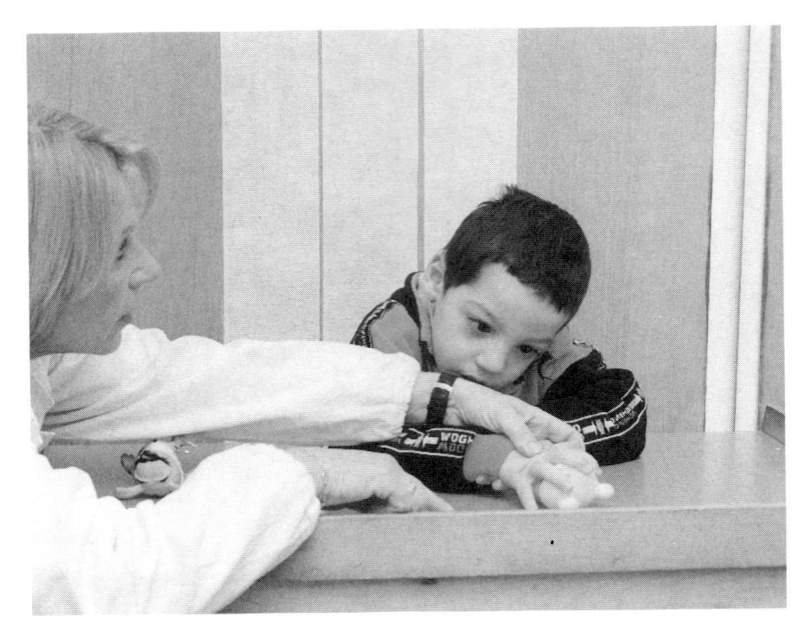

図 85

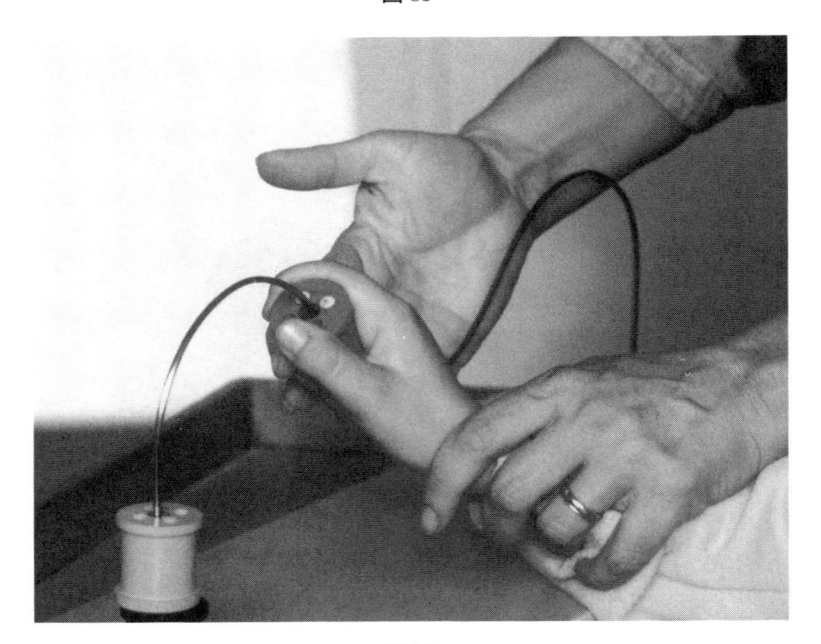

図 86

へ運んだ糸車の重さを認知することである．重量の変化を形に対応させて（たとえば，もっとも重い糸車は象の形に，それより軽いものは犬の形にするなど）知覚仮説をより容易にすることもできる．以後の治療プログラムでは，新たな特異性を導入することで，課題をより複雑にしていく．

受容表面の細分化のための訓練

第 2 段階の訓練では手─対象物間のより動的な関わり方を学習する．これは，幼児が，少なくとも部分的に異常な筋の伸張反応をコントロールできるようになってから行う．これらの訓練は，手の決められた領域を通して，注意をより選択的かつ特異的な情報の収集に向けるようにプログラムしなければならない．第 1 段階の訓練では，多くの場合，課題を達成するのに手の細分化の必要はなかったが，第 2 段階の訓練の主要な目的は，探索表面の細分化を助けてのみ到達し得る，より動的な運動を促すことにある．

訓練を，縦方向（指と手関節）あるいは横方向（橈骨─尺骨）で手の部位の違いを要求するように分けて行うこともできる．

より初歩的な段階の訓練では，この目的のために，指の手形を採った，粘土や木などの材料でつくった訓練器具を使用することも考えられる．各指に対応する溝にそれぞれ互いに異なる表面性質の物を貼りつける．この場合，幼児はその表面の性質の違いを，IP 関節と MP 関節の屈伸運動のみで認識する（図 87）．

物体に対する手の空間定位と，物体の上でその特性を探る手指の運動を助けるために，大きさの違う円柱，球，あるいは立方体からなる訓練器具を使うこともできる．この場合，幼児は物体の形と大きさを認知しなければならないので，注意は運動覚的な情報に向けられなければならない．同じタイプの訓練器具として，たとえば，固い物体の表面に浮き彫りになった線を，さまざまな空間的特性とともに認識させることで，さまざまな知覚仮説を設定できる（図 88）．この場合，幼児は探索している線を物体の面全体から別個になぞって，それを識別しなければならない（図 89，図 90）．

操作シークエンスの形成には圧情報も重要となるので，知覚仮説の検証を目的とする動

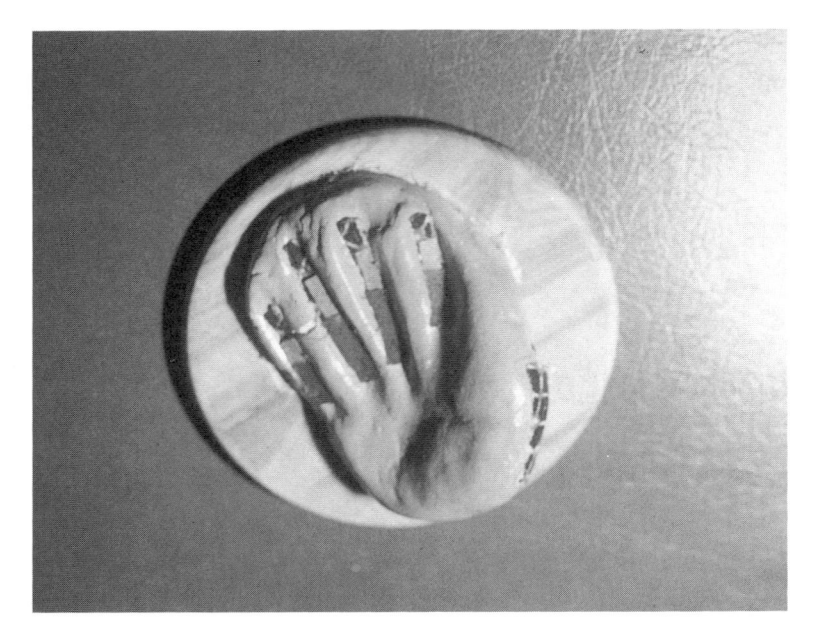

図 87

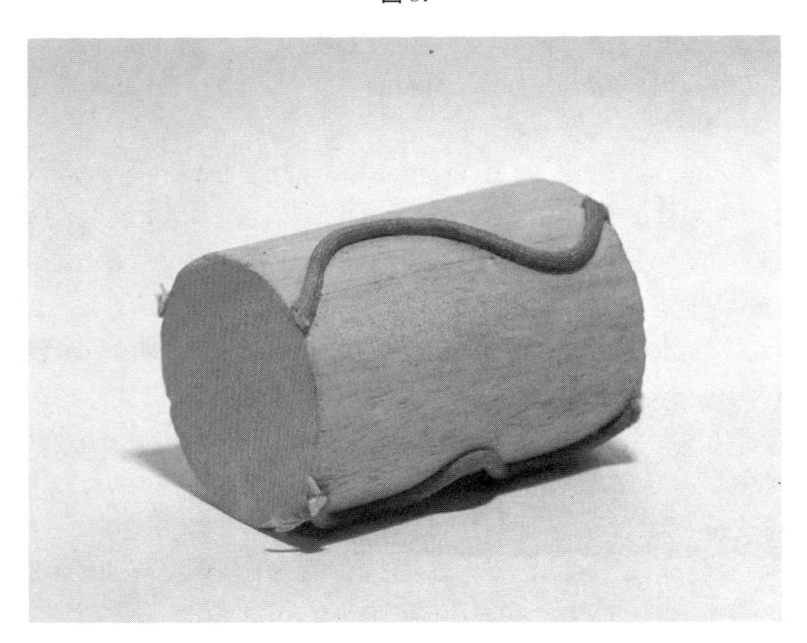

図 88

第4章　手の操作

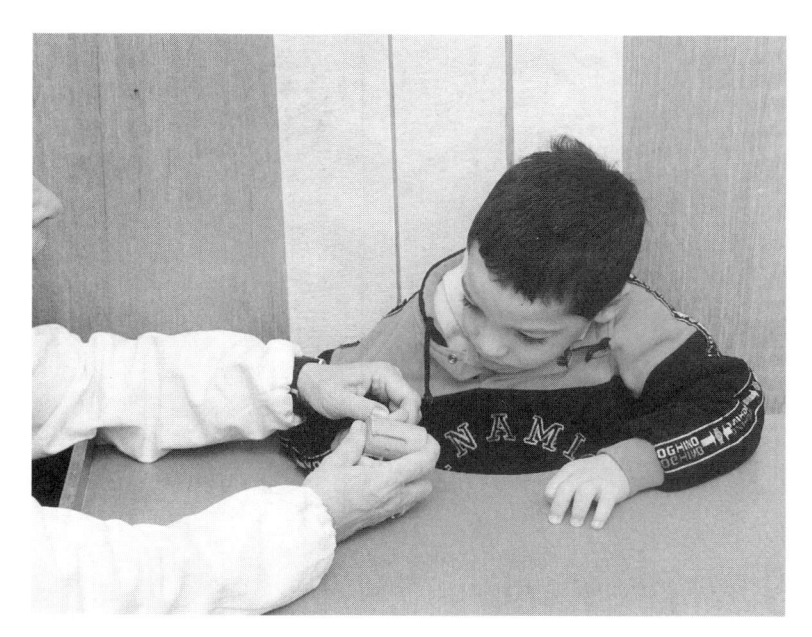

図89

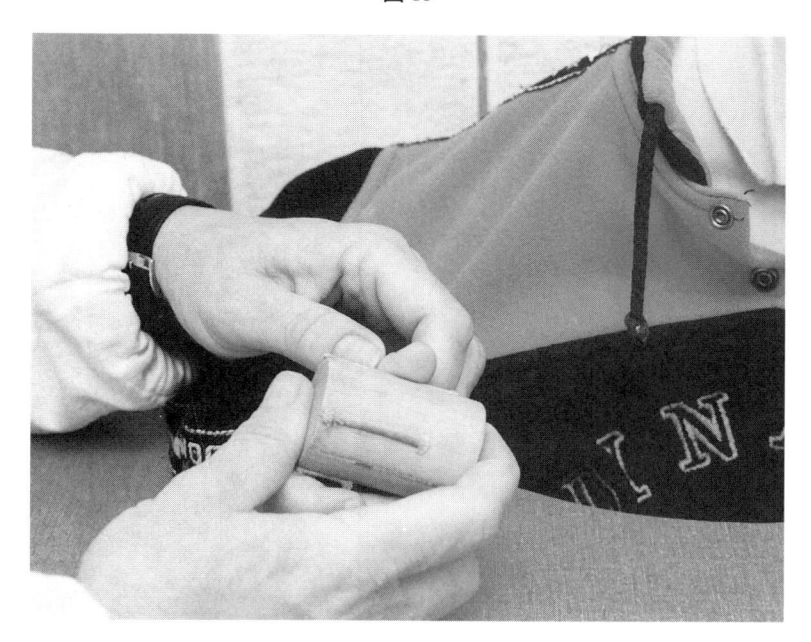

図90

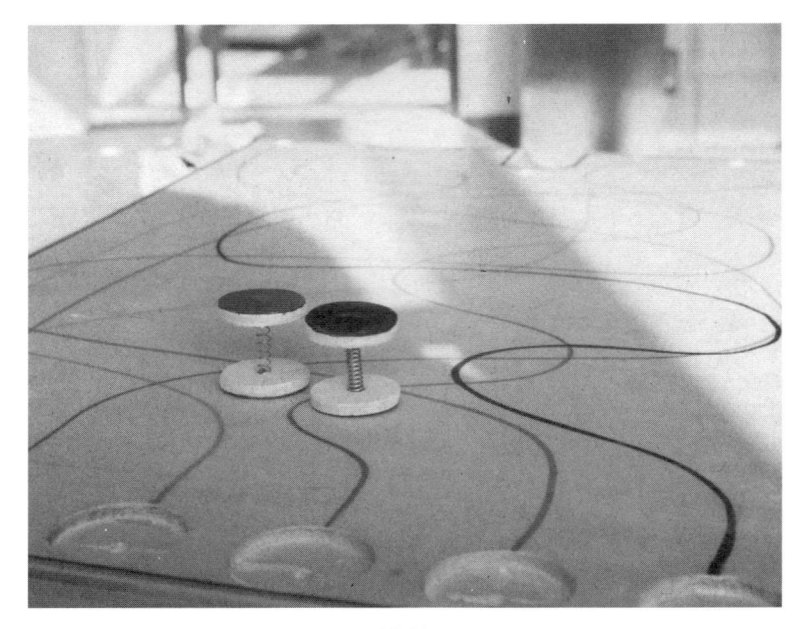

図 91

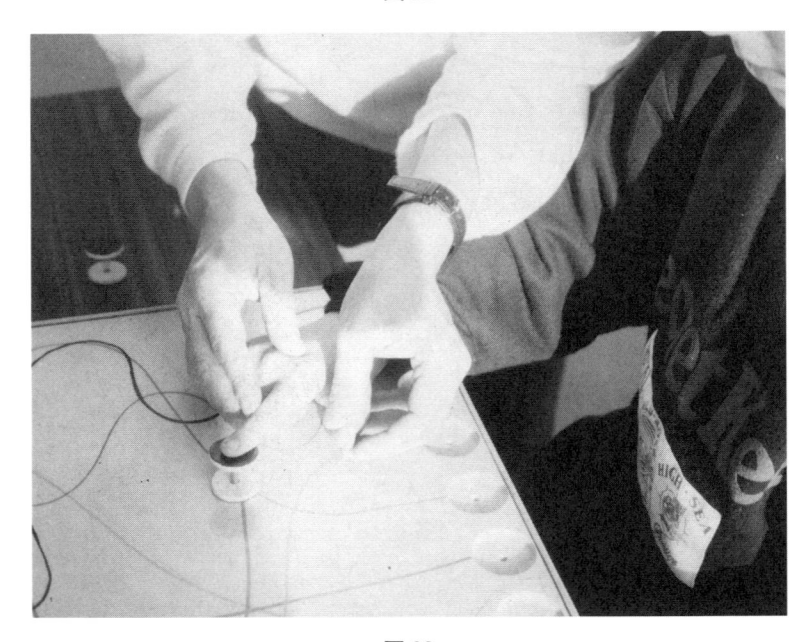

図 92

第4章　手の操作

的なストラテジー回復のための訓練プログラムが組まれる．それを目的とした訓練器具としては，直径約3cmの円盤2枚の間に小さなバネをその中心に取り付け，上の円盤が振れるようにする（図91）．幼児はテーブルの上に腕を乗せる．セラピストは，幼児の示指を上の円盤上にもっていき，円盤を水平に保つよう要求する．幼児が，訓練器具に置いた指の腹部で押す圧力をコントロールできればこの課題は成功する．この訓練は，筋の異常な伸張反応や放散をかなりコントロールできるようになってから行うべきである．

同じ訓練器具を用いて，この運動シークエンスにおける手指と上肢の他の部位との連携が必要となる，より複雑な訓練を行うこともできる．この場合，パネルをなぞるときの指標として，方向，距離をガイドラインで決めたものを利用してもよい．幼児は，セラピストの助けを借りて，ガイドラインである運動軌道をなぞりながら円盤を目的地に向けて滑らせていく（図92）．

圧力の情報収集を基礎とするもうひとつの訓練に，IP関節およびMP関節の屈伸運動と，手関節背屈の組み合わせによって可能な運動シークエンス，すなわち普段，物体との

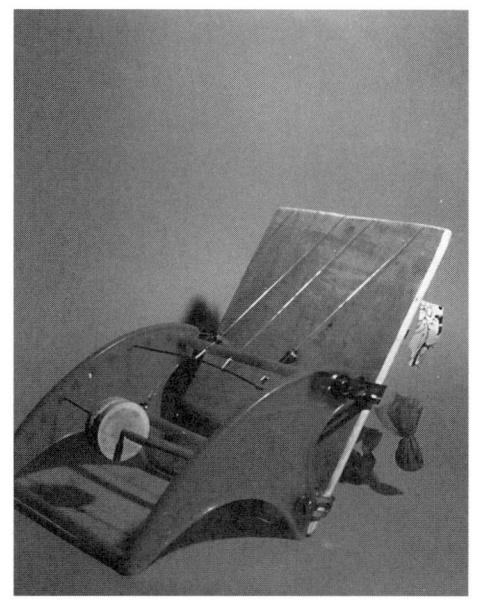

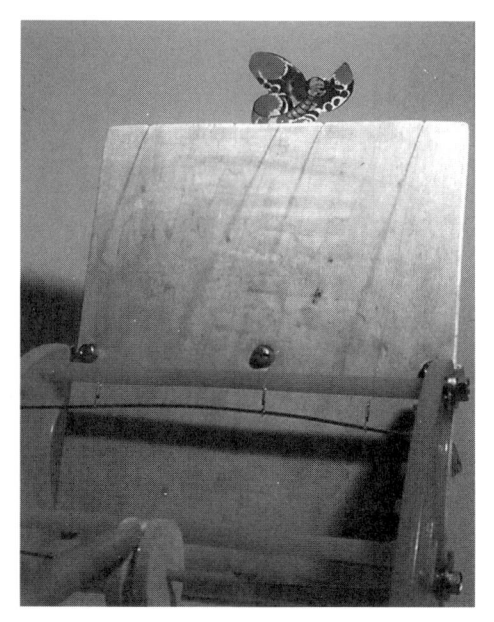

図93　　　　　　　　　　　図94

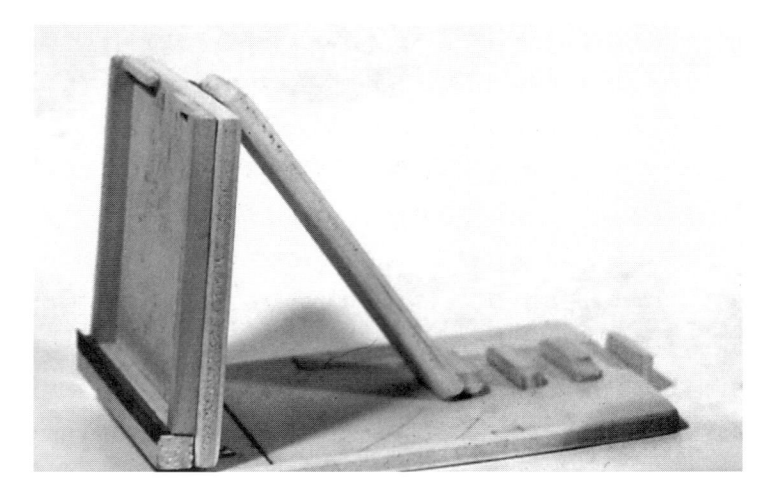

図 95

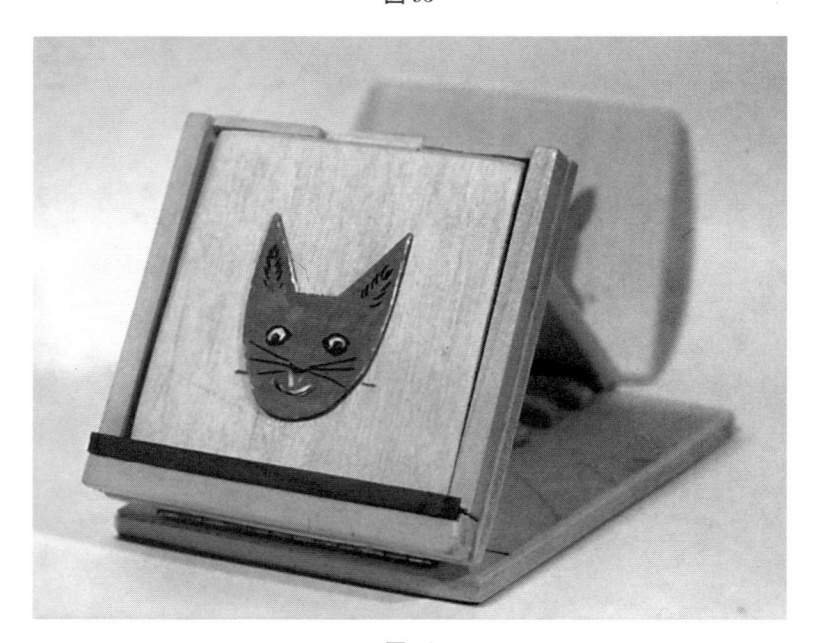

図 96

第 4 章　手の操作

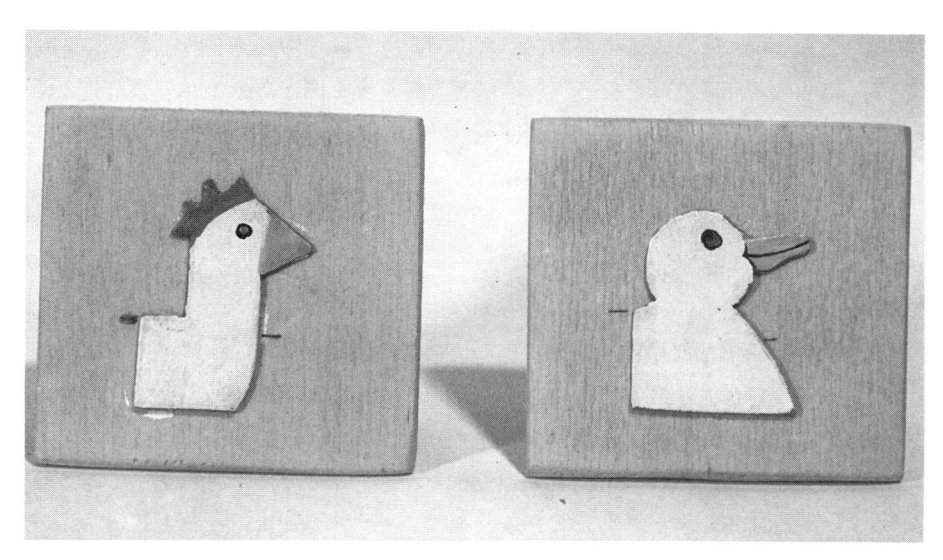

図 97

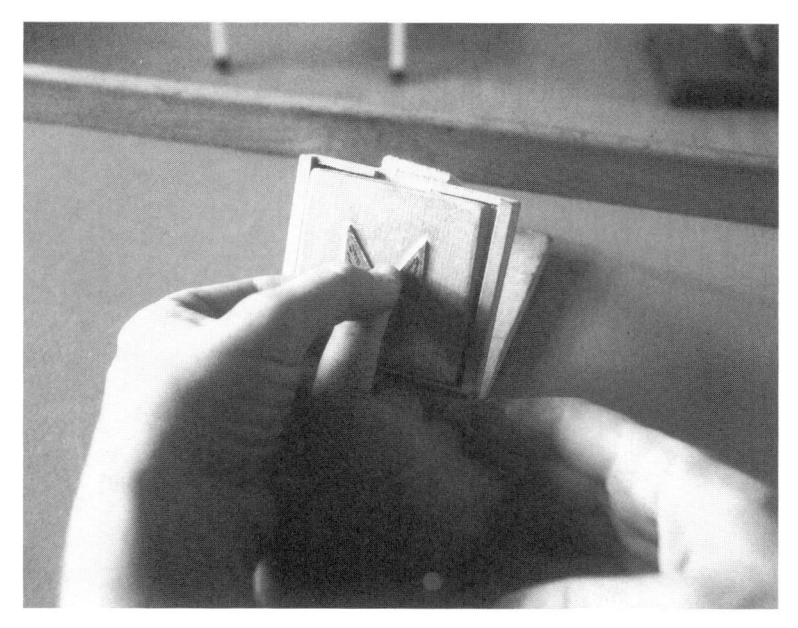

図 98

適正な関わり方を保もとうとする運動シークエンスの作成を助けるものがある．この訓練の課題は，遮蔽板の向こう側にある異なる重さの重りを1個の滑車を回して持ち上げ，その重さを認識することにある．重りに図柄を付けておき，図柄で重さを言い当てられるようにしておく（図93，図94）．可能であれば，持ち上げたどの形のものがより重いか軽いかを言葉で言わせてみるのもよい．運動シークエンスが正しく作動しないと，滑車は回らなかったり，速く回りすぎたり，あるいはわずかしか回らなかったりするので，知覚仮説を検証できない．

　情報の選択的な収集を促通する訓練として，動物の形がレリーフ状に浮き上がったパネルをマウントできる小さな傾斜板を用いる（図95，図96）．閉眼で幼児の指を動物の輪郭にそってなぞらせ，3つか4つのなかのどれであったかを当てさせる（図97，図98）．

　第3段階の訓練の目標は，物体へのリーチングや到着時における，より複雑で動的なシークエンスの制御を学習することである．運動ストラテジーは，なぞる軌道についての

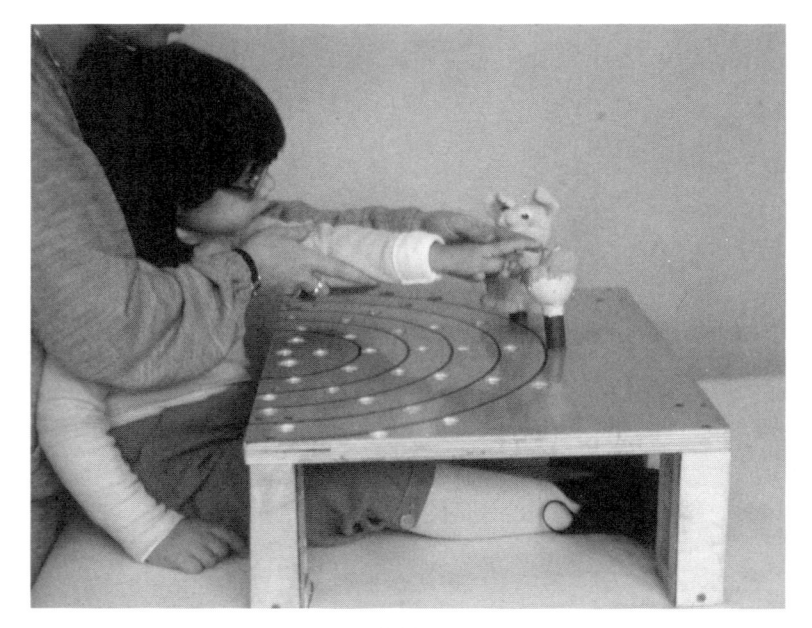

図99

第 4 章　手の操作

空間的データを駆使した，より意味のある視覚情報を考慮して作成しなければならない．

しかし，病的な要素がまだ十分コントロールされていないときには，初期の訓練には触覚でなぞるコースを採用した方がよい．このタイプの訓練の訓練器具は，パネル上に異なる素材で作った軌道を貼り付けたものであり，手で異なる方向や距離をたどれるようにする．この訓練は，運動に軽度の遅延があり正しい経験に欠ける幼児の初期の回復にも適用することができる．したがって，初期のアプローチでは空間の観点から正しく組織された情報の収集に注意を向けさせることが大切である．

視覚情報を使用した訓練は，病理のいくつかの側面を乗り越えた段階で行うことができる．訓練器具として，天板に手前の一点を中心として，放射状に穴を明けたテーブルを使用する．穴にはさまざまな動物の形を抜き差しできるようにしておく．幼児に，物体ないし物体のいくつかの部分を指さすか触るように促す．この訓練においては，物体の位置の方向（図 99，図 100）と距離（図 101，図 102）の調整にあたっての空間的な基準の作成

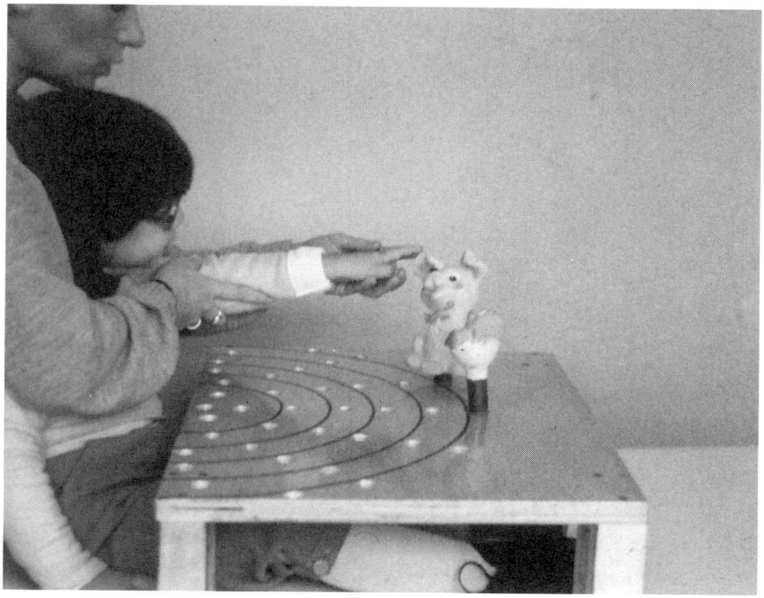

図 100

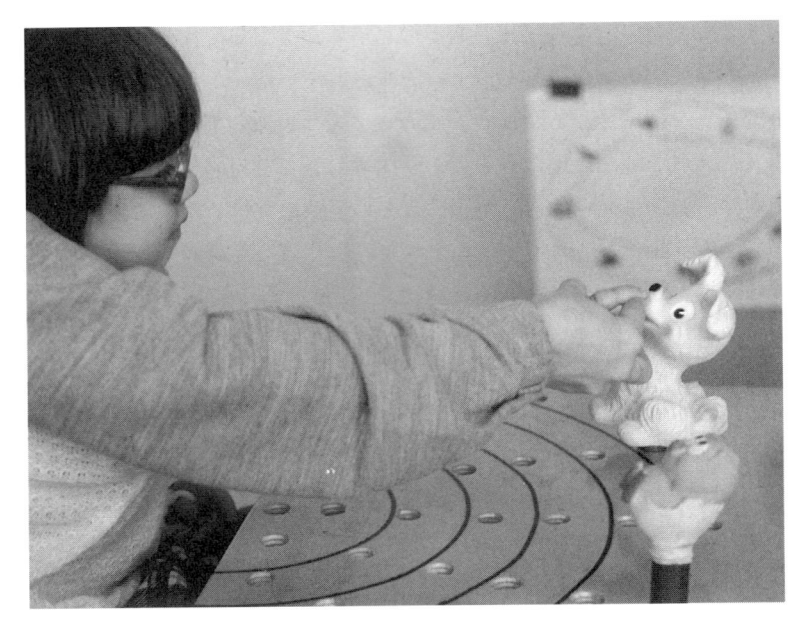

図 101

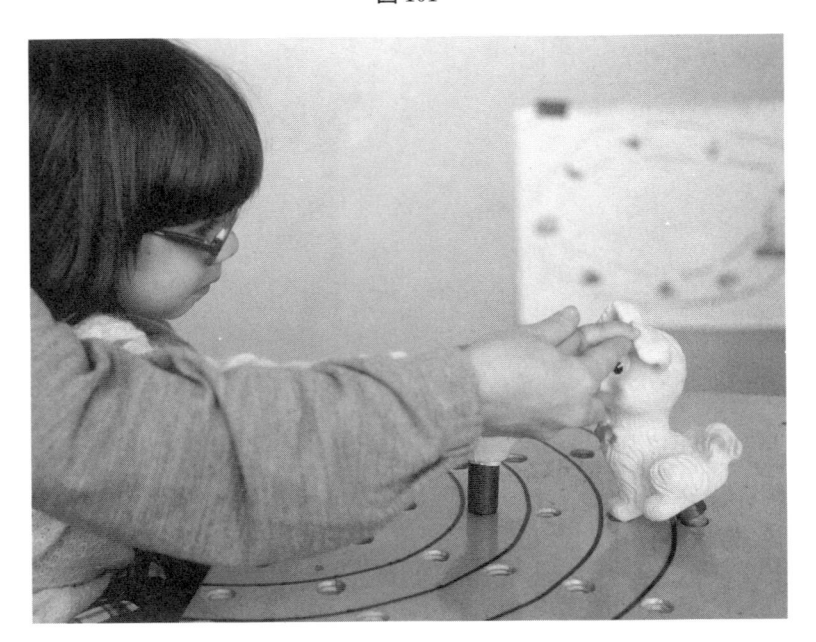

図 102

第 4 章　手の操作

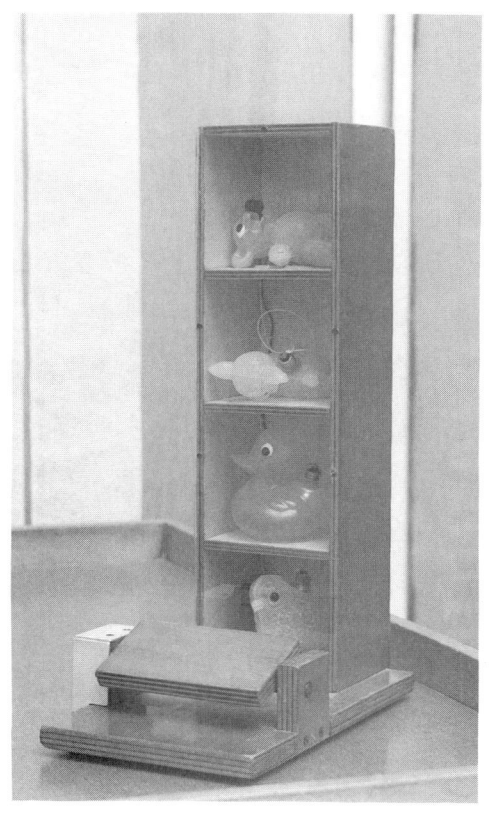

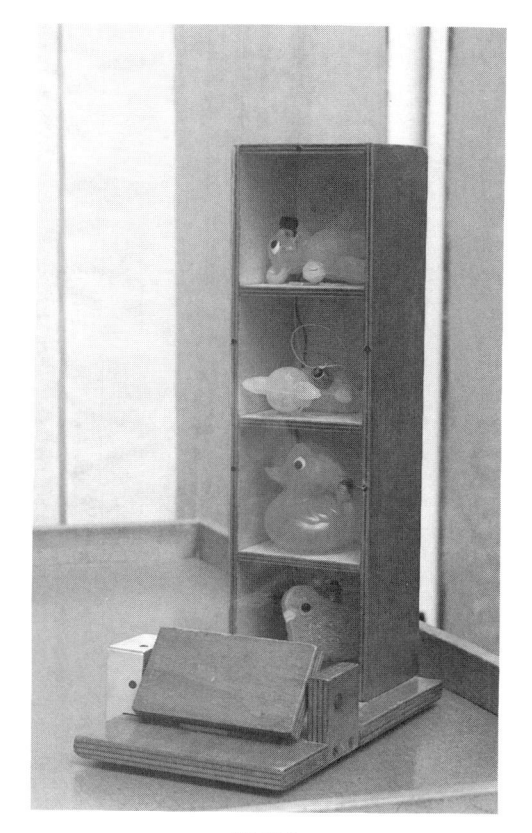

図 103　　　　　　　　　　　図 104

を目指す．

　この第 3 段階の訓練においても，運動覚と圧覚の情報を利用することができる．このために，空間における複数の軌道よりなる訓練器具を使用して，異なる重さの糸車を軌道上で滑らせる．幼児を閉眼させ，ある重さの糸車を軌道をたどって滑らせるよう誘導する．課題は，どの糸車がどの軌道を滑るのか当てることなので，第 1 段階で説明した訓練の目標よりも複雑である．

　物に対する手の空間定位能力の回復練習も計画しなければならない．

　これについては，半径の異なる同心円の円弧を利用して簡単な訓練を行うことができる．

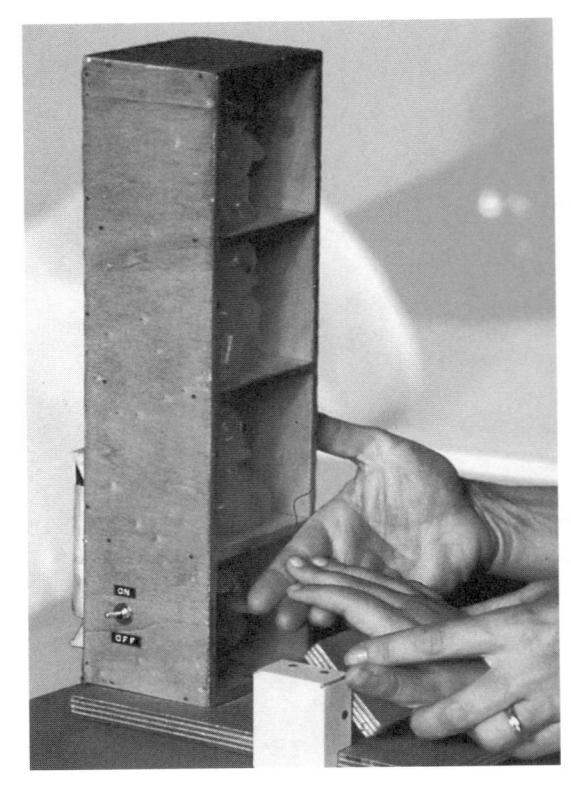

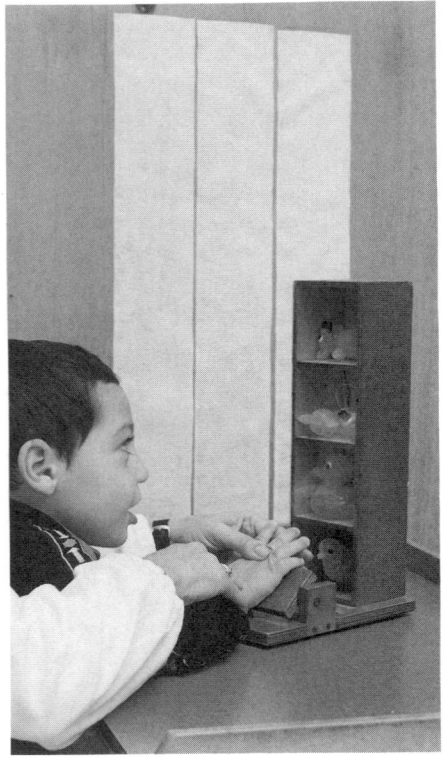

図 105　　　　　　　　　　　　　　図 106

　各弧の表面性状は互いに異なった素材にする．たとえば，柔らかい，あるいはざらざらしている表面を目標とし，子どもに弧を手で撫でさせる．この訓練器具は，運動覚情報のシークエンスの作成を要求するような知覚仮説の設定を可能にする．弧の上に絵を置いて，どの絵と対応する弧の上に自分の手があるかを閉眼で当てさせる．手の位置は弧に対する手の向きから判断できる．この訓練においては，手は唯一の受容表面として働く．
　一方，手の細分化を要求する訓練は，課題を達成するのに手関節の背屈を通して物体に手を向けるという，より動的な運動シークエンスの作成を助けるように組み立てる．
　訓練は，幼児が手を置くための単軸シーソーを取り付けたものを用いる．シーソーの前に，動物の形の人形をこちら向きに置く（図103）．シーソーを押し下げると，押し下げ

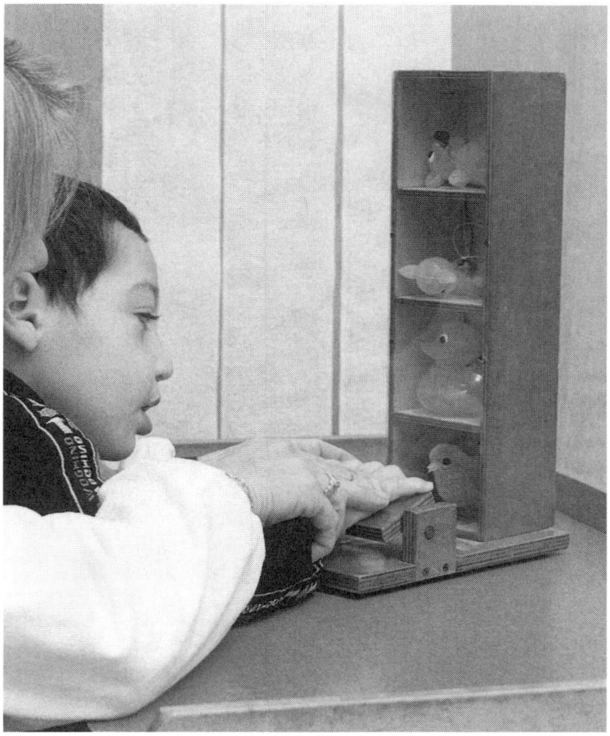

図107

　の程度により下から上に向かって明かりが点灯するようにする（図104，図105）．
　シーソーに置いた手の背屈によって，いずれの動物を照らすか依頼する（図106，図107）．同じ訓練を，視覚情報を遮断したより複雑な状況で行うこともできる．幼児は，手関節の背屈の程度によってどの動物が照らされるかわかるはずである．課題をこなすには，幼児は空間的・時間的観点から情報を正しく組織化しなければならない．すなわち，手関節レベルで，ある一定の圧力を，前により過ぎず後により過ぎず，正確な一点にかけるということである．
　最後に，行為自体に含まれるさまざまな意味の組み合わせのルールを明らかにするような注意力が求められる，より複雑な行為の作成を目指す訓練を組み込む必要がある．

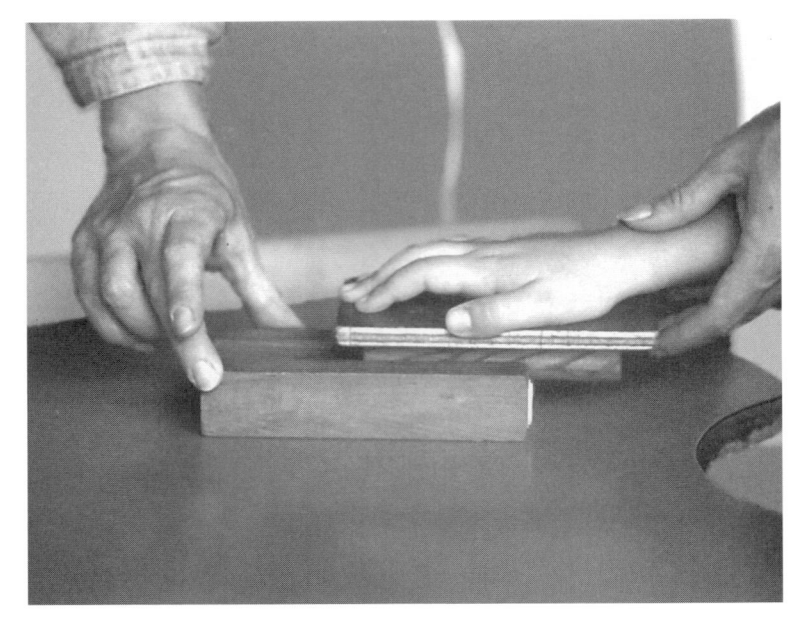

図 108

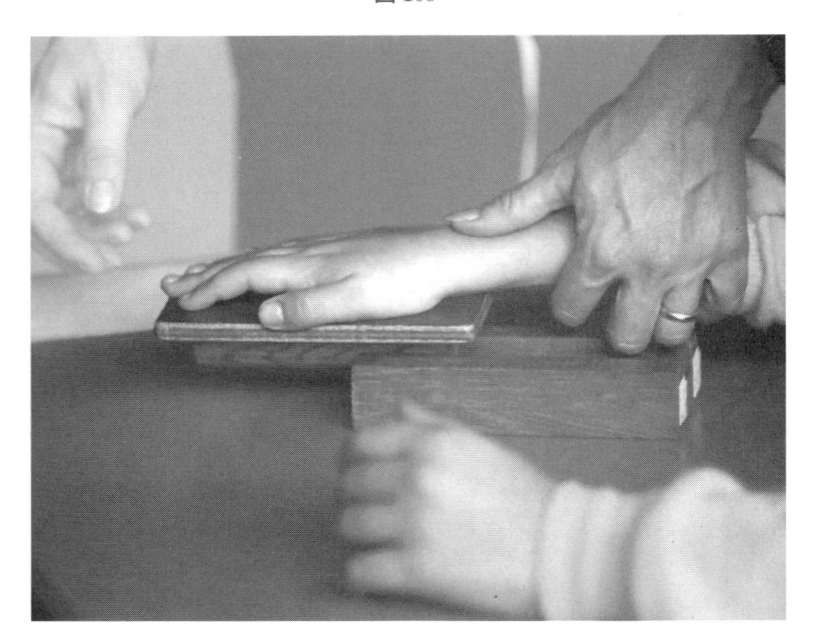

図 109

たとえば，手関節の背屈と肘の屈伸の能力を伸ばすため，テーブルの上に半径の異なる半円の円弧を複数描き，円弧間で区分されたところに等間隔の穴を空ける（図62参照）．穴には，傾斜角度の異なる（15°から75°）差し替え可能な楔を差し込む．各区分には異なる傾きの楔を差し込み，幼児にその楔を識別させる．楔の正面に異なる絵を付けてもよい．そうすることで，角度の識別を絵の違いで表現することができる．楔を識別するにとどまらず，その楔がどの半円区分に置かれているかも当てさせる．この訓練では，手関節の背屈と肘の屈伸のシークエンスを同時に使うことになる．楔の絵の代わりに硬さの異なるスポンジをつければ，治療状況はさらに複雑なものとなる．

　同じ要素のより動的な回復訓練として，次のような訓練器具を使って行う訓練も進めたい．まず，前腕の長さに合わせた厚手の木板の中央に溝を掘ってレールとする．その上に手の大きさに合わせた長軸の不安定板を合わせ，前後に滑るようにする．課題は不安定板をレール上で滑らせることであるが，上の板を水平に保持したまま，板が落ちないように下の板の先端まで滑らせていかなければならない．この課題を達成するには，幼児は，不安定板を水平に保つように，前腕の回内・回外を調整することで手の圧力を適切に分配しつつ，肘を伸ばすという複雑な運動を行わなければならない（図108，図109）．かつ，上の板を落とさないためには，手根のレベルで圧力を上げると同時に指のレベルでは圧力を下げなければならないので，新たな空間的基準を増やす訓練となる．

第5章
歩行

Il cammino

目と足の協調と歩行のための前提条件

　下肢は，生後1年までは物体に対するさまざまな行動に関わるが，やがて足を使って地面との関係を構築していくことになる．

　幼児は，すでに生後数週間目で下肢の屈曲-伸展を交互に対称的に繰り返す自発運動や膝関節・足関節の個別的な運動を行う．生後3～4カ月頃に，大人が介助して座位を保持してやると，動いている自分の足を凝視し，手で触れたり一側の足で他側の足を触ったりする．6～7カ月になると，仰臥位で下肢を屈曲し，手で足をつかんで口元に持っていく．足を対象とした手の触覚探索行動によって，幼児の注意は足という身体部位，すなわち手と接触している下肢の運動へと向かう．次の段階になると，幼児は下肢を自分の視界内や手の方に持ってくるようになり，身体部位間の認識活動が行われる．

　また，生後数カ月で物体に対する下肢の活動を観察することができる．生後約3～4カ

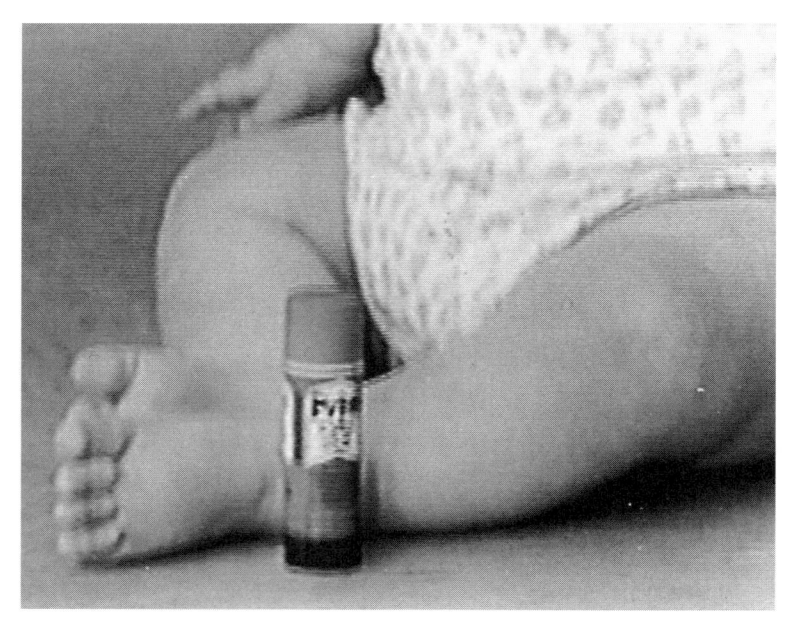

図110（ビデオ画像より；図112まで）

第 5 章 歩行

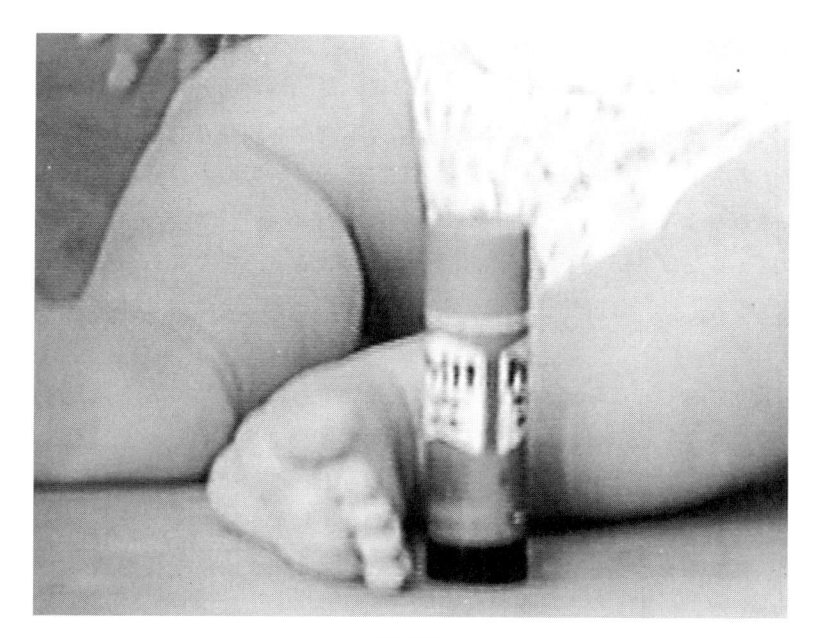

図 111

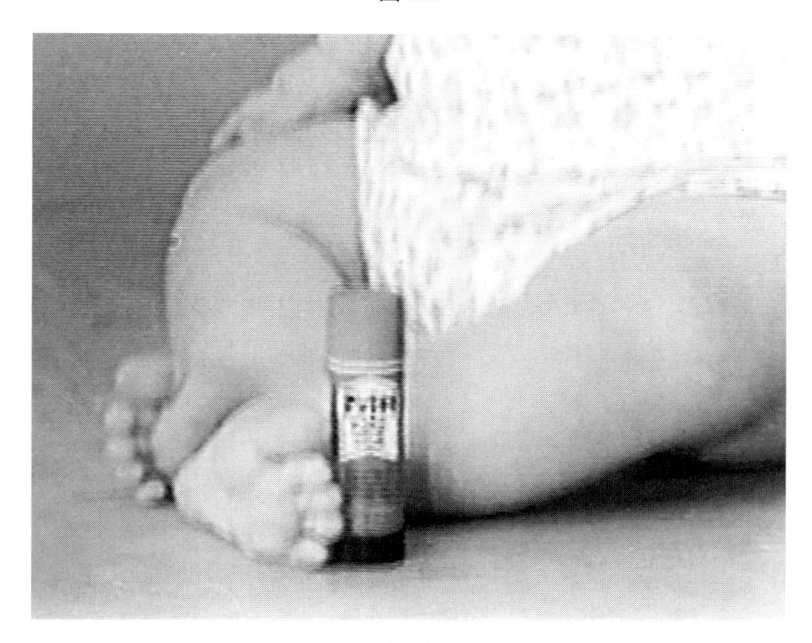

図 112

月におけるこの活動は，触覚や運動覚といった求心性情報によって引き起こされる．この月齢では，物体との接触が足の外側から起こると，足関節背屈・膝関節伸展・股関節外転といった，物体との接触を維持しようとするような運動が観察される．逆に，物体が足の内側に接触すると，足関節底屈・足指屈曲・膝関節屈曲・股関節外転といった，物体を自分の方に引き寄せようとするような運動が観察される．さらに，6〜7カ月になると，物体を視覚で捉えるだけで足や下肢全体の活動が導かれるようになる．つまり，足の近くに物体を見つけると，それと接触しようとする運動が引き起こされるのである（図110，図111，図112）．

　幼児が，座位においてこのような運動能力を獲得するには，体幹のコントロール能力だけでなく，このような肢位において下肢の適切な動作をコントロールする能力が必要となる．座位における両下肢間の関係や，両下肢と体幹との関係は時間の経過とともに変化していく．当初，幼児は両側の股関節をわずかに外転・屈曲させているが，やがてより大きく外転させ，膝関節を伸展できるようになる．これによって身体支持面積が広くなり，より安定した座位をとることができるようになる．

　物体に対する足の活動により，幼児は外界の対象物に対して探索表面を空間定位することができる．やがて，この探索表面は，歩行を通じ，床面に代表される特定の対象物との関係を構築することになるのである．

　Zelazo（1983）は，生後約1年にわたる認知の変革時期に空間認識が漸次獲得されていき，「思考を発生させる能力がさまざまな出来事に対する幼児の興味や移動への欲求をかきたてるのであろう」と主張している．

　Piaget（1968）によると，幼児は，「物体・空間・時間・因果性は客観的に存在する現実である」との概念が獲得されて，初めて自分が「身体」であるという認識に至るという．他の物体と共通した空間に存在し，それらと時間的・因果的な関係で常に結ばれていることを認識するのである．

　したがって，幼児は，自分の興味を引く人間あるいは物体に到達しようと，さらに多くの要素を含む複雑なストラテジーを実行するようになる．その要素のひとつが下肢なのである．

　下肢の運動は，他の機能系（たとえば，手の操作や視覚探索）においても重要なシークエンスに挿入されている．発達がある時期までくると，これらの運動シークエンスの実行において，足は地面との関係という明確な役割を果たすようになり，より複雑な認知的要

求に関わるものとなる．この時点で，下肢のもつ認知的な意味は当初の運動シークエンスにおけるそれとは異なってくる．

歩行の発達における機能的な数値

　歩行の発達については，これまで多くの研究がなされてきた．そのなかに，ステップ（一歩）における「一般的な」数値について考察し，歩行という動的なスキーマの発達過程において，これらの数値がどのように変化していくかに注目した研究がいくつかある（StathamとMurray, 1971; BoccardiとLicari, 1982）．
　StathamとMurray（1971）は，前独立段階から独立段階までの歩行の発達を，次の項目に留意して観察している．

① **速度**：一定時間におけるステップの歩幅とその回数で表される．「歩行の速度は，前独立段階，独立段階のいずれにおいても幼児によってかなり差があるが，独立段階の方が速度が増す」（StathamとMurray, 1971）．歩行速度が増加するのは，Morton（1952）が言うように，前額面での動揺を抑えて安定性を高めようとするためと思われる．
② **距離**：踵が接地した時点から同側の踵が再び地面に着いた地点までの直線距離をストライド（重複歩）という．前独立歩行から独立歩行に移行するにつれ，その平均値は下がる．
③ **一歩行周期の時間**：足が接地してから，同側の足が次に地面に着くまでの時間をいう．独立歩行段階になると，前独立歩行段階に比べてかなり短くなる．
④ **遊脚期と立脚期の比率**：遊脚期とは足が地面を離れてから前後に動いている時期をいい，立脚期とは足が地面と接触している時期である．立脚期はさらに片脚支持期と両脚支持期とに分けることができる．前独立歩行期から独立歩行期への移行に際しては，立脚期の占める割合が65%から62%と減少し（StathamとMurray, 1971），逆に遊脚期の割合が増加する．

また，幼児の歩行の一般的な歩行パラメーターと成人のそれとの違いを考察した研究もある（Boccardi と Licari, 1982）．

① **重心移動**：一歩行周期における重心の移動は，想像上の線で矢状面と前額面に描くことができる．いずれの面においても，ほぼ正弦形をしたカーブが2つ連続する．前額面において正弦カーブがもっとも大きくなるのは立脚中期であり，このとき矢状面での重心はもっとも高くなる．一方，前額面の正弦カーブがもっとも小さくなるのは両脚支持期であり，このとき矢状面の正弦カーブはもっとも低い点に達する．歩行を始めたばかりの幼児では，前額面における正弦カーブの方が振幅が大きい．重心移動が左右方向においてより大きいからであり，これは歩幅とも関連している．
② **平均速度**：年齢と共に徐々に増加する．
③ **平均ストライド**：年齢と共に増加する．速度よりも増加が大きい．
④ **歩数**：生後数年間は減少傾向にある．その一方で，一歩あたりの継続時間が長くなる．歩数が減少するにつれて，ステップの平均歩幅が著明に増加する．これにより歩行速度が上昇する．
⑤ **歩隔**：前額面における，両足支持点間の距離を意味する．幼児では初期には大きいが，2歳程度ですでに成人とほぼ同じとなる．
⑥ **歩行周期の比率**：成人においては立脚期が全体の60%，遊歩期が40%を占めるが，歩行を始めた幼児では立脚期が70%，遊脚期が30%となっている．Boccardi と Licari（1982）によると，立脚期が長いのは，主に両脚支持期が長くなっていることに起因する．幼児の両脚支持期が20%であるのに対し，成人では10%である．

歩行発達の運動学的分析

歩行の発達に関する他の研究としては運動学的な分析があり，特に股関節・膝関節・足関節の相互関係を研究し，幼児と成人とを比較したものがある（Statham と Murray, 1971; Sutherland, Olsen と Cooper, 1980）．

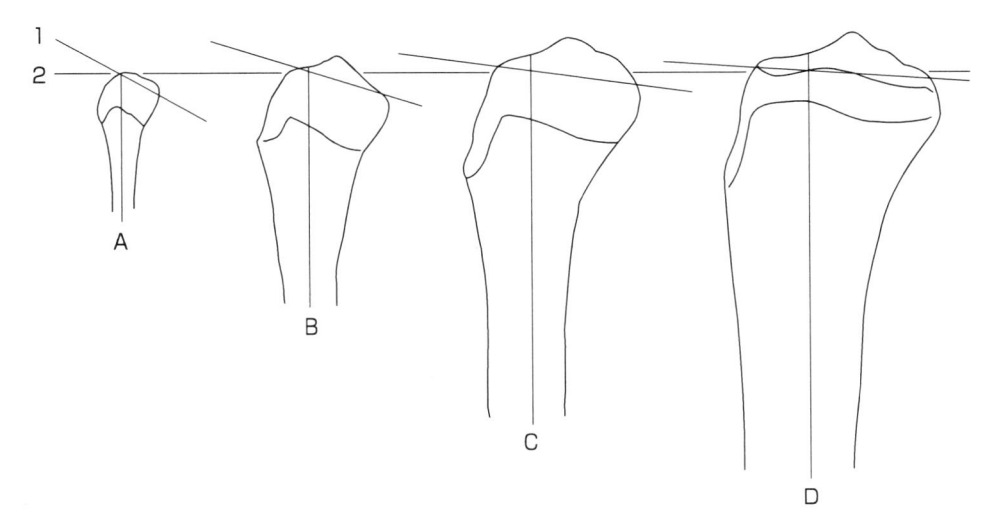

図 113 Land と Wachsmuth による（1978）（一部改変）
1. 脛骨内側顆関節面の傾斜
2. 水平面
A. 新生児
B. 3 歳児
C. 10 歳児
D. 成人

　Statham と Murray（1971）の観察によると，幼児と成人におけるもっとも大きな相違点は，幼児が立脚期において股関節・膝関節・足関節の各レベルで極端な屈曲傾向を示すことである．

　膝関節の屈曲という運動は，骨の構造的な特性と関連していると考えられる．幼児では，脛骨上端の関節面の後傾が成人より大きい（Lang と Wachsmuth, 1978）（図 113）．また，機能的な面から説明を試みることもできる．つまり，膝関節の屈曲は，歩行における安定性確保のために行われているのかもしれないということである．幼児は成人に比べ重心の位置が高い（Thelen, 1983）．すなわち，成人の重心が第 2 仙骨の高さにあるのに対し，幼児ではそれより高く，大静脈の下部が横隔膜に入り込むあたりにあるため，膝の屈

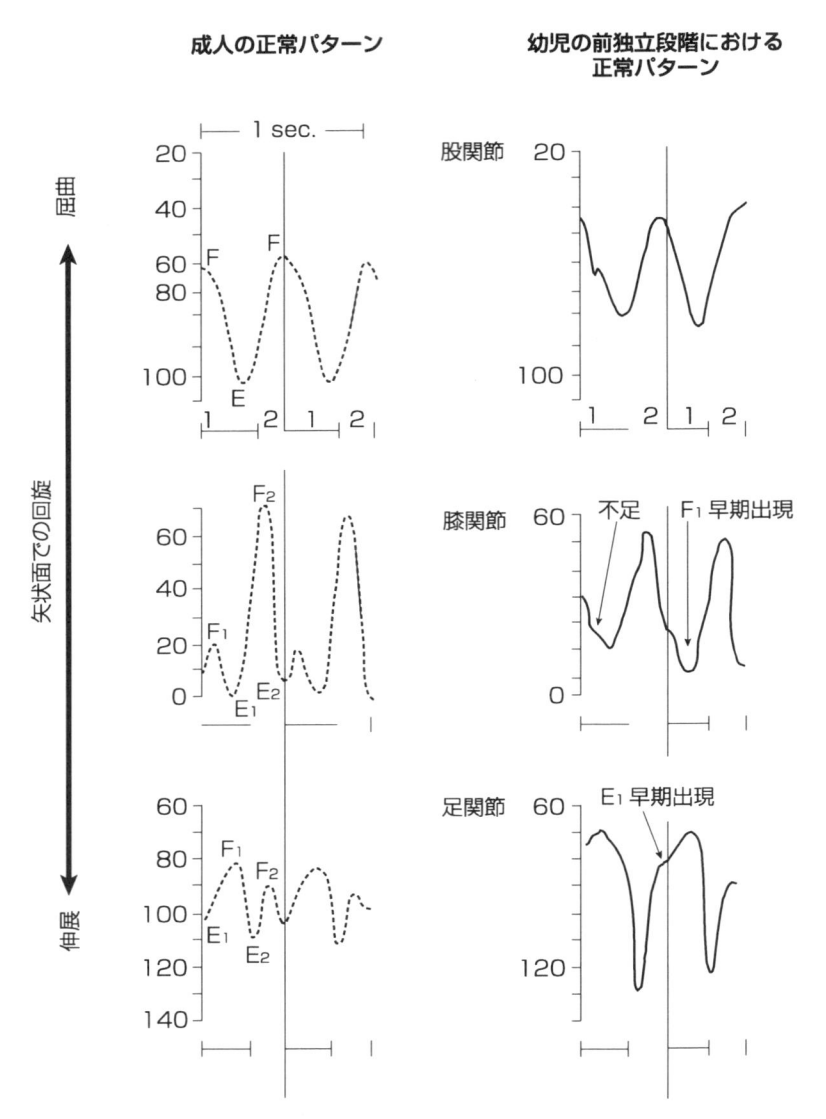

図114 StathamとMurrayによる（1971）（一部改変）
成人と幼児のパターンを比較すると，股関節よりも膝関節や足関節のカーブに大きな差違が認められる．
（F＝屈曲，E＝伸展，1＝立脚期，2＝遊脚期）

曲を行うことにより，重心移動による機械的な不利がかなり解消される．膝の屈曲は股関節と足関節の屈曲を伴うため，これによりさらに重心が下がるというメカニズムが働くのである（LangとWachsmuth, 1978）．

幼児と成人の歩行パターンにおけるもっとも明確な違いは，膝関節と足関節のレベルにみられる．成人の歩行パターンの特徴として一歩行周期に計4回の膝関節の屈伸（屈曲2回，伸展2回）がみられるが，幼児ではこの屈伸が2回しか出現しないか，あるいは成人の歩行周期とは時間的に遅れて出現する（図114）．

幼児の歩行では，多くの場合，踵接地期における膝関節の伸展と体重移動が開始された直後の足関節の底屈が欠如している．

幼児の歩行パターンにおける膝関節レベルでの特徴として，遊脚期における屈曲，踵接地期における半屈曲，体重移動が始まった後の伸展，体重移動に伴う再度の半屈曲が挙げられる．これに対し，成人では，一歩行周期の60〜100％までが屈曲，0％で伸展，0〜40％までが屈曲，40％〜60％までが伸展というメカニズムになっている．

足関節のレベルでは，立脚期において体重移動が始まるまでに背屈が1回，踵離床期から遊脚期に底屈が1回観察される．成人においては，60％〜100％が背屈，0〜15％までが底屈，15〜40％までが背屈，40〜60％までが底屈というメカニズムとなる．

幼児の歩行パターンでは，膝関節と足関節の伸展が早いタイミングで現れることがある．すなわち，遊脚期の最後に膝関節と足関節を伸展し，足が床面と接触する前に屈曲に戻している．

幼児と成人の歩行パターンの最大の相違点は，遊脚期から立脚期への移行期にみられるが，踵離床期においてはそれほど大きな差異はない（Sutherland, OlsenとCooper, 1980）．成人では，この時期の運動シークエンスの特徴として，まず膝関節の屈曲とそれに続く股関節と足関節の屈曲が挙げられる．幼児においても類似した運動シークエンスが出現するが，股関節における屈曲が大きく，母指の屈曲がみられる（Sutherland, CooperとDaniel, 1980）．股関節レベルにおける屈曲が目立つのは，支えとなる対側の下肢の屈曲と関連するのではないかと説明されている．

これらの研究者達は，運動学的なパラメーターを一般的なパラメーターと関連づけ，生後1年，2年，7年の幼児におけるそれらの変化を分析している．

1 歳児

a）上肢の交互な振りの欠如．
b）立脚期における継続した膝関節の屈曲．
c）床面への接地時における足関節の底屈と遊脚期における背屈の減少．
d）遊脚期における股関節の屈曲，外転，外旋の増大（股関節は歩行周期の間，常に外転している）．
e）骨盤回旋の増大．

2 歳児

a）上肢の交互な振りの出現．
b）足底接地後にみられる膝関節の屈曲の増大と離床前の母指の伸展．
c）踵接地の出現．
（歩行周期 0％の時期に足関節の背屈がみられる）．
d）遊脚期における足関節の背屈．
e）骨盤回旋および遊脚期における股関節の外転，外旋の減少．

7 歳児

歩行パターンは，もはや成人とほとんど同じである．
a）まだやや大きい骨盤と股関節の外旋．
b）遊脚期における股関節の外転の若干の増加．

　研究者達が一様に観察しているのが，踵接地期（0％）における膝関節の屈曲であるが，これは大腿四頭筋の筋活動が不十分なために起こるのではない．大腿四頭筋は立脚期にはかなり長く活動している．膝関節のこのような屈曲は，むしろ，足関節の底屈筋の活動が不適切なために生ずる足関節の背屈との関連で考えることができる（Sutherland, Cooper と Daniel, 1980）．

　通常のメカニズムで膝関節の伸展が生じるのは，機能的な観点から下肢をもっとも長くする必要に迫られる踵接地期においてである．この時期における足関節の背屈と底屈の役割については，上記の研究者達が解明を試みている．

　踵接地期（0％）から足底接地期（15％）にかけて，足関節底屈筋の活性化がみられる．この力に対しては足関節背屈筋の調整メカニズムが対抗し，下肢が地面に向かって下降する際の減速効果が生じる．

足底接地期（15%）から立脚中期（40%）にかけては，足関節の背屈を伴う外返しが徐々に出現するが，これに対しては底屈筋が対抗し，距骨上での脛骨の回旋が調整される．この結果，身体は前方に倒れていかないのである．底屈筋は対側の下肢が地面を支持すると同時に収縮を終えるため，立脚中期（40%）から足指離床（60%）にかけて徐々に起こる足関節の底屈は，かなり受動的な現象にみえる．したがって，この場合，足関節の底屈筋は身体を前方推進する機能ではなく，身体を基底面から移動させるときの調節機能を負っているのである（Mann, 1974）．

　このような研究は，幼児の歩行周期の運動学的な知見や成人のそれとの違いについての知見を得るためには不可欠であるが，運動スキーマとしての歩行を分析していくには十分とはいえない．なぜならば，歩行パターンにおける相互作用の価値や，運動をつくりだす中枢神経系に対してこれらの歩行パターンがどのような意味をもつのかということについての手がかりは与えてくれないからである．

足と地面の相互作用：その概要と発達

　運動を環境との相互作用，すなわち，ある目的をもつ運動シークエンスの組織化能力として捉える立場からリハビリテーションを考えるのであれば，歩行を組織化するために有用な情報を収集する探索表面としての足の役割を明確にする必要がある．

　足は，身体が地面との相互関係を構築するにあたってのもっとも重要な認知的構造といえる．この身体部位に注目しながら歩行という機能系の発達を考察し，幼児がどのようにこの認知的構造を使って地面に関する複雑な認識を行い，歩行周期における運動スキーマを組織化しているのかを明確にしていく必要がある．

　地面の特性に関する意味のある情報を収集するにはどの運動シークエンスが有効なのかを分析することを目的に観察を行い，的確な治療方略を提示できるようにしなければならない．歩行という機能系についても，地面に代表される外界との相互作用に関わる複数のメカニズムを検討することが不可欠であり，そのためには，まず認知の組織化過程に関する研究を掘り下げて行うことが重要である．つまり，ある行為はどのような情報を収集で

```
            中枢神経系 ←─────┐
              ↓           │
          運動シークエンス  情報 ─── a) 地面の水平性
              ↓           ↑    ─── b) 地面の性質
             地面 ────────┘    ─── c) 体重の移動
```

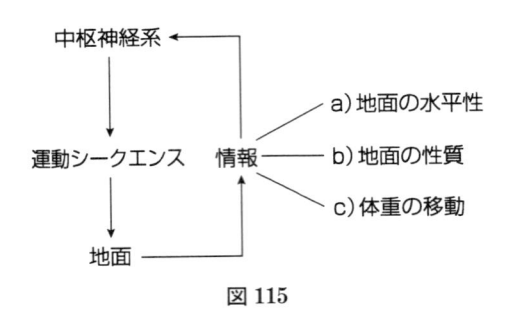

図 115

きるのか，なぜそれを収集するのか，それは運動シークエンスの組織化にあたり中枢神経系に対してどのような意味をもっているのか，いつ収集されるのか，そしてどのように収集するのかについての仮説を立てる必要がある（図 115）．

歩行パターンのなかで，次のような情報の抽出を目指した運動シークエンスを特定することができる．

 a）地面の水平性
 b）地面の性質
 c）体重の移動

発達の進んだ段階における歩行では，地面の水平性は，前後方向・左右方向ともに踵接地期（0％）から足底接地期（15％）において知覚される．踵接地期（0％）では足指の伸筋の収縮が保たれ，それは足底接地期（15％）まで持続する．このため足底腱膜が伸張されるが，足底腱膜は足指を伸展しないので，前足部（足根骨・中足骨）と後足部（踵骨）の2つの支柱が接近することになる．その結果，縦方向での足の距離が短縮し，足内筋の一部が弛緩する．このメカニズムにより，関節，腱，靱帯などの構造が歩行周期の運動シークエンスにおいて有用な情報に「焦点を合わせる」ことができるようになる．これは足と地面の関係におけるきわめて微妙な側面である．踵接地期（0％）から足底接地期（15％）にかけては，協同していた筋収縮（前脛骨筋，長・短腓骨筋，長指伸筋）に分離が起こる．そのためには，足の後方に附着する背屈筋（前脛骨筋，長・短腓骨筋）が弛緩し，前方に附着する背屈筋（長指伸筋）は収縮したままであることが必要となる（図116）．

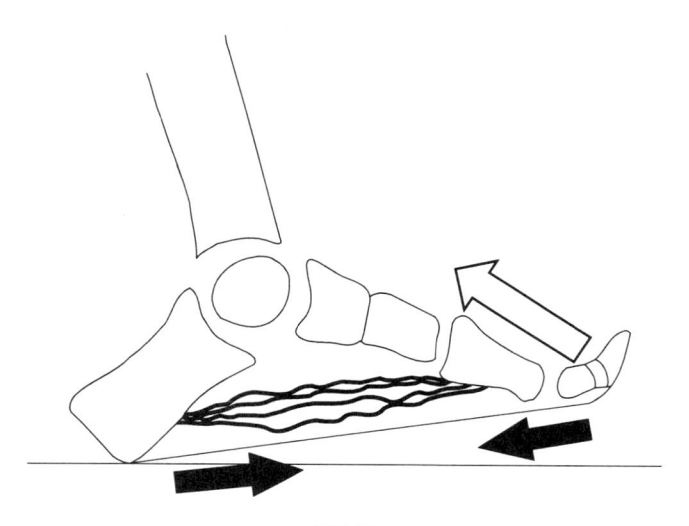

図 116

　地面の左右方向の傾斜についての認識を獲得するメカニズムは，足根中足関節のレベルで，足根骨（立方骨，舟状骨，3つの楔状骨）と中足骨の相互移動に応じて生じる．中足骨の運動は，リスフラン関節（足根中足関節）の存在で可能となるが，特に第1，第4，第5中足骨が自由に動き，第2および第3中足骨の動きは少ない（図117）．

　中足骨の先端は，地面への接近時に横のアーチを描くように配置されているが，このアーチは減少し足底が全面接地すると消失する．アーチが減少していくのは，第2および第3中足骨を固定軸とした第1，第4，第5中足骨の運動によるものであろう（Villadot, 1975）（図118）．こうしたメカニズムについては，鳥の翼との類似が指摘されているが，これも地面に対する左右方向の水平性についての認識を獲得するための構造なのである（DeDonker, 1970）．

　地面の特性のうち，表面の状態（硬さなど）についての認識は，踵が地面との接触を確立した時点で生じる．これは，前足部に体重を移動してよいかどうかを決定するうえで非常に重要である．前足部が適確な情報獲得機能を果たせるように，後足部も前足部の体重移動の調整に関わっている（Nashner, 1982）．

　第3の情報は，体重移動のパターンと量に関わるものである．歩行周期のなかで，体重

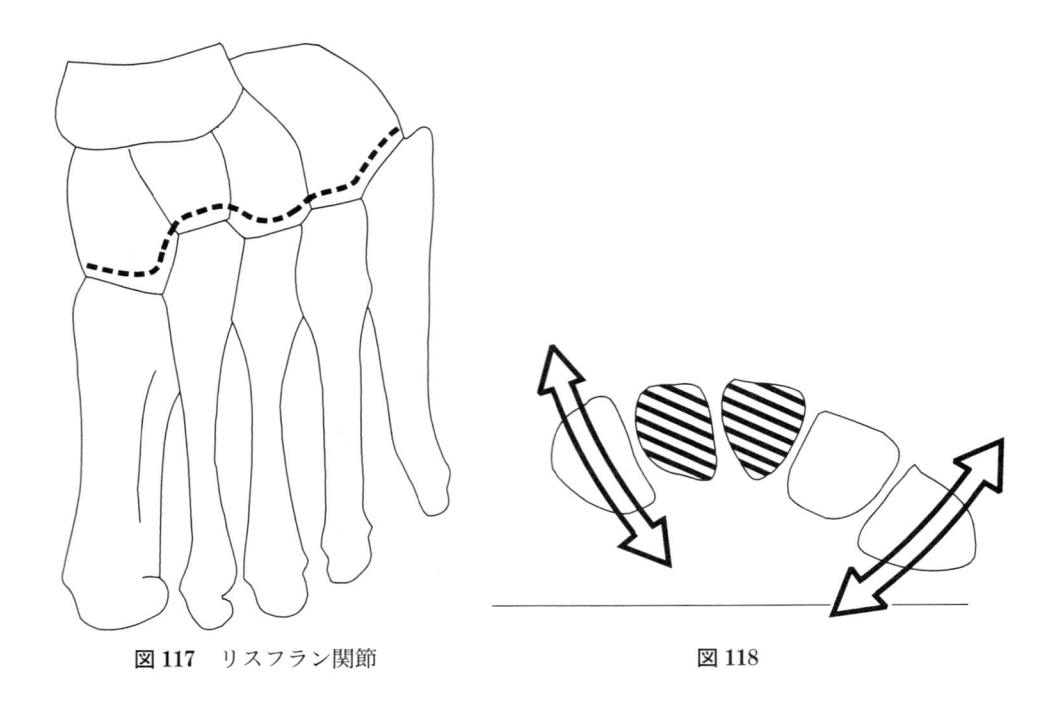

図117　リスフラン関節　　　　図118

は方向を変えて移動する．まず踵接地期（0％）から足底接地期（15％）にかけては踵から足の外側縁へ（前後方向の移動），足底接地期（15％）から立脚中期（40％）にかけては第5中足骨から第1中足骨へ（左右方向），立脚中期（40％）から踏み切り期（60％）にかけては第1中足骨から母指（再び前後方向の移動）へと移動していく（図119）．

　移動する体重の量については，もっとも有意味と思われる足圧の分析がなされる．足圧は始めゆっくりと上昇する．これは，地面への確実な接触を求める結果であろう．やがてそれは急激に上昇するが，これは全体重が負荷される瞬間に対応したものである．次いで足圧は安定し，短時間ではあるが一定に保たれた後，急激に下降する．

　以上のようなことから，立脚期は，単に身体の支持行為あるいは前方推進行為として捉えられるべきではなく，身体と床面との相互作用の実現を目的として動的に組織化された運動シークエンスであると考えなければならない．成人に特有な相互作用のメカニズムは，独立歩行の初期にはまだみられない．したがって，これがいつ構成されてくるのかを明確

第5章　歩行

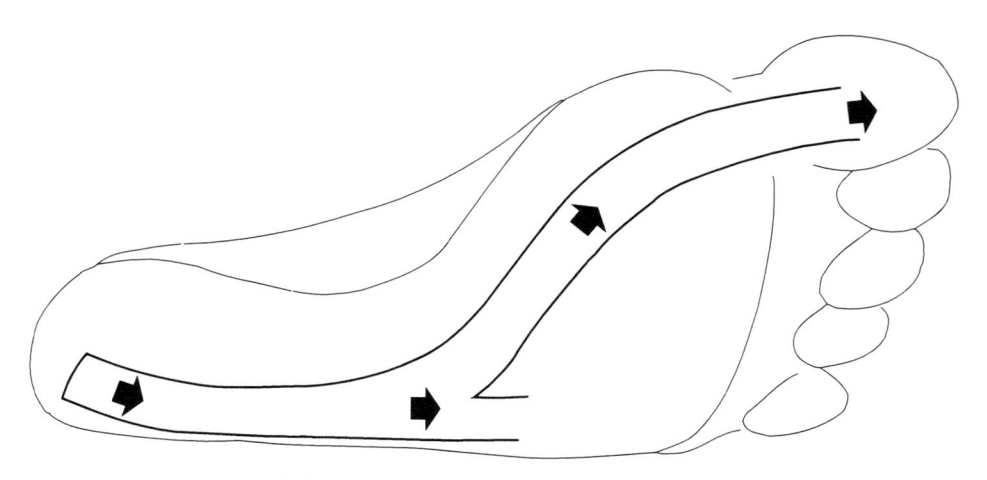

図 119　Perfetti による（1986）（一部改変）

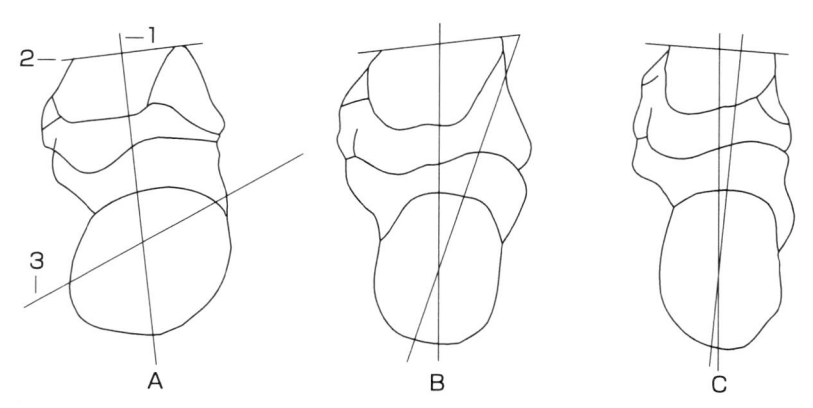

図 120　Lang と Wachsmuth による（1978）（一部改変）
1. 踵骨の中心軸
2. 距骨滑車前面の傾斜
3. 踵骨結節の長軸
A. 新生児
B. 2 歳児
C. 成人

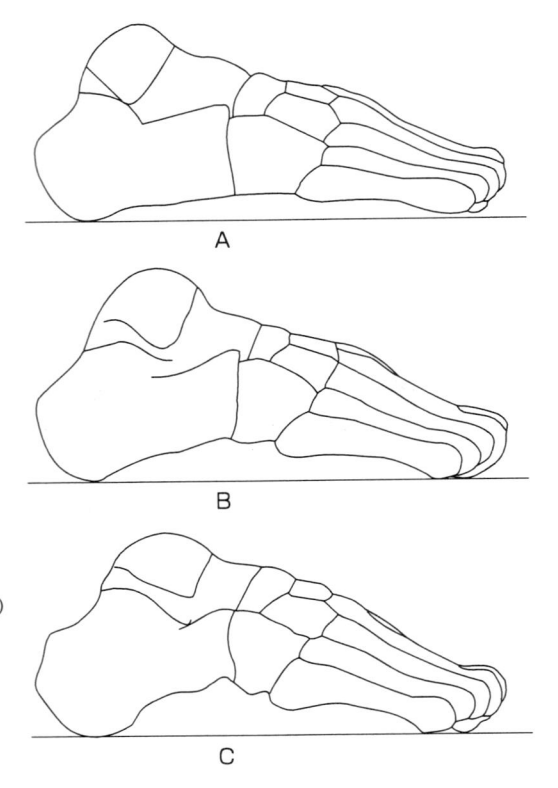

図 121 Lang と Wachsmuth による（1978）
（一部改変）
A．新生児
B．2歳児
C．成人　（以上，外側よりみた図）

にしていくことも重要である．

　歩行の発達は，認知の発達ばかりでなく，生後数年間に起こる足の骨の構造変化とも関わっている．

① 踵骨は，成人ではほぼ垂直であるが，新生児では外反しており，これが幼児期に修正される（図 120）．このとき，第4および第5中指骨と立方骨の背側移動が起こり，外側の縦アーチが形成される（図 121）．
② 距骨は頸部の長軸が足部の横軸に対して内側に偏位している（図 122）．さらに関節表面に内側の縦カーブがなく，成人に比べて高さが低くなっている
③ 生後間もなくの時期に，舟状骨が第2および第3楔状骨と共に背側に移動し，内側

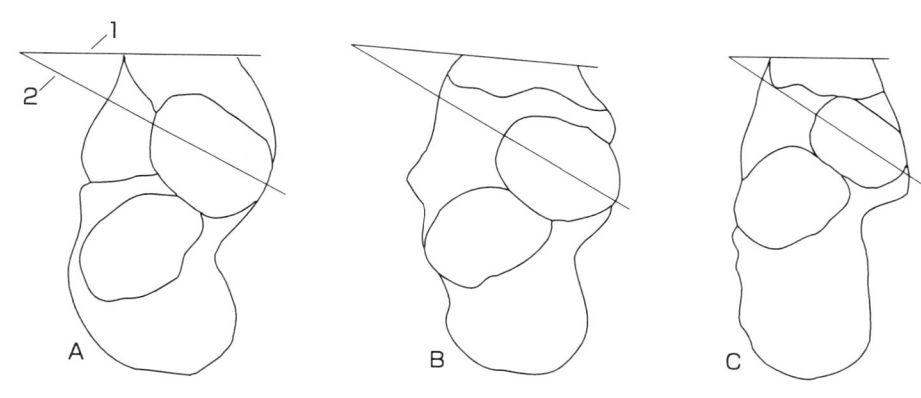

図 122 Lang と Wachsmuth による（1978）（一部改変）
1. 距骨滑車上面の水平面における傾斜
2. 距骨頭の長軸径
A. 新生児
B. 2歳児
C. 成人

の縦アーチを形成する（図 123）.
④ 新生児の足根中足関節は，足の長軸を横断する形になっている．やがて上記のように骨の移動の結果，長軸を斜めに横断する形をとるようになる（図 124）.
⑤ 新生児の中足骨は，特に水平面において占める面積が広い．中足骨間の間隙が広いからである（図 124）．前額面では回外しているが，やがて第1中足骨と第2中足骨の一部が内側に回旋してくる．さらに，表面が斜軸に並んでいるが，これも横軸に沿って並んでいる成人との相違点である（図 125）．

このような解剖学的な特徴は，幼児の歩行で出現する時間的・空間的な運動シークエンスを部分的に説明できる．

歩き始めから最終的な歩行の獲得までに至るスキーマの変化を観察していくと，いくつかの異なる相互作用のプログラムが存在することがわかる．

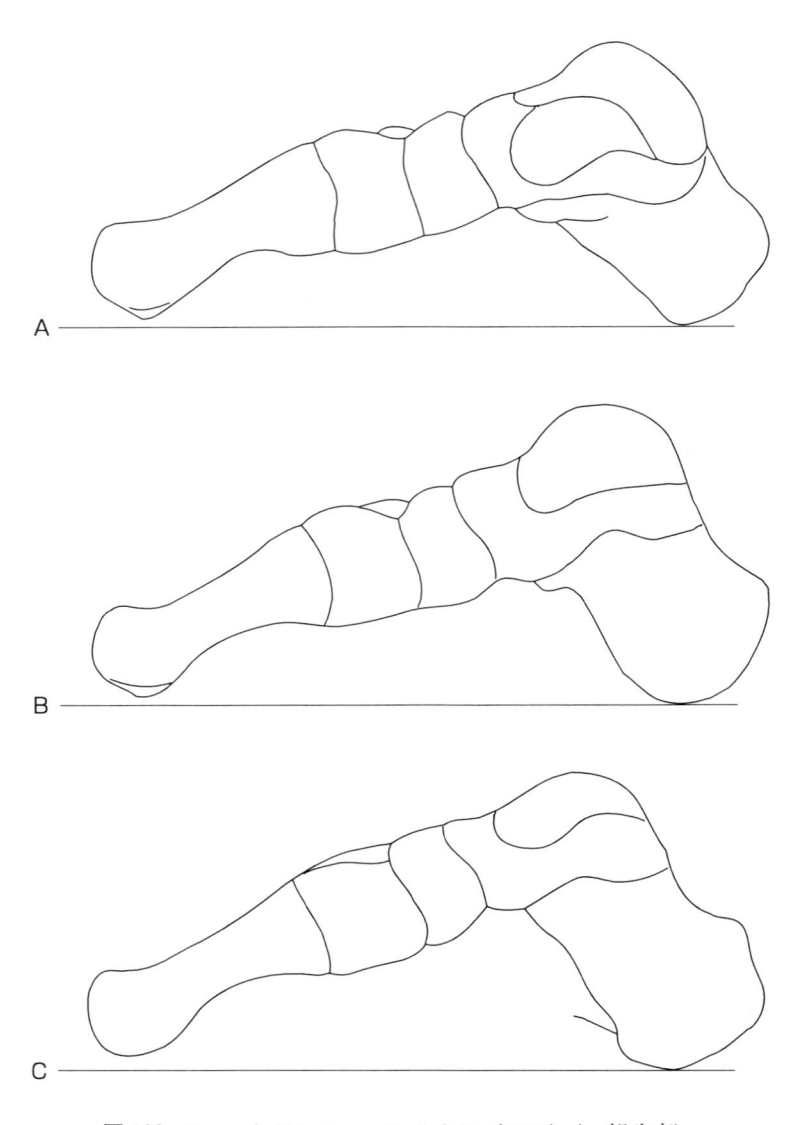

図 123　Lang と Wachsmuth による (1978) (一部改変)
A. 新生児
B. 2 歳児
C. 成人　（以上, 内側からみた図）

第 5 章　歩行

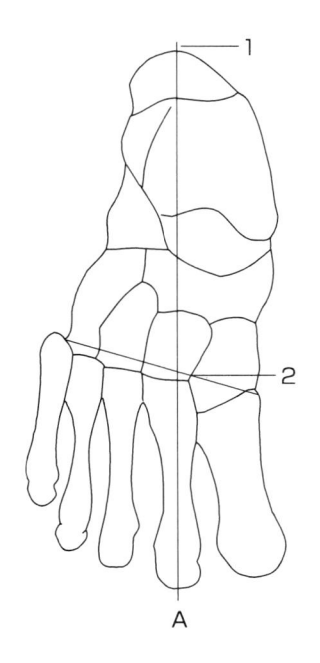

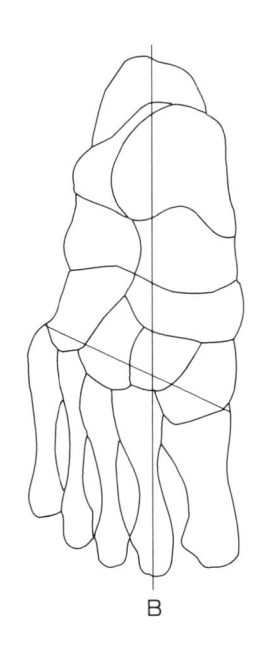

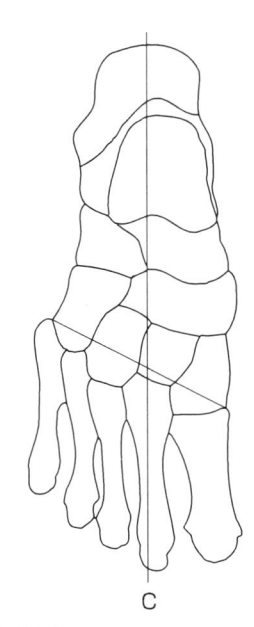

図 124　Lang と Wachsmuth による（1978）（一部改変）
1. 足の長軸
2. 足根中足関節の並列方向
A. 新生児
B. 2 歳児
C. 成人

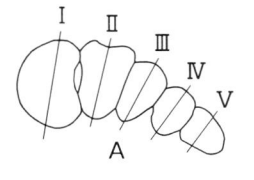

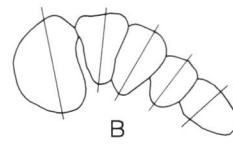

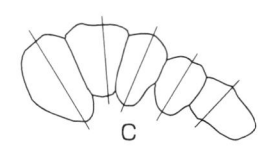

図 125　Lang と Wachsmuth による（1978）（一部改変）
A. 新生児
B. 2 歳児
C. 成人

足と床面の関係におけるダイナミクスは，次のような歩行の時期で分析されなければならない[原注1]．

A）両脚支持期（0〜20%）
B）片脚支持期（20〜70%）
C）遊脚期（70〜100%）

▰両脚支持期

幼児の両脚支持期は成人よりも長い（幼児が20%であるのに対し成人では10%）．これは，バランスをとる必要が大きいためとされている（BoccardiとLicari, 1982）．しかし，このような説明では，StathamとMurrayの観察結果との関連づけは難しい．Stathamらによると，両脚支持期は前独立期から独立期への移行に従い短縮するという．

このことは，両脚支持期が長いことは，足が床面の接触を通して床面の情報をより多く収集する必要があることを意味していると考えられる（PucciniとFiaschi, 1982）．この点を確かめるためには，独立歩行の獲得に続く数カ月の間に，幼児がどのようなモダリティーを使って地面の特性を認識し，運動シークエンスのパラメーターを考慮していくのかを解明する必要がある．

①最初に現れる運動シークエンスは「硬直したもの」といってよいであろう．前方に振り出された下肢は，まず足の先端部で地面との接触を求め，続いて足底の他の部分をも使う．あるいは，足底表面全体，なかでもその内側縁を同時に使うようになる．

第1のケースでは，体重は成人とは逆に足先から踵の方向に移動する．このような行動は，幼児にとって機能的かつ経済的ではあるが，情報収集という観点からすれば，身体の前方への推進にはあまり意味がない．第2のケースでは，前足部の地面への接近は一括的である．これは，おそらく支持をまず実行するという必要に迫られたものであり，情報収集の精度はあまり高くない．

後足部の行動も前足部のそれと類似している．それは，体重移動が行われる間，常に地

原注1：このような分類を選択したのは，前方に位置する下肢と後方に位置する下肢の行動を同時に捉えることができるからである．

面との接触を保持しているが，遊脚期の直前に突然地面を離れる．

　しかし，休止期にはさまざまな行動を観察することができる．休止期は歩行周期においてしばしば出現する，幼児が両脚支持期から片脚支持期にすぐには移れない瞬間のことを指す．そこでは足指の伸展運動が観察されるが，これには，しばしば足関節の背屈や内返し一外返し運動が伴う．前足部と後足部間の体重移動，あるいは一側の足での体重移動を観察することもできる．従来，このような運動は平衡反応のひとつと解釈されてきたが，これは，前足部からくる情報と後足部からくる情報，あるいは足の複数部分からくる情報を比較するという幼児のニーズに応じたものと考えることができる．これらの情報は，地面の特性，および身体と床面との関係に関する知覚仮説の検証のために必要となる．

　②独立歩行の開始から数カ月が経過すると，足部の前方三角と後方三角の分化が，足と地面との関係を構築する運動シークエンスの特徴となる．前方三角とは，5つの中足骨の先端をつなぐ線を底辺とし，母指を頂点とする三角形である．また後方三角とは，底辺は前者と同じで，頂点を踵とするものである（Rabishong, 1975）.

　前足部が足底で床面に接触したとき，足指は伸展の状態にあり，次の段階で地面と接触する（図126，図127）．このような行動により，幼児は地面の特性についてより細かく認識を組織化することができる．

　足の縦アーチができあがると，その可変性（長さ）によって足の関節・靱帯・筋・皮膚などが床面に対してより的確に方向づけられるようになる．また，後足部においても分化が生じる．まず，足指がまだ地面に接した状態で踵を挙げ，次いで指が地面を離れるのが観察される（図128，図129）．こうした行動には認知的な意味があるはずである．踵が他の部分より先に地面を離れることにより地面から足の距離についての情報が与えられるが，これは次にくる遊脚期を組織化するために有益となる．下肢の遊脚距離をより正確にプログラムすることができるからである．こうした運動シークエンスは，次に下肢がどの方向で地面との接触を行うかを調節する意味をももっている．したがって，足底表面を細分化する能力は，地面および身体と地面との関係についてのより正確な認識の獲得を助ける．情報収集がより複雑かつ正確になることにより，幼児は地面の内的なイメージを獲得し，より自動的に歩行スキーマを組織化することができるようになる．

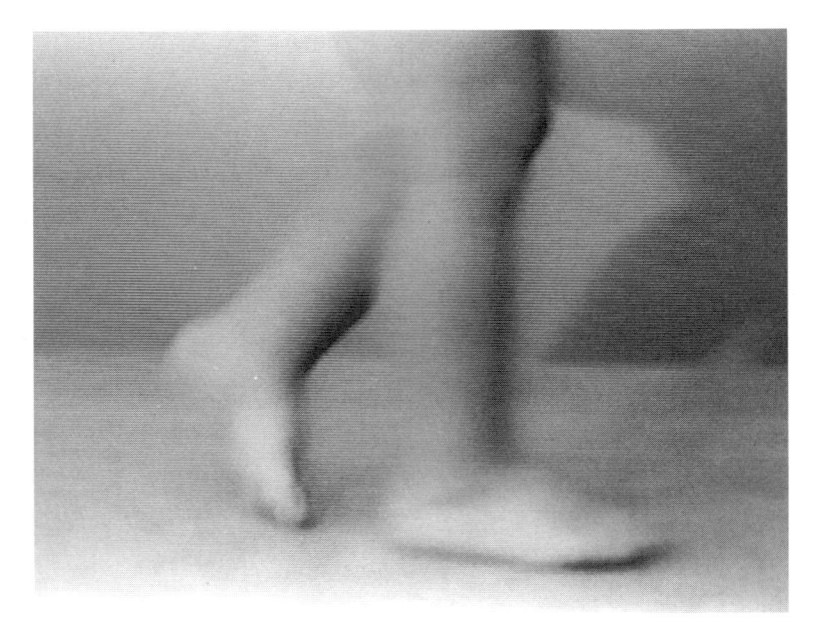

図 126（ビデオ画像より；図 129 まで）

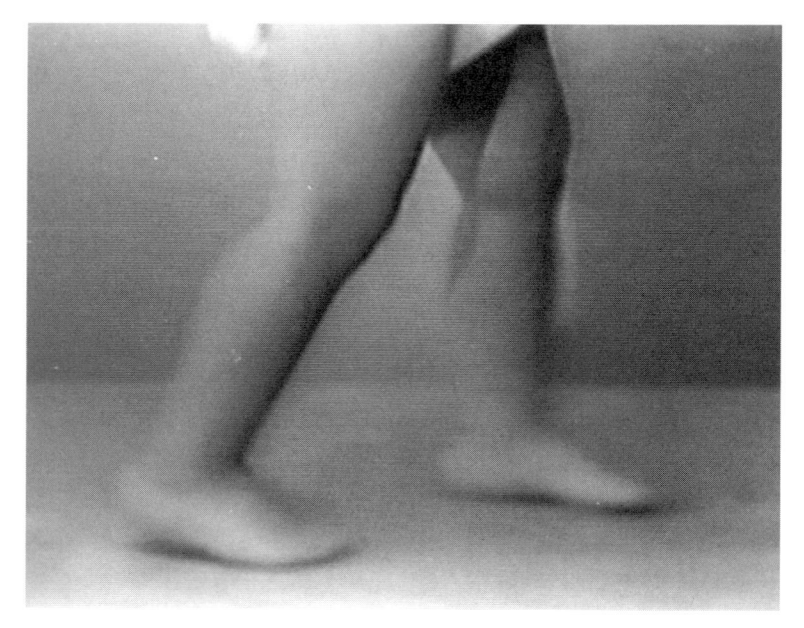

図 127

第 5 章　歩行

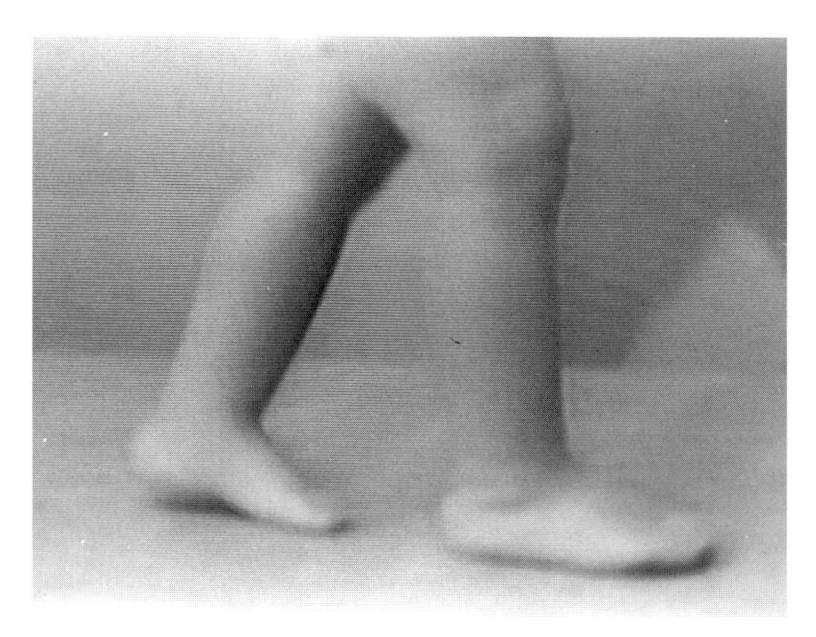

図 128

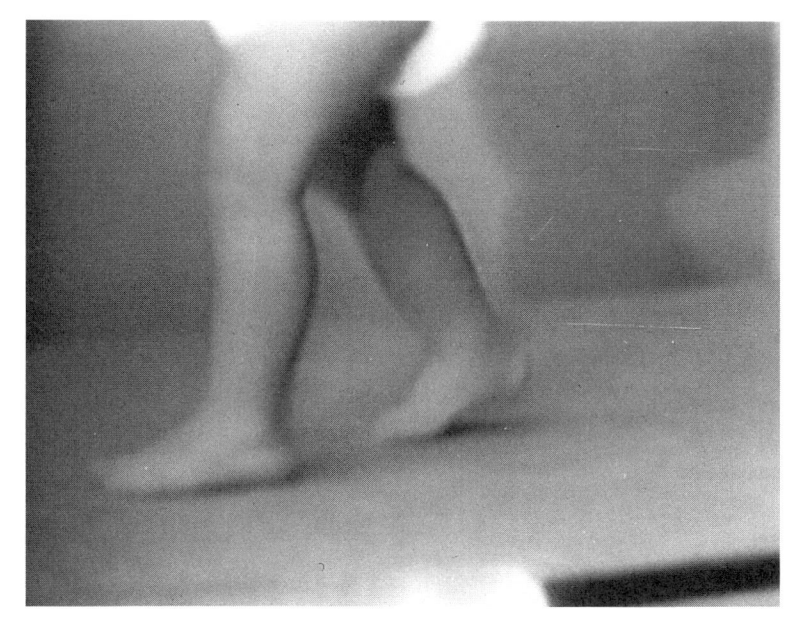

図 129

足関節は，立脚期中ほぼ同じ角度を維持する．これは，幼児では踵骨と距骨の関係が成人と異なり，距骨が踵骨に対して内側に位置しているため，成人にみられるような動的な相互関係を構築することができないためと考えられる[原注2]．

　前方に振り出した下肢の膝関節では，伸展あるいは軽度屈曲の動きが観察されることがある．一般に，膝関節は伸展位もしくは軽度屈曲位で固定されるようコントロールされている．幼児においても，膝関節は，歩行開始後わずか数カ月後には常に軽度屈曲位をとることが観察されており，多くの研究者がこの理由を緩衝機能に帰している（Statham と Murray, 1971; Sutherland, Cooper と Daniel, 1980）．

　股関節では，振り出した下肢の踵接地期（0%）における屈曲が成人よりも大きい．一方，後方にある下肢の股関節の屈曲は少ないものの，成人でみられる伸展はない．

　また，骨盤は体幹とともに前方に傾斜しており，骨盤と肩甲骨の交互運動が欠如している．

▰片脚支持期

　幼児の片脚支持期は成人よりも短い．Sutherland, Cooper と Daniel（1980）は，「片脚支持の時間が短いのは，支持脚の安定性に欠けるためである」とし，その原因として，平衡感覚の不足と足関節の底屈制御の欠如を挙げている．しかし，それだけではなく，困難な状況をより少なくし，情報収集に適した状況（両脚支持期）を長くもちたいという幼児のニーズもその原因にあると考えられる．

　初期歩行においては，足はそのすべての足底表面で地面と接触する．発達した歩行では踵が地面を離れるとき足関節の回旋運動が起こるが，幼児の初期歩行にはこれがみられない．

　足関節はほぼ0°に固定されているが，独立歩行の開始から数カ月経過すると，常に背屈するようになる．また立脚期の最後では軽度の底屈がみられる．

　膝関節は，両脚支持期のときと同様，軽度屈曲もしくは伸展位に保たれている．数カ月

原注2：実際には，足関節の自由度は幼児の方が成人より大きい（Lang, 1978）．しかし，床面との関係でみたときの「自由度」は大きく制限されており，機能的には静的なコントロールとなっている．

経つと，膝関節の動的制御の始まりがみられるようになり，屈曲から伸展へと移行する．
　股関節は半屈曲位を保つ．下肢が後方に位置し始めるとこの屈曲は減少するものの，成人のパターンにみられるような十分な伸展には至らない．

▰遊脚期

　始めは足関節の背屈がみられない．独立歩行開始から数カ月経つと，足指の伸展運動，特に母指の伸展の出現が認められるようになる．背屈はもう少し後になってから出現し，遊脚期の最後に特に目立つようになる．これは接踵の瞬間（0％）には必ずしも的確にコントロールされていない運動であり，したがって体重の支持は足底全体を使って行われる．足が地面を離れる瞬間には，足関節の背屈は足指の伸展と協同して活性化される．おそらく，身体の内的空間を基準とした運動シークエンスとして活性化されるのであり，前足部を下から上に向けて身体に近づけるという意味をもつものと考えられる．
　踵接地期（0％）において生じる踵での体重支持は背屈運動によって起こるが，これは身体の外的空間に向けられた行為として考えることができる．この場合，足の運動は，その一部（踵）を上から下に向けて地面に近づける運動，すなわち身体の外的空間（地面）に投射された運動として捉えることができる．このように，足関節の背屈は，現象的な視点からみれば同じ"背屈"という運動であっても，歩行を運動学的に捉える場合とはまったく異なった意味をもつのである．
　また，踵接地期（0％）における踵での体重支持が前述の足の分化（前方三角と後方三角）よりも後に出現するのは，踵での支持が正確かつ選択的な足の方向づけを前提とするものであり，そのためには地面に対する認識が不可欠なためである．遊脚期の最終場面における足関節の背屈は地面との接触の瞬間もそのまま保たれるが，それは地面の内的イメージの認識ができていなければ組織化できない行動である．それにより，地面と直接の関係がない時期においてもこのような運動シークエンスの発動が可能になるのであろう．
　膝関節と股関節においては，成人の歩行と比べてより大きな屈曲を示す．これは，両脚支持期において足が複数の構成要素に細分化されるとやや減少する．
　遊脚期の最後に，膝関節の伸展の出現が観察されることがある．しかし，当初これは床面への接近時まで続かず，次の段階になってから踵の接地に関わる運動シークエンスに挿入される．前方への踏み出しは，膝関節の伸展または足関節の背屈を介して，地面への接

近時にみられるよりもはるかに手前の段階からプログラムが発動されていたことがわかる．膝は再び屈曲し，足は足底全体を使って着地するからである．このような行動が出現するのは，この時期ではまだ地面に関する情報に直接依存することができず，内的イメージがまだ完全に獲得されていないため，これを活用することができないからであると考えられる．

　歩行パターンが獲得されるにつれて実現される複数の運動シークエンスを通して，足は，地面との静的な関係から始まる歩行という機能系の「最小限度核」（Anokhin, 1975）を組織化していく．そしてさらなる細分化と特異化が可能となっていくのである．

　事実，幼児は歩行という機能系の発達途上では，単純な状況での選択的な情報に注意を向ける能力を備えている．たとえば，歩行の休止期および両脚支持期で行われる足の背屈および内反・外反の運動シークエンスにより，地面の特性についてのより正確な認識を獲得することができる．知覚能力の拡大により，幼児は運動プログラムを改変し，より動的な新しい情報をもたらす運動シークエンスを実行する．こうした新しい情報は，歩行周期の複数の時期をさらに多様化するために必要となる．遊脚期のプログラム性と調整機能を高めるために必要な前足部と後足部の分化もその一例である．

　足と地面の関係における初期のモダリティーの局部的な（解剖学的な）特性と一般的な特性（学習のモダリティー）について考察を行うこともできる．

　まず解剖学的な特性に関しては，地面への接近の仕方を足の骨の構造との関連で考える必要がある．中足骨は後足部に比べて足において占める面積の割合が高い（図124）．したがって，前足部を使っての接地はこの時期にもっとも発達の進んでいる部分を地面と接触させる必要性からきていると考えられる．一方，踵からの接地は，距骨と踵骨の位置関係が成人とは異なるため難しいと思われる（図121，図122）．また，距骨が成人よりも内側に位置しているため，その上にある脛骨の回旋が少なく，そのため，体重の移動が最初は前後方向ではなく左右方向に生じるのかもしれない．

　次に，学習的な特性に関して考えると，幼児はひとつの情報収集から他の情報収集へと動的に注意を移すことができず，運動シークエンスの単純化を余儀なくされている点を考慮しなければならない．幼児は単純な状況でのみ運動をコントロールすることができるが，こうしたあまり動的でない運動シークエンスを組織化するうちに新しい情報収集の必要が生まれ，より複雑な行動を実現して足と地面との相互関係をさらに豊かなものにしていく．

新たな認識を構築することで，成熟した歩行スキーマの獲得を目指した，さらに動的な相互作用が生ずるのである．

認知運動療法

　歩行という機能系に障害をもつ幼児には，歩き始めたばかりの幼児が示す行動特性との共通点が観察される．前足部での接地，股関節の半屈曲，腰椎の前彎などである（図130，図131）．また，この病状には特有な側面も認められる．たとえば，運動シークエンスの硬直性とか，神経学的に健常な幼児では容易に行える足底表面の地面に対する具体的な方向づけができないなどである．

　この機能系に損傷がある場合，足の複数の領域を使って詳細な情報を得ようとする運動が観察されない．静的な両脚支持においても，神経に傷害を受けた幼児は背屈運動も内返し・外返し運動も活性化することができず，したがって地面の構造や特性の可変性に関する認識を構築することができない．

　認知運動療法では，幼児が自動的には実現できないような具体的な認識の組織化を学習的な経験を通じて進めていく．そのためには潜在的発達領域の特定化が不可欠である．幼児に提示する経験が歩行という機能系の発達レベルに対して適切なものでなければ，幼児は課題を理解することができないからである．同時に，病状によって余儀なくされている行動よりも「新しい」行動が組織化できるように，訓練は現在の能力に対してある程度高度な特異性を要求するものでなければならない．

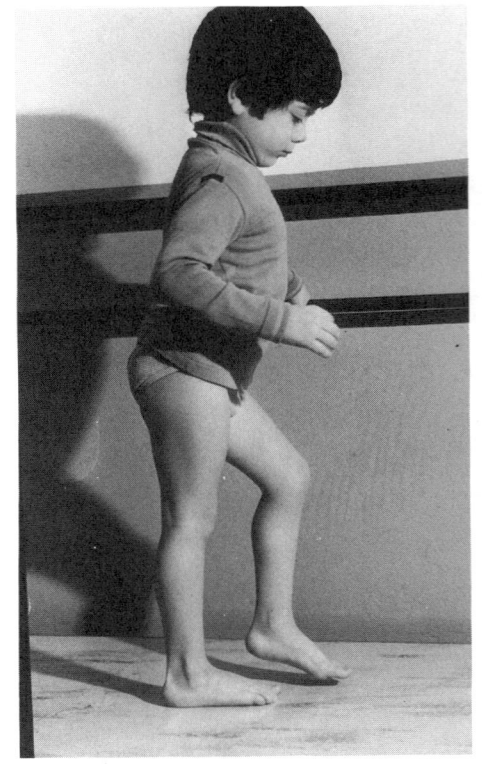

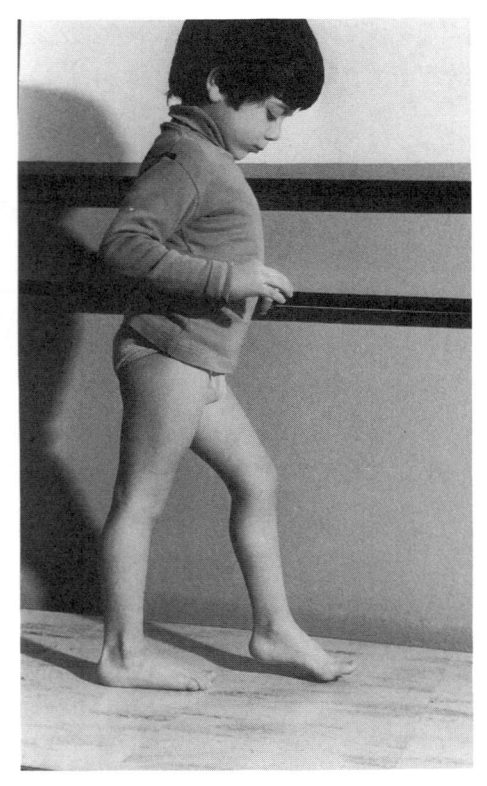

図 130   図 131

訓練の諸段階

　知覚仮説を特色とする治療の展開においては,状況を徐々に複雑化させていくことが重要である.状況を変えることにより,訓練にさまざまな側面を含ませることができる.
① 幼児の注意はすでに獲得された認識を拠り所とするが,同時に新しい要素を含んだ情報にも向けられるようにしなければならない.たとえば,すでに幼児が前足部を介した地面の特性についての認識をもっているのであれば,踵を使って地面の硬さ

の変化を知覚させることが必要である．
② 回復しようとする運動シークエンスは，物理的特性の異なるさまざまな器具を使って徐々に複雑なものにしていく必要がある．たとえば，足のさまざまな部位を使って物体の高さの違いを知覚させることと，不安定板の傾きを変える練習とでは状況の複雑さが異なる．
③ セラピストは，運動シークエンスの組織化に有効な情報の収集を助けるような指導を行うことが必要である．

歩行という機能系の回復に向けての訓練では，まず足が対象物に対してもつ認識機能を考えなければならない．つまり，地面が情報収集の主な対象となる以前の足の認識機能である．

どの運動シークエンスが認知の目的にとって基本的に重要かを特定するためには，機能系の発達状況を考慮していくことが必要である．幼児が獲得すべきコントロールは，ある一定の運動学的な特性をもち，地面との正しい相互作用を目的として特定の結果を達成する．

神経に損傷を受けた幼児のもつ限界も考慮しなければならない．訓練は動的な運動シークエンスを組織化する幼児の能力に適合したものである必要があり，簡単なレベルからより複雑なレベルへと進めていかなければならない．

訓練の実際は，次の基準に沿って分類することができる．

① 目と足の協調を構築することにより，病理によって規定された限界をもっとも簡単な状況から乗り越えていこうとする訓練．
② 歩行スキーマの学習にとって重要と思われる初歩的な運動シークエンスの獲得を目指す訓練．訓練の状況を徐々に複雑にしつつ，これらの運動シークエンスが組織化できるようにしていく．訓練のもうひとつの目的は足の各部位への注意を喚起させることであり，歩行の各段階に応じて特定の認知目的を備えた運動シークエンスの組織化を行うことにより，幼児が足底表面の細分化を行えるようにすることにある．
③ 動的な体重移動能力の獲得と，歩行周期における他段階の獲得を目指す訓練．

異常な伸張反応の制御と
目と足の協調を制御するための訓練

　この段階の訓練は身体の認識に関するものであり，仰臥位または長座位の状態で行われる．

　幼児の手を誘導して足に触らせ，幼児がこの身体部分の認知を始められるようにする（図76，図77）．次に，幼児の足を自分の方に向けてやり，自己の身体からくる情報あるいは興味を引く物体との接触からくる情報を知覚させるようにする．この場合，表面の形状が一定した玩具を使ってもよいし，ボードの上にさまざまな形状のものを貼りつけたものを使ってもよい．足と目の協調を促進するために有効な訓練器具としては，透明な2枚のプラスチックパネルで作った水路に魚の玩具を入れて動かすものもある．幼児の足が水路の上を滑っていくに従って魚の玩具が一方から他方へと移動するようにしたものである．

　また，座位における下肢の運動シークエンスの制御を促進するための訓練もこのグループに属する．例としては，台上あるいは床上で幼児に長座位をとらせ，視覚情報あるいは運動覚情報を使って行う訓練がある．この訓練を実行するためには異常な伸張反応や放散反応が抑制されなければならない．幼児は伸展した下肢を，セラピストの介助を受けながら，水平方向のある一定の位置まで動かす．どこまで動かせるかは，色の異なる線や玩具などで示す（図132，図133）．この場合，課題は身体軸に対する下肢の角度を認識することであり，「どの玩具のところまで足が動いた？」といった質問を行う．

第5章 歩行

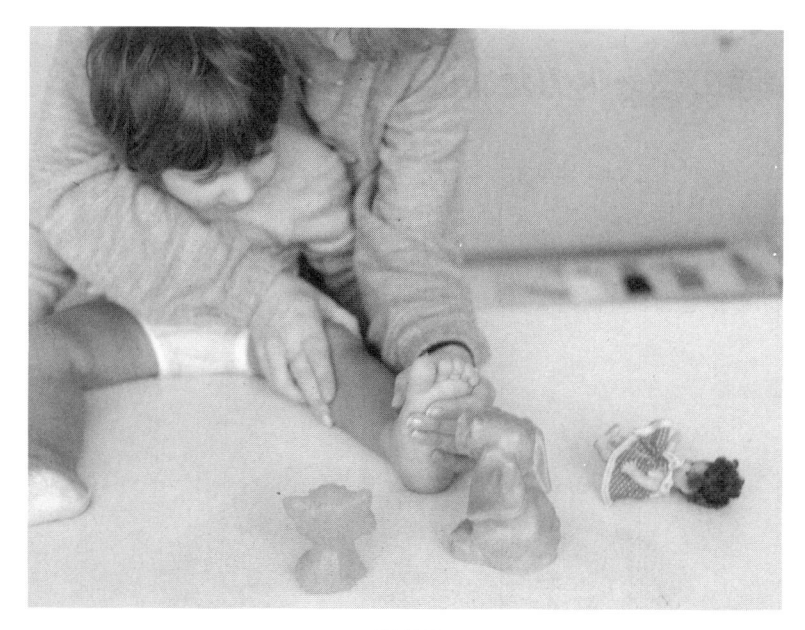

図 132

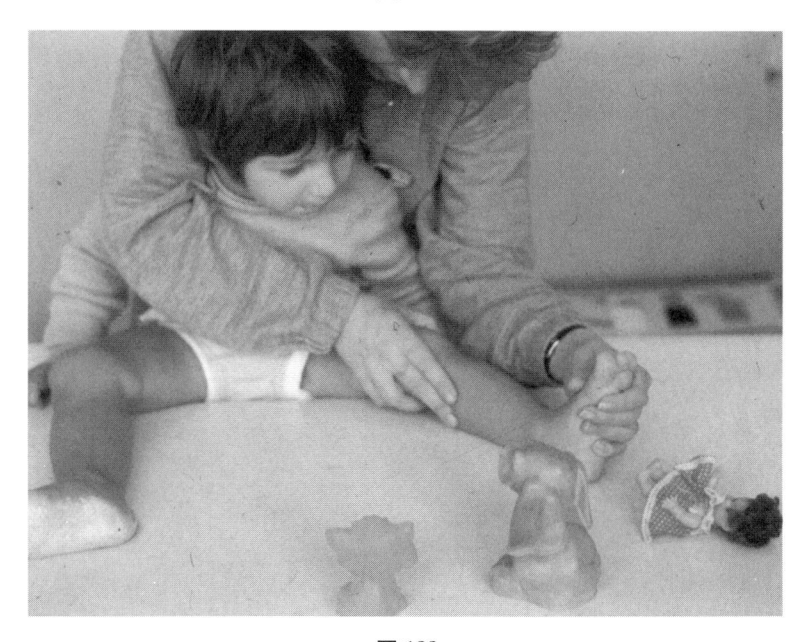

図 133

受容表面の細分化のための訓練

　このグループに属する訓練はほとんど座位で行われる．足全体の触覚情報や運動覚情報を活用する訓練と，足各部の機能分化の回復を目指す訓練とがある．後者は歩行周期の時系列的な局面に従い，踵部，前足部，内側部の分化を行おうとするものである．

　足をひとつの構造として活用する訓練としては，曲線を描いた木製の軌道板を使用する

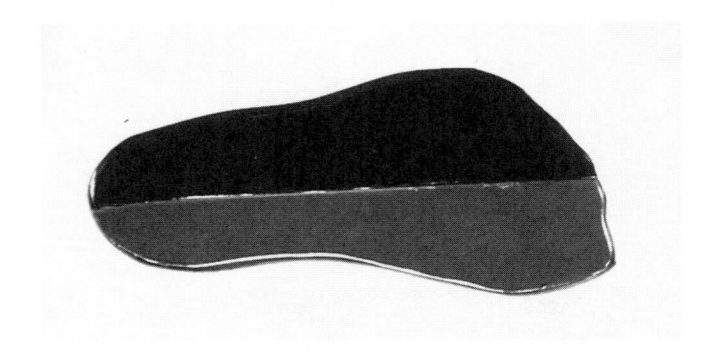

図 134

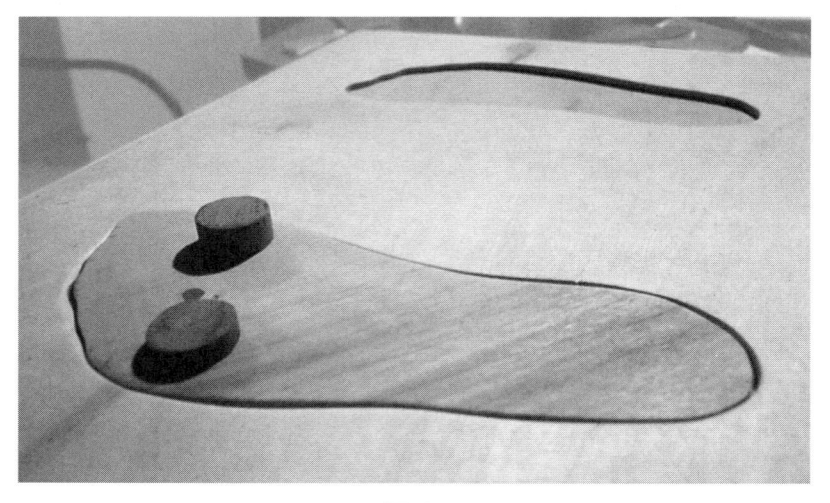

図 135

第 5 章　歩行

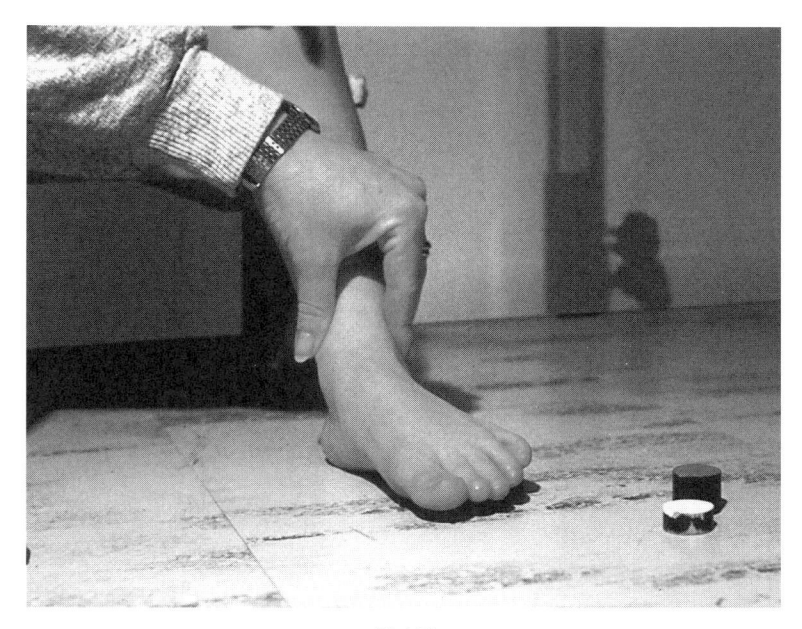

図 136

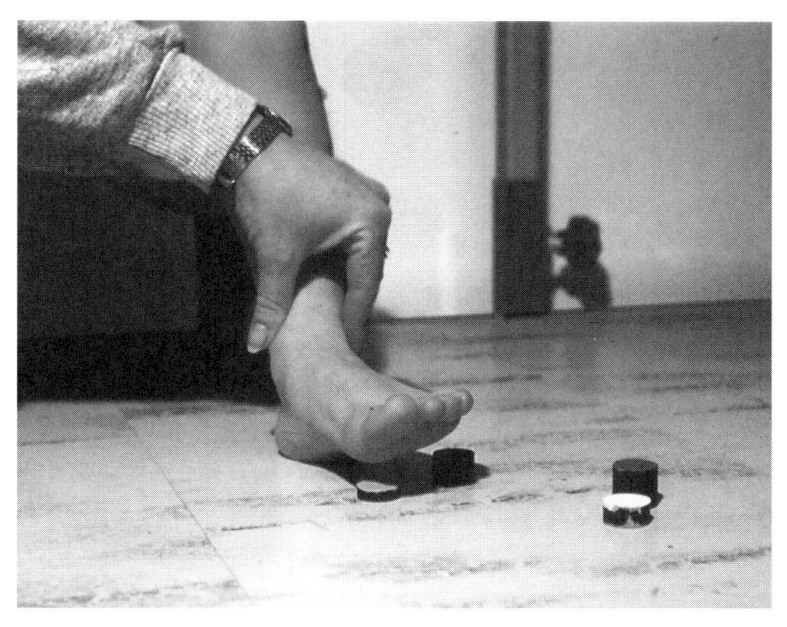

図 137

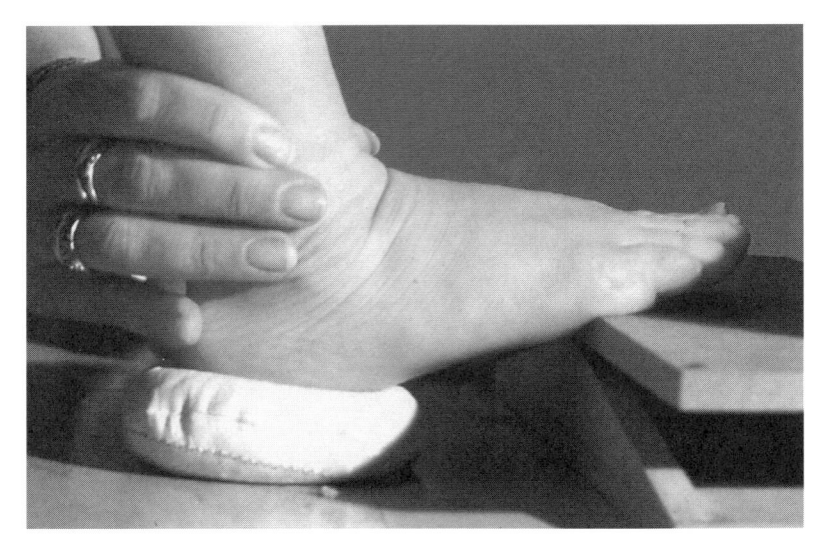

図 138

ものがある．軌道板の上には動物の絵などで記された複数のコースが描かれており，幼児はこれらのコースを下から上へ，あるいは上から下へと膝関節の伸展と屈曲を行ってなぞるが，ときどき足を止め，今どこで止まっているかを答えなければならない．

　足底表面の初歩的な機能分化を図る訓練は，たとえば，水平方向（踵と前足部）あるいは長軸方向（内側部—外側部）に多様な表面形状を持たせた足型を使って行うことができる．この訓練では，足底の各部位の下にある表面の形状を認識することが求められ，やがて特定の機能を果たす必要がでてくる足の各部位への注意を喚起しようとするものである（図 134）．

　同種の目的をもつもうひとつの訓練としては，高さの異なる小型の円筒ブロックを足底の各部位の下に置いて行うものがある（図 135）．幼児は運動覚情報を使って高さの違いを認識しなければならない．この場合，ブロックの高さの違いを知覚するために足をわずかに動かす探索運動が観察される（図 136，図 137）．

　また歩行スキーマの重要な要素（踵を地面に着ける，地面から踵を離すなどの運動）が活性化されていないと収集できないような情報の組織化を促進させる訓練を計画することもできる．

第5章　歩行

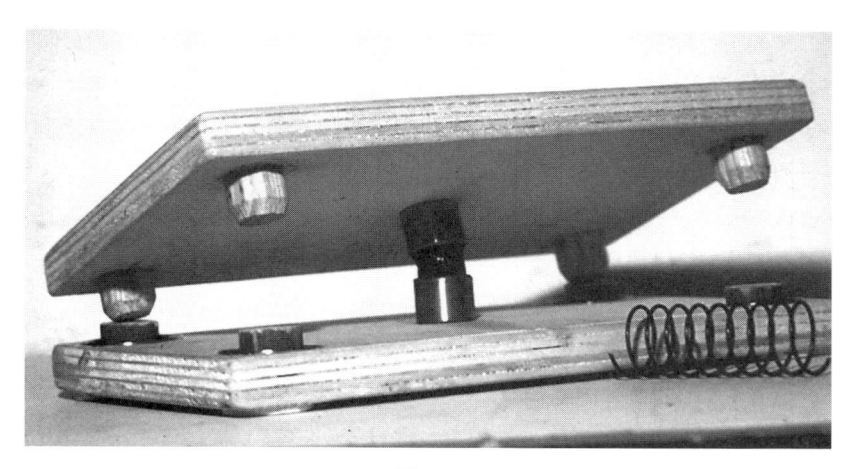

図 139

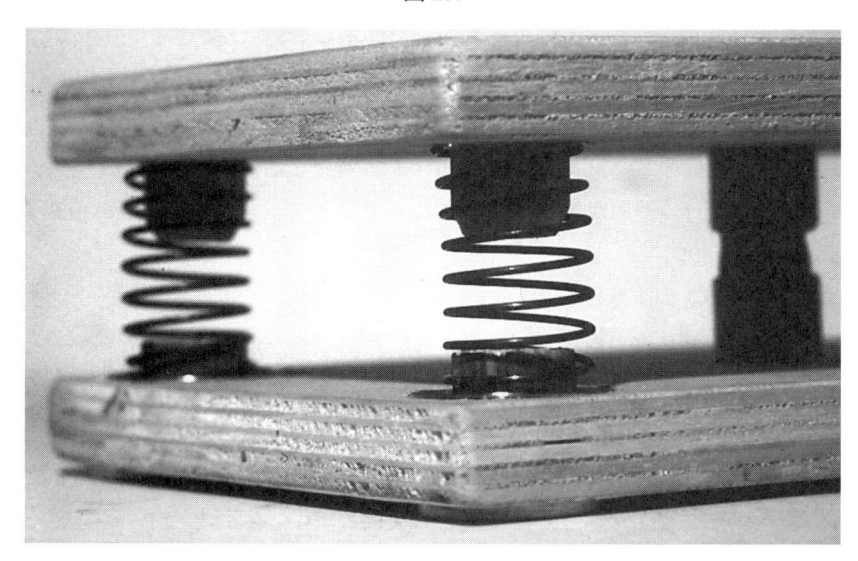

図 140

踵接地の精緻化を目指す訓練としては，地面に踵が着く場合の触覚や圧覚の認識を拡大させようとするものがある．幼児の前足部を固定台の上にのせ，踵が宙に浮いた状態にする．踵の下にはさまざまな硬さの物体を置き，幼児は踵を下げてそれを認識する．踵を下げる運動は，幼児が異常な伸張反応などの病的要素をどこまでコントロールできるかに従って適切に指導される．踵の下に置く物体には，小麦粉，砂，フォームラバーなど，さまざまな素材を入れた袋を用いればよい．

　同じ訓練を，もう少し複雑な状況にして実施することもできる．前足部を固定台ではなく左右に傾斜する不安定板にのせるのである．こうすることで，幼児は踵を下ろすときの中足骨頭の位置をより正確に確認することができる．もし，このコンポーネントの活性化にあたり放散反応が適切にコントロールされなければ，不安定板は水平に保たれず，前足部の内・外側で圧力が強くかかった方へ傾斜することになる（図138）．

　遊脚期における足関節の背屈を回復するための簡単な訓練状況の設定としては，前方部が床面から持ち上がっている板の上に幼児の足を置いて行うものがある．つまり，前足部を乗せる部分が床面より高くなっている板を使うものである．板の下にはさまざまなサイズの半球ブロックを挿入する．それぞれの半球には異なる動物の絵が描いてある．幼児は，板の下に置かれたブロックの動物を認識することで，床面から前足部までの距離を認識しなければならない．

　圧覚情報を利用する訓練としては，状況をもう少し複雑にしたものがある．これは中心を1本の軸で連結した2枚の板からなる長方形の不安定板を使って行われる．軸は多軸であり，上の板が全方向に揺れ動くようになっている．不安定板の各隅に強度の異なるバネを取り付けてもよい（図139，図140）．この訓練器具を使った直接的な認知課題としては，足底の各部に働く圧力の強弱によりバネの強さを認識するものがある．また，同じ訓練器具を使ってより複雑な認知課題を与えることもできる．中心軸の上に足のある部分（踵，前足部など，獲得しなければならない運動シークエンスに応じて部位を選択する）をのせて，バネ付不安定板を水平に保つよう要求する訓練である．この課題を遂行するために，幼児はまずこの状況を構築するすべての情報を把握しなければならない．足の下のどこに軸があるのか，足底の圧力分布を変えることにより不安定板がどのように動くかなどを把握しなければ，目的を達成するための運動シークエンスを組織化することはできない．たとえば，中心軸の上に中足骨の領域をのせたときは，踵の下にかかる圧力を減らさなければ，台を水平に保つことができない．これは踵の離床期に要求される運動シークエンスで

第 5 章　歩行

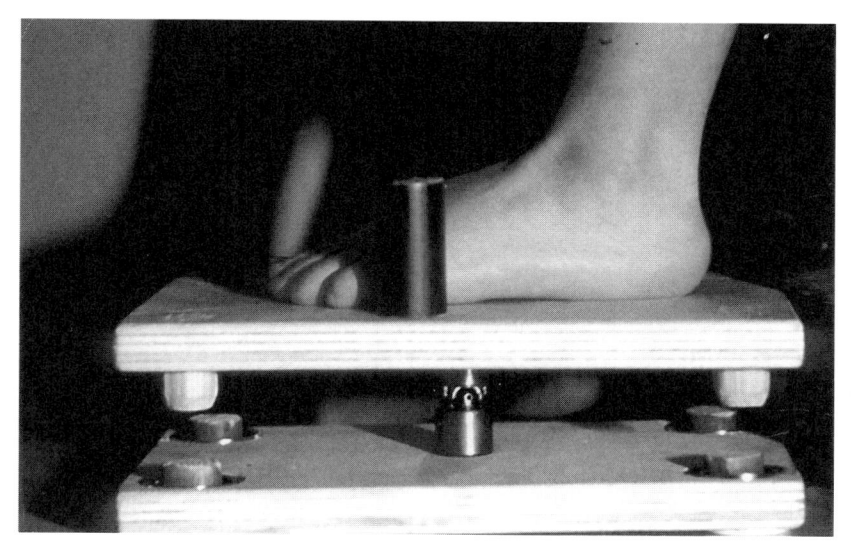

図 141

ある．幼児に課題を理解させるためには，不安定板の上に玩具を置いてそれを落とさないように指示するといった工夫もできる（図141）．

　踵接地期の運動シークエンスを獲得するための訓練としては，前後に動くシーソー台を用いた訓練がある．シーソーの上に前足部をのせ，踵はゴムボールの上に降ろせるようシーソー台からはみ出た状態とする．踵がゴムボールを押すと，縦に設置された透明ゴムチューブの中を色をつけた水が上昇していく．ゴムチューブの横には色水の高さを示すための目盛りとして，動物の絵か数字を書いておく．指示した絵や数字のところまで色水を上昇させることが課題として与えられる．課題を達成するために，幼児はゴムボールに加える踵の圧力を調整しなければならない．

　踵の離床を回復させる訓練の例としては，前足部を左右に傾斜する不安定板にのせて行うものがある．踵は不安定板と同じ高さに設定された別の固定台の上にのせる（図142）．幼児は，介助してもらいながら踵を固定台から上げるが，このとき床面から踵までの距離を当てる．そのために，踵が接触するところにさまざまな高さの小型の物体を置き，踵から床面までの距離を円筒形や立方体のブロックを使って認識させる（図143）．使用する

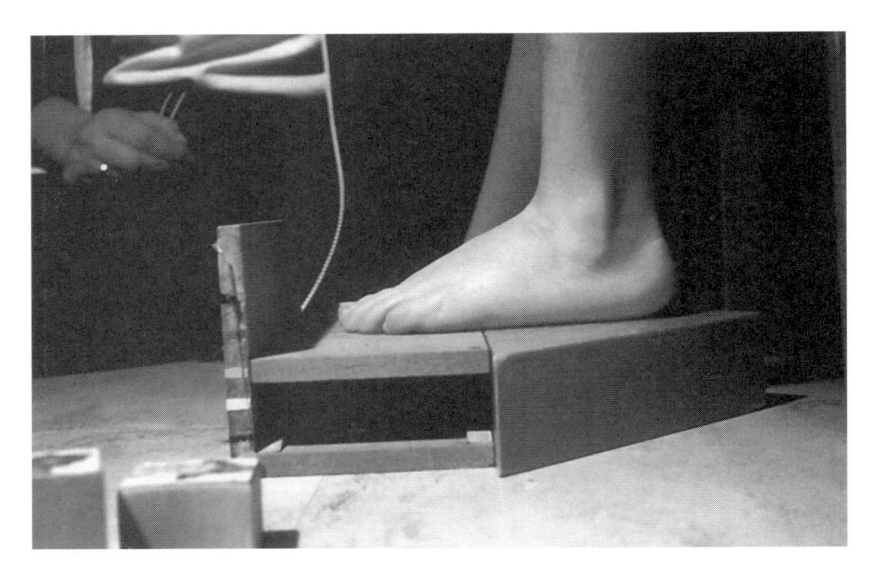

図 142

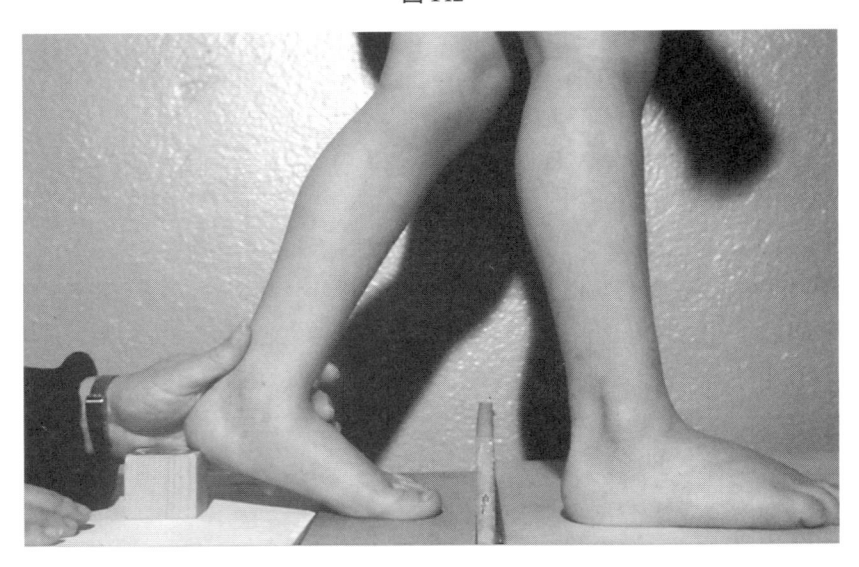

図 143

ブロックは，色を変えたり動物の絵などで判別しやすいようにしておく．踵離床期の運動シークエンスが正しく遂行されるためには，前足部における的確な圧力分配が必要となるが，これが正確にできているかどうかは不安定板の傾きで確認できる．訓練の課題は，不安定板を水平に保持しながら踵の床面からの距離を認識することである．

体重移動を制御するための訓練

　体重の移動をコントロールするさらに複雑な訓練は立位で行われる．この訓練では，歩行周期の各相に関わる複数の要素を同時に活性化することが要求される[原注3]（図144）．こ

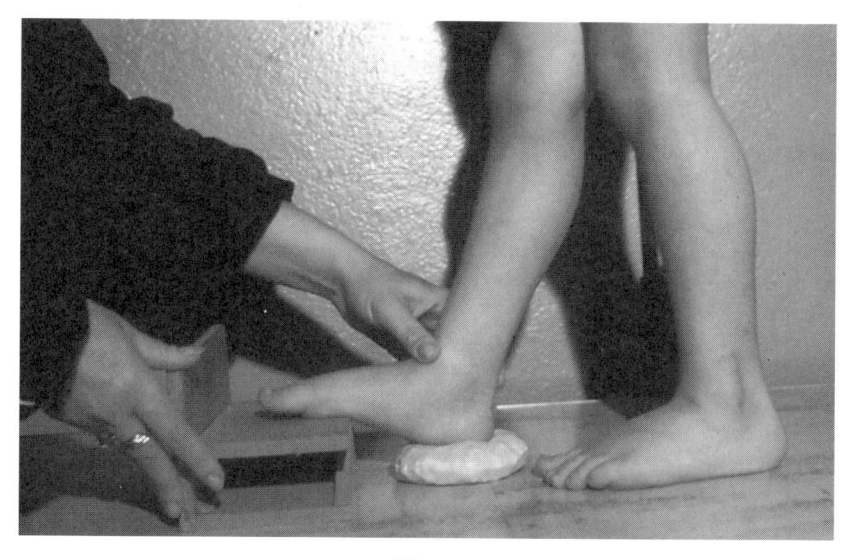

図144

原注3：幼児の訓練にも，体重移動のコントロールに T.C.C.1 型の治療用プラットホーム（Pannatoni, 1982）を使うことができる．この訓練器具を使用すると，体重移動の方向と量の両方を訓練の対象とすることができる．（訳注：T.C.C.1 型プラットホームは，体重移動の方向と量がモニターで視覚的にフィードバックできる機器．イタリアで市販されている．）

れまで述べてきた訓練で用いられたものと同じ器具，たとえば不安定板（Perelli, 1984）を使うことができる（図141）．

　訓練を立位で行うと，幼児にとっての治療状況はかなり複雑なものとなる．無数の運動の自由度を同時にコントロールすることが要求されるからである．この訓練の例として，遊脚期の運動を踵離床期から踵接地期へと繋げて獲得するためのものがある（歩行周期の60％と0％に相当）．左右に傾斜する長軸の不安定板を，レールの上にのせてそれを前後に動かすよう試みる（図145）．

　幼児は長軸の不安定板を前後に滑らせるが，このとき，不安定板を水平に保持しなければならない．またレールの両端の部分では不安定板が前後に落ちないようコントロールする必要がある．まず，第1の課題を達成するためには，足底の外側および内側の圧力を動的に調整しなければならない．次に，不安定板が前方に落ちないようにするためには，踵部にかける圧力を大きくする必要がある（踵接地期）（図146）．また，不安定板が後方に落ちないようにするためには（踵離床期），その逆の運動シークエンスを組織化しなければならない．すなわち，踵部の圧力を減らし，前足部にかける圧力を大きくしなければならないのである．

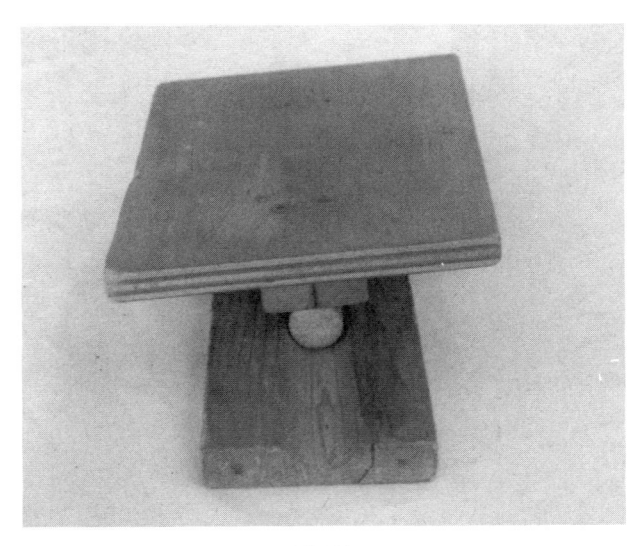

図 145

第5章　歩行

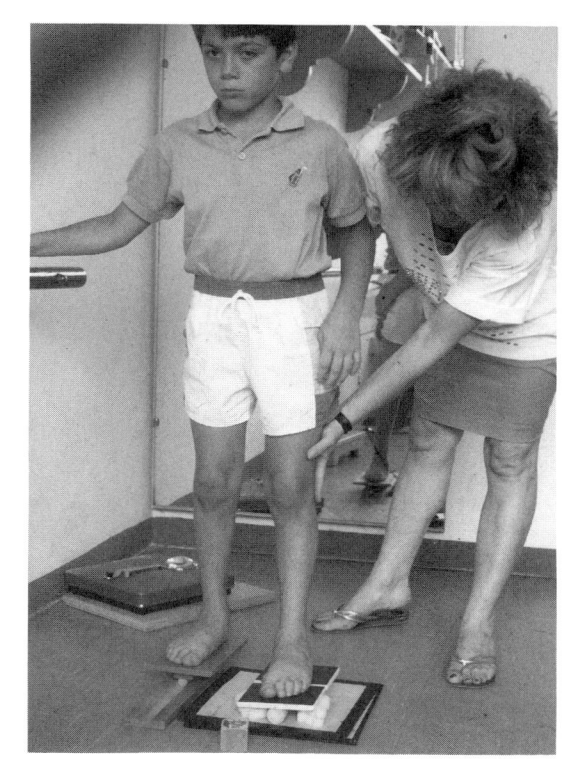

図146

第6章
空間と両手の協調：
システムモデルと相互作用モデル

Spazio e cooperazione bimanuale
Modello sistemico e interattivo
dello sviluppo dell'attività nel bambino

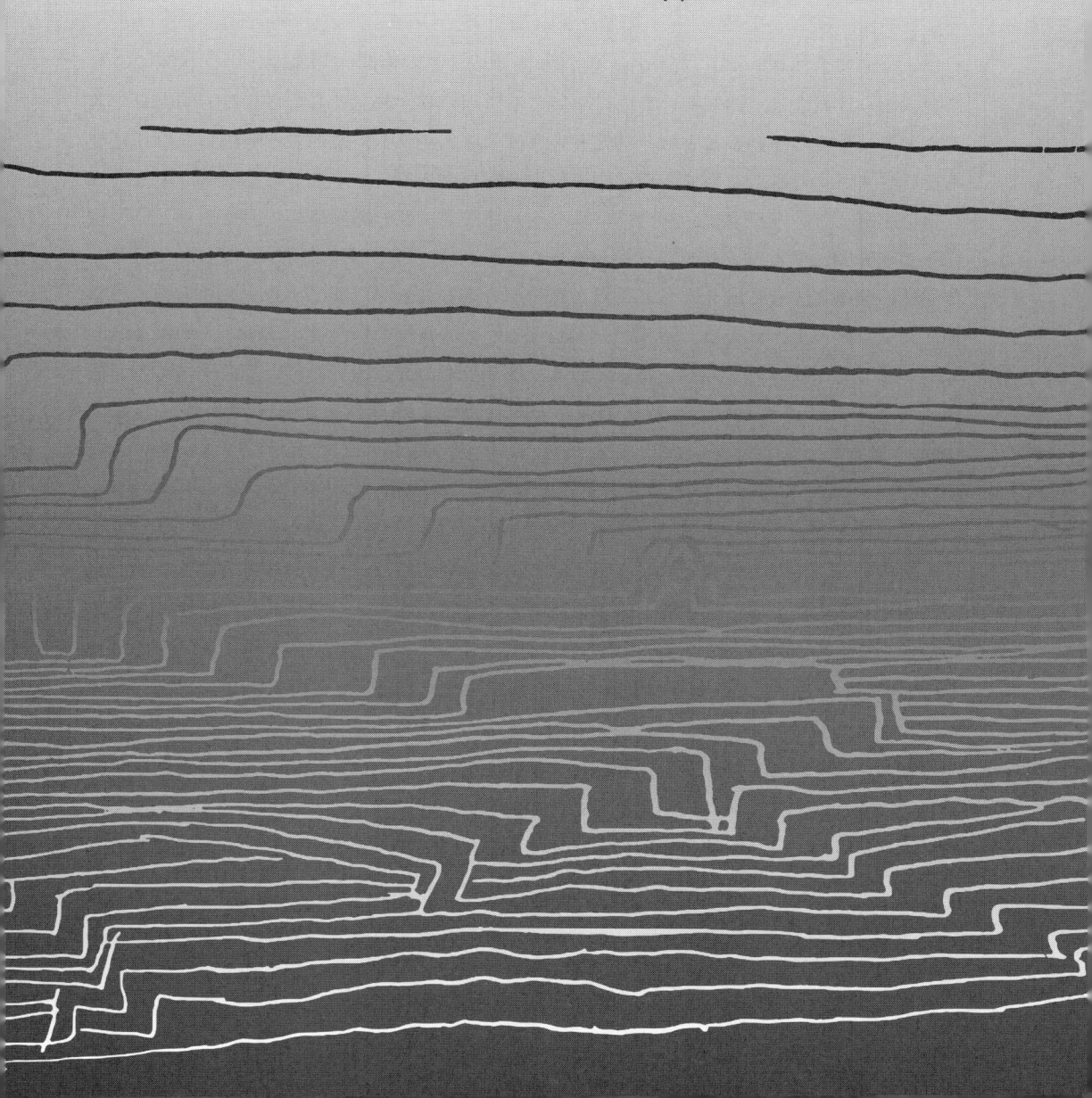

幼児の運動発達に関する
システムモデルと相互作用モデル

　この20年間で，出生直後からの幼児の運動を観察するためのシステム的なものの見方が推進されてきたが，特に発達心理学における研究は認知領域の研究にも新風を吹き込んだ．

　ひとつの複合体ユニット（Morin, 1986）を構成する要素間の関係性という意味でのシステムという概念は，認知という面においても新しい総体概念をもたらした．幼児をシステムとして捉えるということは，幼児という複合体ユニットが遭遇する解決しなければならないさまざまな課題に対する自己組織化の過程を捉えるということに他ならない．

　自己組織化という概念は，複合体ユニットが構成要素間の関係体の集合であるという意味をより鮮明にする．ここでいう複合体ユニットとは，単に部分の機械的な合計ではなく，要素間の関係によって成り立ち，世界に意味を与えることを可能にするシステムのことを指す．したがって，幼児は，情報データ処理のための各種の操作性を構築し，情報を処理していくうえで決定的な役割を担っている．認知機能の発達研究の広い部分を占める「情報処理モデル」のなかに，これに関連した有益な知見を見出すことができる（Fisher, 1985）．

　「操作」という言葉は，情報をあるモダリティーから異なるモダリティーへと変換することを意味している．その構築の第1段階は，知覚情報の操作に特徴づけられる．たとえば，対象物のある部分を視覚的に探索する目の動きのように，特定の知覚表面が外的な環境からの刺激を捉える，次いで対象物に関する視覚情報を固有感覚情報に変換する，あるいはその逆を行う，などである．

　「情報処理システム」のモデルを参考にすると，幼児が自己と世界に関する知識の総体で問題解決を行うために獲得・変更・管理するストラテジーを分析することが容易となる．今日でも，年齢経過に伴う運動の組織化の変化を記述し，その変化の原因の特定化を目的とした研究は有用である．このようなものの見方においては，訓練の目的は，病的な運動シークエンスのスキーマを要素間の変動する関係についてのスキーマにまで改善することとなる．これは，発達期におけるリハビリテーションにとってきわめて興味深いことであ

第6章　空間と両手の協調：システムモデルと相互作用モデル

る．

　情報処理モデル（Fisher, 1980, 1985, 1987; CamaioniとSimion, 1990）は，ピアジェ学派の"発達段階"，すなわち認識構造の集合体が変化していくという意味での段階という概念に対する批判に端を発している．これらの研究者達は，知識が注意・記憶の構造的・機能的な能力，および情報処理速度といった基礎的な能力から構築されていると考えている（Roseら，1991）．

　ピアジェ学派理論の古典的概念である"発達段階"は，その構造が前の段階とは区別され，新たに出現した独自な構造の集合体として表される．Piaget（1967）は，「各段階は，それを定義づける構造を通して均衡のとれた特定の状態を築く．そして，精神発達は，常により進んだ均衡の延長線上で実現する」と述べている．この理論では，幼児の発達は，概念の学習基準となる能力の程度でも評価される．それを含むすべての問題を解決できたとき，幼児はある一定の概念を学習したと判断される（Gobbo, 1990）．

　発達心理学者のなかには，ピアジェ学派の理論は，幼児の運動を理解するうえで能力を過小評価しがちであり，すべてが正しいわけではないという者もいる（Fisher, 1980; Case, 1978）．事実，幼児は，実際よりできることが少ないと考えられがちである．発達心理学モデルのレビューによれば，それは，ピアジェ学派の理論が量的な変化より質的な変化をより重視するからであるという．その結果，より複雑な能力の獲得のために事前要求として役立つ能力の発達の分析がおろそかになっている（Gobbo, 1990）．この場合の能力とは，ある条件下において，あるときは促進因子となり，またあるときは阻害因子となる変動要素を考慮して，ある種の運動を遂行できる能力のことを意味している．したがって，その後の研究では，単に幼児がある概念を獲得したか否かを理解するにとどまらず，むしろ認知発達の変容（Fisher, 1980）の解明に力が注がれた．そこでの関心は，「何が」発達するかというだけでなく，「どのように」発達するかという点にも向けられ，主体（注意，記憶，情報処理）と客体（課題の種類）の変化により大きな意味合いが与えられた．

　幼児は，文脈に順応する能力を獲得し，外的あるいは内的な文脈の変化に対応した行動をとることが観察される．この場合の文脈とは，物理的状況のみを指すのではなく，主体と客体間の関係の集合をも意味している．事実，同じ幼児が同じ課題を行う場合でも，たとえば対象物を変えるといった異なる文脈では，より高い集中力と解析能力を示すことがある．隠したものを探すという課題では，生後5カ月の幼児であっても，クッションの下

に隠したものより毛布の下に隠した物体の方をより簡単に探し出す（Rader, Spiro と Firestone, 1979）．このような文脈の変化における上記のような探索行動は，Piaget の分類した段階からみれば時間的に早熟過ぎる．すなわち，これは能力の発達が厳格な順序に従って起こるのではなく，その組織化には数多くの変動要素が関わり得ることを意味している．

　発達研究の関心の一部は，幼児の課題に対する理解力，記憶力，問題解決能力との関係において，幼児が採用するストラテジーの変化を考察することに向かった．このような見方の方が，発達における経験の役割をよりうまく説明できる．今日では，幼児あるいは新生児の注意力や記憶力の存在を疑う者はいないが，研究者達は，それらの可能性を過小評価していた（Mehler と Dupoux, 1992）．発達のいずれの段階においても，観察される運動には幼児がどの程度の複雑さの問題であれば解決可能なのかを示すものが存在する．

　知識の獲得から，さまざまな環境の側面や自己との相互関係に焦点を当てた新たな関心が生まれる．発達期には運動のストラテジーに変化がみられるが，それは情報処理能力の観点から解釈されるべきである．

　新生児の世界は，空間的には限定されたものである．自分の方へ向かってくる物体あるいは人間に対し，身体の周辺空間で行為を起こす．このような初期の基本的活動は，より広い知識の形成とより豊かなストラテジーの組織化のために不可欠なものと考えられる．

　より複雑かつ動的な行為の発達には，その各段階において，そのつど異なる情報に関する空間的基準と操作とが必要となる．ストラテジーが豊富になることにより，幼児は外的な変化と自らの関心を考慮して，自分を取り巻く環境世界と接触できるようになる．

　以上のような新しい観点から，運動ストラテジーの形成と身体の周辺空間との関係を分析してみよう．それは，決められた荷重領域と身体の位置において，幼児が体性感覚，すなわち触覚や運動覚，および視覚といった異なる感覚モダリティー間での知識変換を行うことによって，身体と環境との相互関係を築く世界であると定義できるかもしれない．

　身体の周辺空間に置かれた物体との相互関係の構築には，次の3つの過程が想定される．それは，「何が」，「どこで」，「どのように」を知る過程である．

　「何が」とは，こちらに向かって動いてくる既知の物体を指す．

　「どこで」とは，荷重領域と身体の位置に関する知識が生じる空間を指す．また，複数の物体間の空間的な関係に関わるものをも指す．

　「どのように」とは，操作を想定したうえで到達され得る，また，一部には予期的なも

のも含めて使用され得る行為の組織化のモダリティーのことをいう．

おそらく，知識に関するこれらすべてのプロセスは，空間において異なる方向性をもった動的な行為の構築において重要なものである．

空間は，手の介入による対象物の情報（その物体固有の性質，空間における位置，他の物体との空間的関係）と，関節の動き，重量感覚，身体の平衡性などの後から入ってくる情報とによって標準化される．変化する空間の探索は，操作という意味での運動ストラテジーの組織化をより豊かにする．

操作は，視覚的，触覚的，運動覚的，固有感覚的な知識と，それらの異なる種類の情報の異なるモダリティー間の変換を行う能力とを通して構築されていくと予想される．

幼児は，生後1年の間に，複雑な識別，迅速な学習，長期記憶，カテゴリーの作成能力を獲得し，モダリティーを越えた情報の変換処理ができるようになる（Roseら，1991）．複雑な物体の識別能力は6カ月くらいで身につく．5カ月では，視覚と固有感覚とのモダリティー間の関係を発見するようにみえる．この月齢の幼児は，モニター上で，研究者達が随伴的に定義する下肢の動きとそうでないものとを見せると，随伴的でない動きを長く見ることで視覚的に区別できることが証明されている（BahrichとWatson，1985）．

随伴的な動きとしては，幼児の目の高さから撮影している画像がライブでモニターされた．非随伴的な動きは，それとは違う視点で撮ったもの，あるいは，事前に撮影されたものとされた．実験の間，幼児には自分の実際の下肢が直接見えないようにしていたのにもかかわらず2種類の動きを視覚的に区別できたことから，研究者達は，生後5カ月の幼児には，視覚−固有感覚に完璧な対応があると結論づけた．この能力は，視覚−固有感覚というモダリティー間に早期の知識が存在していることを裏づけている．その知識は，いわゆる自然発生的な動きから生じた情報の処理をベースにしていると思われる．

視覚−触覚というモダリティー間の知識レベルは，もっと後になってから現れる．Roseら（1991）は，このタイプの知識は，構造的にすべてができあがっているとはいえないものの，生後7カ月で出現することを観察している．一方，12カ月になると，シンボルのレベルでこの能力を学習していることを示すという．触覚的にのみ知っている物体を視覚的にも識別できるということは，幼児が触覚情報を基礎としたある物体の記憶痕跡を有しており，それを同じ物体の視覚情報に変換したと想定できる．たとえば，幼児が視界外にある人形を触った後，それを見たときにそれが触ったものと同じ物体であるとわかるのであれば，それは，幼児が同じ対象物に関する異種間情報の比較を行ったことを意味

する．また，このことは，そのような分析過程をもって，ひとつの知覚データから物体に関する認識を再構築できたことを意味している．

種々のモダリティー間の関係を認識する幼児の能力は，身体と現実世界との関係を構築することの意味と，それに伴う認知過程のさまざまな側面をわれわれに示してくれる．

両手の協調と空間の組織化

幼児が体性感覚情報や視覚情報を通して早期に獲得する身体の知識は，自分の身体とは

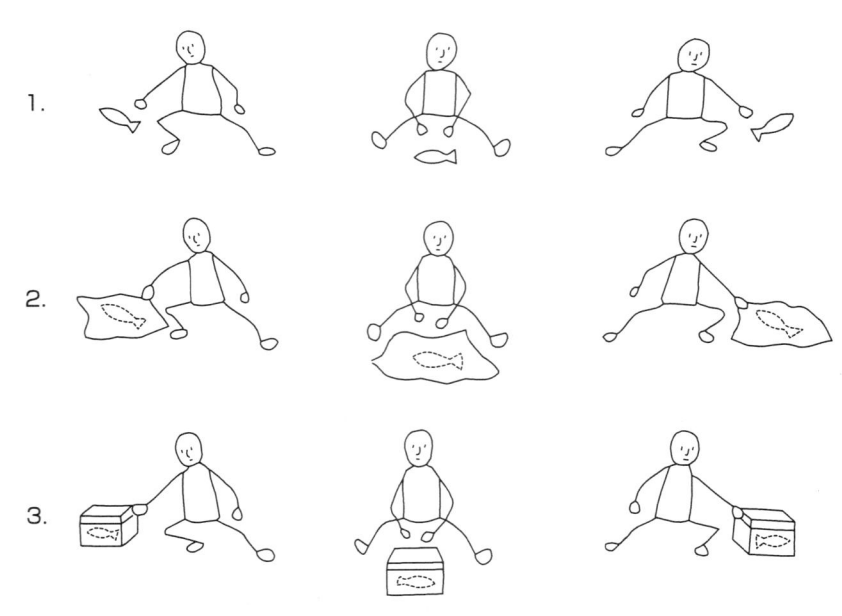

1. 上肢長より遠いところへ置いた物体へのリーチング
2. スカーフで隠した物体へのリーチング
3. 蓋がしてある箱のなかに置いた物体へのリーチング

図147

異なる空間に配置された物体や人間の情報と比較される．幼児が物体に向かい合い，それにリーチングするときには，物体そのものの特性だけでなく，物体の位置，身体の位置，上肢の描いた運動軌道といった特性をも学習する．したがって，外部世界との関係は，対象物の変化と動きそのものの変動によって生じる新しい知識を獲得することで構築される（BahrickとWatson, 1985）．

発達期にどのようにストラテジーが変化するのかを理解するために，健常な0歳児に複雑さのレベルの異なる課題を与えた．もうひとつの目的は，身体の周辺空間との関係構築をかんがみて，行為がどのように組織化されるのかを知ることにあった．そのために，同じ課題を異なる空間で行わせた．

課題としては両手の協調活動を設定した（図147）．5カ月半から9カ月の幼児4人に対して座位でそれぞれ前方と側方に置いた対象物に対する運動を観察した．テストの様子をビデオで撮影した後，スローモーション再生も含めて観察した．

■上肢長より遠いところへ置いた物体へのリーチング

この運動は，前方の空間に対するところから始まるが，5カ月半から7カ月で，すでによく組織化された活動として観察することができる（表3）．

両手の初期の協調運動も観察される．一側の手は対象物に向かい，他側の手は体幹を支えて安定させる機能を果たしている．また，それと同時に，体幹は対象物に向かう上肢の延長の役割をも担う．対象物への運動軌道は規則的であり，このことは上肢，体幹および荷重領域の間に実現された動的な関係の結果と解釈される．この時期において，側方の空間に対する両手の協調運動はまだ構築段階にあり，ある種の不安定性があることが特徴である．

対象物をつかむ手は，それが置かれた側の手であることが多く，対側の手は床の上で体幹を支えている．対側の手は，荷重領域の拡大，あるいは対象物へ向かう上肢のバランスを担っていると解釈できる．しかし，それは，まだ体幹と骨盤でうまくバランスをとることができないこの発達段階における，あくまで過渡的な代行機能といえる．

対側の手で物体をつかもうとする行動は，対象物が置かれた側の手でつかもうとする試みの後に起こる．対象物に近い方の手でリーチングできない，すなわち，視覚，触覚，運

表3

	対　象　物	
	5カ月半〜7カ月	7カ月〜9カ月
前方	ー物体が置かれた側の対側の上肢が支持として協調し，物体側の手でつかむ ー規則的な運動軌道	
側方	ー物体が置かれた側の対側の手で支持し，物体側の手でつかむ ー物体が置かれた側の手で試みるが，次いでその手は支持にまわり，対側の手でつかむ ー不規則な運動軌道	ー物体が置かれた側の手でつかむ ー事前に，あるいは同時に物体が置かれた側の手で支持して対側の手でつかむ ー規則的な運動軌道

＊5カ月半〜7カ月における，前方・側方での運動シークエンスの種類と運動軌道の違いに注意

＊5カ月半〜7カ月の幼児と7カ月〜9カ月の幼児での，前方・側方での運動シークエンスの種類と運動軌道の違いに注意

動覚の各情報が合致し得ないとわかったとき，幼児は運動シークエンスに関するストラテジーを変更する．事実，今度は対象物に向けて伸ばしていた側の手を支えにし，反対側の手を伸ばしてつかもうとする．

　同じ月齢の幼児が前方の空間に対してみせるものとは異なり，この空間において観察される運動軌道の不規則性は，上肢，体幹，荷重領域の関係がまだ良好でないことを物語っている．

　側方の空間における活動の組織化には，行動中の身体の支持基底面の縮小が必要になると考えられる．身体の支持基底面の面積を限定していくためには，体重移動がより正確にできるようにならなければならない．その後の時期，すなわち7カ月から9カ月になると，側方の空間に対して行われるものも含めて，動的な両手の協調運動がより盛んになることが観察された．すでに明らかにしてきたように（Puccini, 1991），このようなストラテジーは，先行的な行動として特徴づけられることがある．たとえば，物体が置かれた側の手を，対側の手が対象物に向かう前に床につくなどの行動である．このようなタイプの運動の組織化は，対側の手を床につくといった，目的達成のために不可欠なストラテジーの要

素を行動の前に挿入し，身体から対象物までの距離を測定して，より適切な時系列的シークエンスと運動軌道の経済性の獲得を目指しているものと考えられる．

■スカーフで隠した物体へのリーチング

前方の空間での課題における行動から，上肢の運動には対称的なものと非対称的なものとがあり，また，両手の協調が一部完成していることがわかる．

5カ月半から7カ月の幼児では課題の内容が理解されないことがあるが，その場合は運動軌道が中断されることに気づく必要がある．逆に，物体とスカーフの関係を理解し始めると，さまざまなタイプの行動が観察できる（表4）．月齢の小さい児の場合，前方の空間にスカーフがあると，両手でそれを取りにかかることがある．また，ときには，一側の手でスカーフを引っ張り，それを他側の手に持ち替えてから，スカーフをもう持っていない方の手で物体をつかむ．すなわち，対象物からスカーフを完全に取り去った後に，それに向かって対称運動（両手）か非対称運動（片手）かのいずれかでリーチングが起こるの

表4

	物体とスカーフ	
前方	5カ月半〜7カ月 ―スカーフを両手で取った後，両手あるいは片手で物体をつかむ ―物体が置かれた側の手でスカーフを取った後それを対側の手に持ち替え，次いで同側の手で物体をつかむ ―運動軌道の中断	7カ月〜9カ月 ―片手でスカーフをつかみ，次いで物体が置かれた側の手で物体をつかむ ―物体が置かれた側の手でスカーフをつかみ対側の手に持ち替える．次いで，あるいはそれと同時に物体が置かれた側の手で物体をつかむ
側方	―物体が置かれた側の手でスカーフをつかみ，それを離してから同じ手で物体をつかむ ―物体側の手でスカーフをつかんで反対側の手に持ち替える．次いで物体が置かれた側の手で物体をつかむ ―運動軌道の中断	―物体が置かれた側の手でスカーフを取り，それを両手でつかんだ後，物体が置かれた側の手で物体をつかむ ―物体が置かれた側の手でスカーフを取り，反対側の手に持ち替えると同時に物体が置かれた側の手で物体をつかむ

である．このように，課題は，問題をひとつずつ解く形でクリアーされ，運動シークエンスの組織化はその後に行われる．側方の空間においても，時系列的な観点からは同じタイプの運動シークエンスが観察されるが，リーチングは非対称的，すなわち片手だけで行われる．おそらく，身体の位置をコンスタントに保持するためには，対象物の空間的な配置から，より近い方の手でつかむ方がよいと判断されるのであろう．

7カ月から9カ月になると，それ未満の月齢児の場合とは運動シークエンスの時系列的な組織化が変化することがわかる．事実，スカーフを完全に取り去る前に対象物をつかむ．また，より月齢の低いときに観察された前方・側方による行動の差異は生じない．

後述するが，月齢の低い幼児の場合，身体の側方に置いた箱のなかの物体を操作するときには，箱が前方にくるように身体を回転する．

スカーフ／物体，箱／物体という2つのタイプの課題は，認知という面では類似した課題として捉えられるにしても，空間と時間という意味で，おのおのの物体間のさまざまな知識を動員しなくてはならないことが予想される．また，物体とスカーフとの関わりにおいて，一側の手が他側の手に対して行うこととスカーフに対する物体の位置との間にあまり直接的な関係がないという特徴もある．このことは，正確性・分離性に乏しい骨盤と下肢のレベルでの体重移動の質にも反映されることになる．

■蓋がしてある箱のなかに置いた物体へのリーチング

この課題は，行動の現場が前方の空間にあるのか側方の空間にあるのかによって両手の運動の組織化に違いがあることを観察するのに有意義な結果をもたらした（表5）．

何をするのかがある程度わかった段階における動きをみると，月齢の低い幼児では，両手の協調という観点からは左右の役割に差異がないことが観察される．前方の空間に箱を置いた場合は，両手を伸ばして蓋を叩く，箱を開け閉めしようとするなど，両手の運動が常に対称的であることに気づく．前者のような行動のタイプは，「何をするのか」という方向性が見出せず，箱について部分的で精度の低い知識の形を表している．一方，後者の箱を両手で開閉しようとする行動は，蓋という箱の要素に対して，より洗練された方法で向けられた認識過程の表れであるといえよう．この行動は，試行的な文脈において何度も繰り返された．観察中，たった一度だけ，一人の幼児が蓋を両手で空けた後，片手を箱の

表5

物体と箱		
	5カ月半～7カ月	7カ月～9カ月
前方	—箱の蓋の上を手で叩く —箱を両手で開けたり閉めたりしようとする	—箱を両手で開け，その手で物体をつかむ —箱を片手で開け，反対の手でものをつかむ
側方	—箱をそれが置かれた方の手で開け，その手を入れる —箱の蓋を手で叩く* —荷重領域の変更と身体の位置（正面）*	—箱をそれが置かれた方の手で開け，その手を入れる —箱を両手で開閉する* —蓋を両手で開け，箱が置かれた側とは反対の手を入れる* —箱をそれが置かれた側の手で開け，対側の手を入れる．箱のなかで物体に触っている手の上で蓋を開閉する* —荷重領域を縮小する*

*5カ月～7カ月と7カ月～9カ月の月齢における，両手の協調運動の組織化レベルと側方空間における荷重領域の変化との関係に注意

なかに突っ込もうとして蓋から手を離したのが観察された．

側方で同じテストを行うと，5カ月半から7カ月の幼児では，常に箱が置かれた側の手で蓋を開け，次いで対側の手を箱のなかに差し入れるのが観察される．

この月齢では，前方・側方を問わず，上肢の運動が対称的であろうが非対称的であろうが，両側の手の働きに違いは認められない．しかし，同じ月齢児に上肢長よりも遠いところへ置いた物体にリーチさせると，文脈のさまざまな側面で，2つの手の間に認知的な意味があると考えられるような差異を示す．すなわち，一側の手は対象物に向かい，他側の手は身体を支持するという差違が認められるのである．このような両手の初期の協調関係は，前方の空間においても側方の空間においてもみることができる．

この3番目の課題で観察される行動は，課題自体の特徴からも，また運動ストラテジーの組織化に対する空間的な配置からも，興味ある解釈を導くヒントとなり得る．前にも述べたように，側方の空間に置かれた箱の蓋を両手で叩く行動をとるとき，身体を対象物に

向かって回転し，対象物が身体の前方にくるように支持領域を調整する傾向が強くなってくる．このような選択がなされる理由は，この月齢では，骨盤レベルでの動的な体重移動が必要となるような側方空間への上肢の対称的な運動を行うことができないためであろう．

　7カ月から9カ月の幼児になると，課題を最後までやり通さないことがあるにせよ，左右の手の働きが異なった形での両手の協調運動がみられる．たとえば，一側の手が箱を開けておくために蓋を押さえている間，他側の手は箱の内容物を探索する．しかし，まだ空間および時間の認知が不完全なため，手を箱のなかから引き抜く前に蓋を離してしまう．この月齢で観察される，このようなどこか拙劣な行動は，幼児が課題のある局面を忘れてしまうのか，時間に関する情報，すなわち，対象物に対して一側の手が活動している間，他側の手はずっと蓋を開けたまま保持していなければならないことがまだ理解できていないためかもしれない．あるいは，視覚—触覚のモダリティー間の変換がまだ完成されていないため，蓋からの触覚情報だけでは，箱のなかを見てはいても，課題の文脈全体を判断できないことがその理由と考えられる．

　この月齢のストラテジーは非常に不安定である．両手で箱を開閉するような対称型の行動もあれば，箱に近い方の手で蓋を開け，開けた手で箱のなかを探るような行動もみられる．また，両手で蓋を開けて，箱が置かれた側とは反対の手を差し入れたりする．あるいは，箱側の手で蓋を開けて対側の手を箱のなかに入れたりもする．この最後の行動の場合，箱のなかに入れて物体に触っている手の上で，もう一方の手が蓋を繰り返し開閉しているのが認められることもある．この行動は，箱のなかに入っている手と蓋の動きを調節している手との間の空間的・時間的な関係を詳しく知る必要性があることを意味している．

　さらに，両手の運動と荷重領域との関係の重要性についても述べておきたい．この発達段階になると，もう側方の空間に対して身体を回転することはなくなる．その代わり，上肢の対称型の運動の場合にも，役割を異にした両手の協調運動の場合にも，荷重領域に縮小が起こる．これらの変化は，上肢，体幹，骨盤の支持区域についての関係が，月齢の低い幼児に比べてより精緻なものになり始めていることを物語っている．荷重線が質的に精度の高いものとなり，より限定された基底面内に収まるのである．

　これらの観察から，役割を異にする両手の関係は，まず上肢の対称型の運動に始まると想定できる．次いで，一側の手は容器に，他側の手はその中身に働きかけるという，2つの手の空間的関係の差違が出現する．

　このような分化における両手の関係は，対象物へのリーチングという課題ですでに学習

したストラテジーを利用して構築されると考えられる．事実，蓋を押さえる手は，少なくとも部分的には身体の支持として利用されている．このような仮説は，箱を押さえているような課題の場合より，動く箱のなかに重量物が入れてあるという文脈からの方がより明確に導き出される．この場合，幼児は蓋を両手で持ち上げた後，一方の手を箱のなかに入れて重量物をつかみ取ったが，このとき，箱が一部床から持ち上がった．このことから，ある一定の力で蓋を開けそれを保持していた手は，箱の中身の重さに力を釣り合わせていたと演繹的に考えられる．このストラテジーは，対象物へのリーチングという課題において，一側の手が対象物に向かうとき，他側の手は支持面を押さえて荷重機能を果たすということと，どこか似ている．

考察

上記の観察から，幼児の発達段階における行為の組織化にどのような変数が関与しているのかを明らかにすることができる．

操作の豊かなストラテジーを構築するためには，広範囲な空間を探索する能力だけではなく，より緻密な空間との関係を探索する能力がなければならない（Puccini, 1991）．ここでいう操作とは，ある一定の目的を達成するために知らなければならないものや考慮しなければならないもの，すなわち情報の組織化能力のことである．また，認知的に初歩的な行為には動的な体重移動は必要とならないが，空間的・時間的に複雑な行為には特異的な体重移動が必要となってくる．事実，身体の側方の空間にある物体へのリーチングでは，あまり明確な荷重領域の縮小はみられないのに対し，箱のなかに置かれた物体へのリーチングという課題のためのストラテジーを遂行する場合には，明らかな荷重領域の縮小がみられる（表6）．

運動ストラテジーと身体の周辺空間との相互関係の構築には，課題を解決するために手が対象物に対してとる行動の可変性が大きく関わる．幼児は，対象物にリーチングする際，まず身体の前方の空間での予期も含めた操作の豊かな運動ストラテジーを組織化していくが，このような能力は，すぐに側方の空間に対する運動に転移されることはない．しかし

表6

	物	物と箱
側方	（7カ月〜9カ月） ―箱が置かれた方の手でつかむ ―事前にあるいは同時に，箱が置かれた方の手で支持し対側の手で物体をつかむ	（7カ月〜9カ月） ―箱が置かれた方の手で蓋を開け，その手を入れる ―蓋を両手で開閉する* ―箱を両手で開け，それが置かれた側とは対側の手を入れる* ―箱をそれが置かれた側の手で開け，対側の手を入れる* ―箱をそれが置かれた側の手で開け，対側の手を入れる．箱のなかで物体に触っている間，箱側の手で蓋を開閉する* ―荷重領域を縮小・変更する*

*同じ月齢児の同じ側方空間における行動をみても，課題に対し両手協調のストラテジーの組織化レベルが異なることに注意

　側方へのリーチングの場合には，対象物と身体との空間的な位置関係を変えることなく行われる．
　一方，箱のなかにある対象物へのリーチングという課題では，複数の知覚器官からの情報が空間的あるいは因果的に複雑に組織化されるようになる．その場合，幼児は，身体の前方の空間を相互作用が可能な空間として選択することにより，身体に対する箱の位置という課題の一部を簡略化する．すなわち，箱が前面にくるよう骨盤と下肢を回転させ，自分に容易な空間を再構築しようとするのである．
　箱を使った課題では，認知過程はさらに豊かなものになっていく．箱という特定の物体の特性を理解する必要が出てくるためである．つまり，手での行為により箱の状況を変容する（蓋を開ける，閉じる）ことができることを理解しなければならない．あるいは，両手を使って2つの対象物（箱とそのなかの対象物）から得たそれぞれ異なる情報を扱わなければならない．課題が身体の側方に移されると，幼児は身体位置と荷重領域を変更するために体幹と下肢を回転させ，操作する空間を身体の正面に変更する．
　両手の協調は，動的な運動ストラテジーを組織するためにも，身体の周辺空間を組織化

するためにも重要である．これら2つの過程は分かち難いものであり，幼児は自分の周辺世界（物体で構成された空間）を徐々に認識していくなかで，自己の体性感覚空間を構築していくのである．

　両手を使うことで体幹の細分化が進み，より複雑な精神的操作を構築することが可能となって，システムのストラテジーがより動的になっていく．

　身体の周辺空間における両手を使った行為の発達過程を観察していくと，生後1年までの時期にいくつかの重要な変化が確認できる．

■両手協調の第1段階

　両手協調の第1段階として，一側の手で体を支えながら，対側の手で対象物へのリーチングを行うものがある．この場合，一方の手は体幹に対する認知構造として働いている．また，対側の手は，対象物に伸ばされることにより，対象物と手の位置に関する情報を得て，この情報を荷重領域に対してもたらす機能を果たしている．これにより，体幹は対象物に対する方向や距離を修正することができる．

　箱のなかに置かれた物体をつかむ課題になると，第1グループ（月齢5カ月半～7カ月）の幼児には，こうした協調運動はまだみられない（表6）．しかし第2グループ（月齢7ヵ月～9カ月）の幼児では，この協調運動を観察することができた．ある幼児では，片手で蓋を持ち上げた後，他側の手で箱のなかの重量物をつかむという行動が観察された．このとき，箱は固定されていなかったため一部床面から持ち上がった．蓋を持っていた手が一定の圧力を加えていたためである．

■両手協調の第2段階

　両手協調における運動ストラテジーの第2段階と考えられるものは，第3の課題で第1グループの幼児に観察された行為である．両手は対称的に動いて蓋を開け，それから閉じようとする．両上肢が同じ目的に向かって一緒に動くため，行為は一見非常に初歩的にみ

える．しかし，この課題は上肢・体幹・荷重領域に新しい運動の関係を創造することを要求するものであり，この行為もそれらの側面を理解するためのものなのである．

■両手協調の第3段階

両手協調の運動ストラテジーのさらに高度なレベルは，両手で箱の蓋を開け，片手を箱のなかに入れて物体に触れるという行為に認められる．最初はなかの物体をつかまない（表5）．

この種の相互作用には，2つの対象物に向けられた2つの手の活動を分化するという操作の構築が必要となる．蓋の上の手に対する他側の手と物体の相対的な位置関係，つかみ，リリースなどである．

■両手協調の第4段階

第4段階になると，より豊かで多様化した操作がみられる．一側の手で箱の蓋を開けるので，他側の手は箱のなかに入り，なかに置かれた物体をつかむ準備ができている．しかし，この月齢では，ストラテジーがまだ完全かつ的確に組織化されていない場合も多く，物体を取り出す前に，他側の手が蓋を離してしまうことがある（表5）．また，新しい関係は，まず身体の前方の空間で構築され，次の段階になって側方の空間でも構築されるようになる．したがって，身体の周辺空間におけるストラテジーの組織化（この場合は両手協調に関わるもの）に関わる変数には，課題の種類という変数と，課題の関わる空間に関する変数とがあると考えられる．

また操作の豊かな運動シークエンスをつくりだすためには，視覚・触覚・運動覚・固有感覚などの情報の組織化が必要であり，空間におけるこれらの情報のコード化が行われなければならない．1つの例を挙げて考えてみよう．幼児が片手で蓋を持ち，それを離そうとする運動シークエンスがある．幼児は蓋を持っていた手も他側の手と一緒に箱のなかに入れようとする．しかし，そうすると蓋が閉まってしまうのを見て，蓋との接触を保持しこれを持ち上げておこうとする．このとき，蓋の方を見てはいない．箱に対する触覚と運

動覚の情報だけで，蓋が正しい位置にあることを認識できているからである．このような行動は，幼児がより動的に注意を活用していることを示唆している．

注意能力について，Cohen（1972）は次の2つのモダリティーが存在するという仮説を立てている．

　a）「注意の獲得」または「注意の定位」の過程
　b）「注意の保持」または「注意の固定」の過程

第1の過程は，視野の端に投射された刺激に対して幼児が自らを定位する能力を指す．また，第2の過程は，一度刺激を注視したらそこに注意を継続する能力のことである．

上記の例では，手が蓋の上に置かれ，閉じかかる蓋を保持した時点では定位の過程が用いられており，箱のなかにある物体に向かった手に関しては固定の過程が介入してきている．

多種の情報を組織化し空間を構成することができるのは，知覚モダリティーの転換が行われるからである．転換とは，あるひとつの知覚器官（たとえば視覚）を介して認識した対象物を，その後それとは異なる感覚モダリティー（たとえば触覚）で認識することである．

このような対象物の認識は，注意を経済的に用いる過程にもつながる．ひとつの知覚モダリティーだけで対象物が認識され，その知識全体を記憶から引き出すことができるからである．したがって，注意を他の側面に向けることができ，ストラテジー内での操作をより豊かにすることが可能となるのである．

客体の空間（視覚，触覚，圧覚，運動覚）と主体の空間（固有感覚，運動覚）の間で複数の情報の組織化が行われるときには，感覚モダリティー間の変換が特に空間的な観点から重要になる．

認知運動療法

発達の解釈が変われば,評価の方法も変わってくる.

行為(たとえば対象物へのリーチング,つかみ)を観察する場合,幼児が身体の受容表面を介して対象物とどのような相互関係を構築するのかとか,上肢がどのような運動軌道を描くのかだけではなく,行為の遂行に関わる荷重領域との関係,身体の各部位間につくりあげられる身体部位間の関係も考慮しなければならない(表7).

上肢の行動評価表は幼児の手と対象物の相互作用の種類だけではなく,行為が行われる荷重領域,介入空間,身体部位間の関係をも検討の対象としなければならない(表8).

表7

運動行動のストラテジー
―行為の目的
―荷重領域
―身体部位間の関係

表8

相互作用	荷重領域
1. 身体の一部に触れる 2. 物体に触れる 3. 物体をつかむ 4. 片手で物体を操作する 5. 両手で物体を操作する	A) 体幹―頭部―下肢 B) 体幹―頭部―骨盤
空間	身体との関係
a) 前方 b) 側方 c) 上方 d) 下方	Ⅰ) 差違なし Ⅱ) 部分的に異なる Ⅲ) 補償を伴う部分的な差違 Ⅳ) 静的 Ⅴ) 動的

こうした観察を行うことにより，幼児の認知の組織化レベル，複数の情報を処理する能力，さらにそれらの情報を関連づける能力について，より正確な解釈を行うことができる．
　荷重領域を変更すると，対象物との相互作用の種類も変わることが観察されている．また，課題の種類を変えることで荷重領域を変更できる，すなわちストラテジーの種類を変更できることも観察されている．同じ課題であっても，それが異なる空間で提示されれば行為は変化する．たとえば，より初歩的なストラテジーへの回帰，荷重領域や身体部位間の関係の変更につながる．より初歩的なストラテジーへの回帰が起こるのは，自分の身体に関して完全な認識がなされていないためと考えられる．つまり，身体の各要素間の関係や体重の動的な移動という点での身体認知が欠けているためであり，また物体特有の性質に関する情報を組織化する能力が欠けているためでもある．
　幼児が複数の空間において対象物へのリーチングという行動のストラテジーを組織できるようになるのは，ひとつあるいは複数の物体に関する触覚，運動覚，圧覚，視覚，重量などの情報と自分の身体に関する触覚，運動覚，重量などの情報とを考慮できるようになったときといえよう．
　この時期における認知運動療法では，あまり容易には解決できないような問題や状況を提示すべきである．ある一定の知覚モダリティー内での情報探索を促すだけでなく，複数の感覚モダリティーから送られる情報間の関係を組織化するようなものでなければならない．たとえば，幼児に物体表面の認知という訓練を行った場合，問題を解決するために幼児が遂行しなければならない操作は，①触覚分析，②触覚─視覚への変換，③視覚分析，④確認，である．

　幼児が置かれる状況は，あまり動的に構築されていない行為が，より多様化した活動に変わっていく契機となるようなものでなくてはならない．

　訓練は，幼児がエラーを知り，課題の遂行中にそれを修正できるものであることが望ましい．そのためには，すでに確定した知識と新しい要素との差が幼児の認知レベルにとって適切であるような課題を選定することが重要である．状況が簡単すぎても複雑すぎても，幼児の探索ニーズを促すことにはならないからである．さらに，自発的な状況ではおろそかになる情報の探索を促すものでなくてはならない．たとえば一番欠陥のある知覚器官が触覚であれば，そうした情報を強調するような状況（訓練器具，認知問題）をつくりだす

ことが重要である．

こうした一般的な条件を踏まえながら，身体の周辺空間の構築に向けて両手協調の運動ストラテジーの組織化を促進するためにはどのような訓練が適当か考えてみたい．

以下は，ストラテジーを豊かにするために重要となるプロセスは感覚モダリティー間での情報変換に関わるという仮説（Puccini, 1993）に基づき，こうした認知を促進するために考案された訓練である．

訓練は3段階に分かれている．

① 一側の手は安定した平面上で荷重のために使用し，他側の手は対象物との関係をつくりだすために使用する訓練．
② 一側の手の荷重を減少させて両手の認知の役割を多様化し，体幹には行為の多様化の意味を与え，骨盤にそれまで上肢と共有してきた荷重機能を負わせるための訓練．この訓練グループには，一側の手から他側の手への運動覚や触覚情報の転送の訓練であるとか，触覚・運動覚情報の視覚情報への「翻訳」およびその逆を促進するための訓練も含まれる．
③ 両手間の空間的認知，および身体に対する両手の空間的認知を促進するための訓練．これは触覚と運動覚情報を使って行う．

■第1段階の訓練

第1段階の訓練の例としては，硬度の異なる2種類のスポンジを使うものがある．これらのスポンジは，触覚的に区別できないようにするために同じ布で覆ってあり，見た目には違いがわからないようになっている．

訓練は，できれば視覚情報を遮断した状況で行うことが望ましい．2種類のスポンジは，幼児の身体に対し異なる2つの空間に同じ配列で並べ置く（図148，図149）．たとえば，セラピストが2種類のスポンジを幼児の前方の空間，すなわちテーブルの上で1種類を右側，もう1種類を左側に縦に長く並べる．セラピストは幼児の手をあるスポンジの上に置き，その硬さ・位置を基準とする．そして，他側の手をその前に置かれたスポンジの列に導き，基準としたスポンジに対応するスポンジはどれかを当てさせる．位置がわかったら，

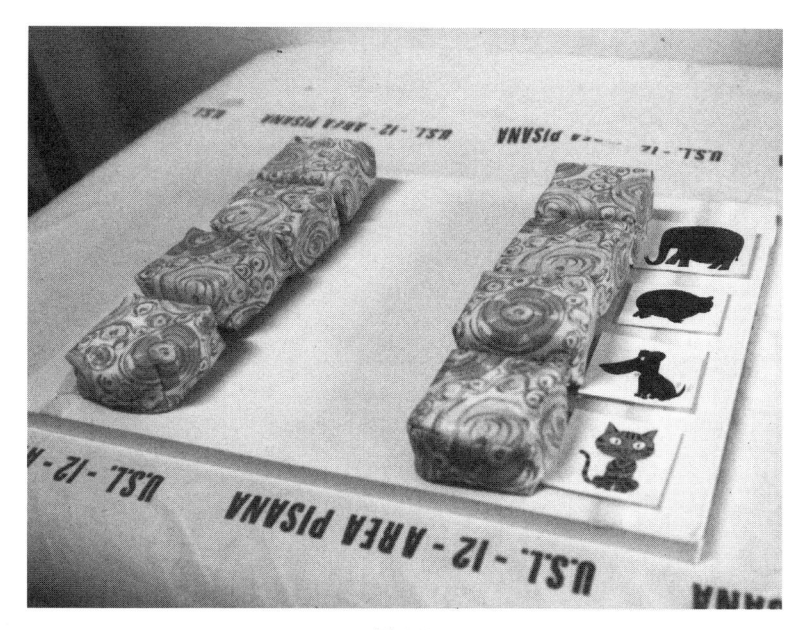

第 6 章　空間と両手の協調：システムモデルと相互作用モデル

図 148

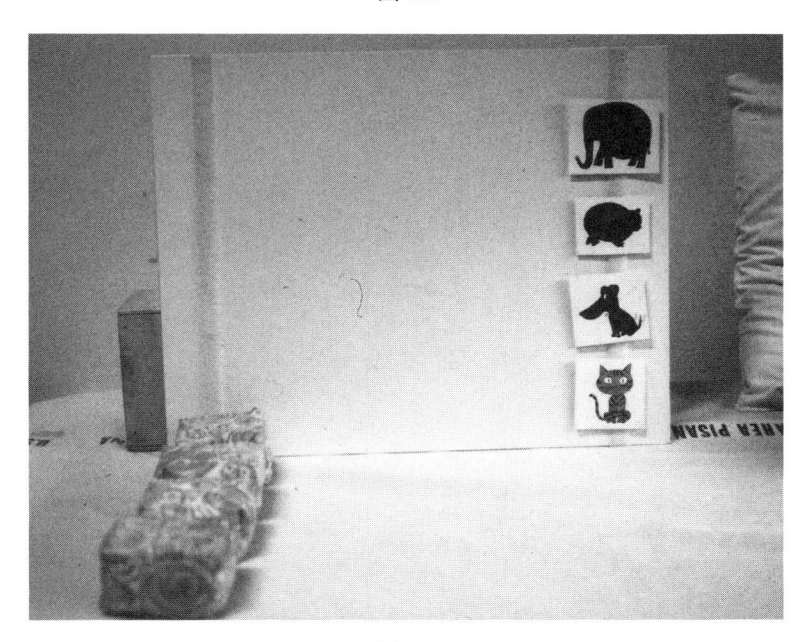

図 149

次はそのスポンジの硬さを当てさせる．

　この問題を解決するためには，上肢の位置の情報に加え，圧覚情報というもう1つの情報にも注意を向けなければならない．これは身体各部間における複数の関係の構築を促通するものであり，幼児は，自分の身体に関する情報と対象物に関する情報の両方を考慮することができなければ，問題の解決は不可能である．

■第2段階の訓練

　第2段階の訓練は，一側の手の負荷を減少させ，両側の手の認知的な役割を区別化することを目的とするものである．この訓練は，図150に示されるような訓練器具を用いて実施することができる．この訓練器具は，以下のような器材により構成されている．

　a）左右に傾斜する可動式不安定板

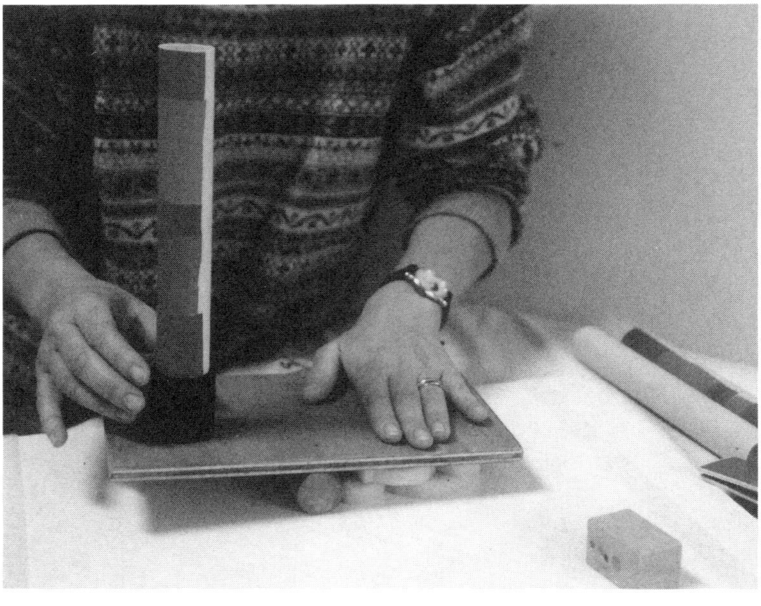

図150

第 6 章　空間と両手の協調：システムモデルと相互作用モデル

b）いくつかのプラスチック製の筒：これらの筒の表面の一部に素材や長さの違う布の帯を貼り付けて，触覚的な探索材料を提供する．

c）平らなボード：ボードの上には筒に貼り付けたものと同じ布の帯が貼られており，触覚チャンネルを介して得た表面形状の知識を，今度は視覚的に認識できるようにしてある．

　左右に傾斜する不安定板を，幼児の前のテーブル上にのせる（図151）．不安定板が揺れるように中心で支えている軸は，この不安定板を2面に分割している．その一方の面に幼児の手をのせる．訓練をあまり複雑にしたくないときには，不安定板の下にストッパーやスポンジ，スプリングなどを挿入し，傾斜を少なくすることもできる．もう一方の面に

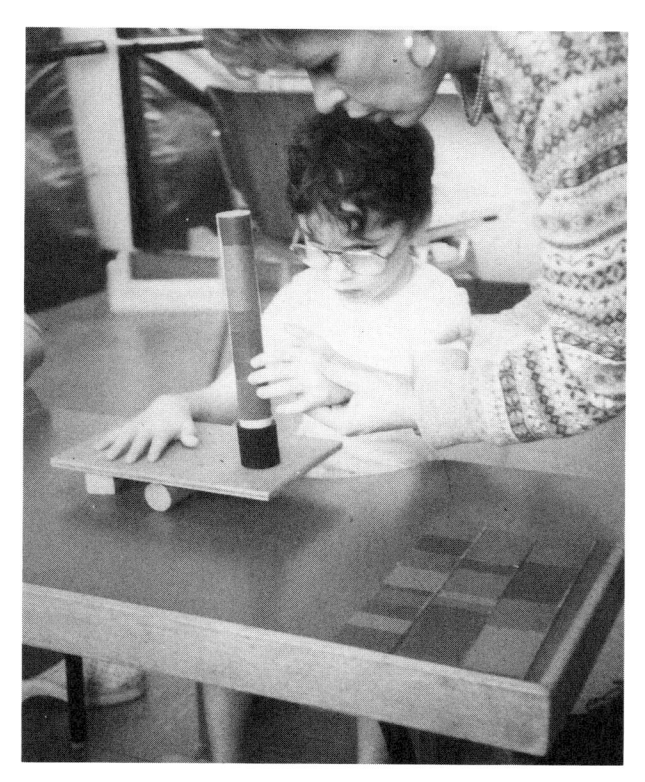

図 151

は筒のひとつをのせるが，この際，触覚的な知覚仮説を提供する部分は視野から隠して見えないようにしておく．また，ボードはよく見えるところに不安定板と並べて置く．

　幼児は筒の上を触って知覚したものを，次に視覚情報を使うことによってボード上の対応した素材で認識しなければならない．セラピストは幼児の手を導いて筒上の布の帯をなぞらせ，続いて対応するボード上の素材を視覚的に認識させる．この問題を解決するために，幼児は筒から集めた触覚情報を把握しなければならないが，これは，対側の手で不安定板上に的確な圧力を加えながら行わなければ不可能である．

　あるひとつの感覚モダリティーを介して得た知識を一側の手から他側の手へと転送させる訓練としては，一辺が10cmの木製パネルを使うものがある．これらのパネルの上には少しずつ変化させた幾何学的な図形が浮き彫りにされている（図152）．幼児には，手掌面あるいは手指を使ってその図形をなぞらせる．次にもう一方の手で先に触ったものと同じ図形を探させる．この訓練は閉眼で行われ，視覚を除いているので，一側の手から他側の手への感覚モダリティーの伝達を促進するものとなる．

　同じ訓練器具を使い，知識のモダリティー変換についての訓練を実施することもできる．この場合，一連のボードを幼児の身体の周辺空間に並べる．たとえば身体の前部に配置してもよい．セラピストが幼児の手の運動を誘導してボードの上に描かれた形状を感じ取らせる．次いで，幼児は視覚を通じて，先に触覚で知覚した形状を探す．

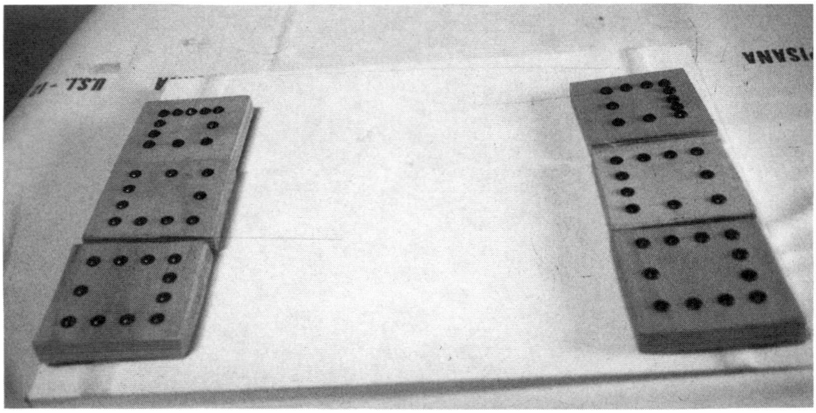

図152

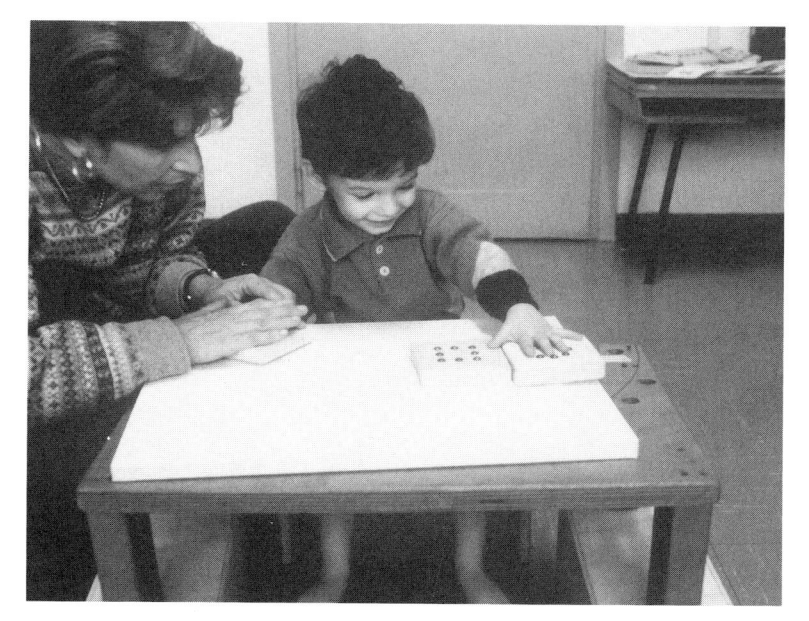

第6章　空間と両手の協調：システムモデルと相互作用モデル

図153

　同じ訓練を知覚の変換方向を逆にして行うこともできる．まず視覚を使って情報源を与え，次に触覚で認識するというやり方である（図153）．

▰第3段階の訓練

　第3段階の訓練としては，両手の位置関係，手と身体の位置関係という空間認知を促通するための例を挙げてみたい．
　両手間の距離に関する運動覚の情報を取り上げる訓練としては，厚紙を切り抜いてさまざまな長さの動物を表したものを使うものがある．動物の切り抜きを1つ選んで，両手を使ってその端に沿って触らせる．可能であれば，このとき，視覚情報を遮断あるいは曖昧にする（図154，図155）．視覚情報に依存させないようにするには，たとえば動物の切り抜きを幼児の目線よりも高い平面の上に置いて触らせるなどの工夫をほどこす．次に，視

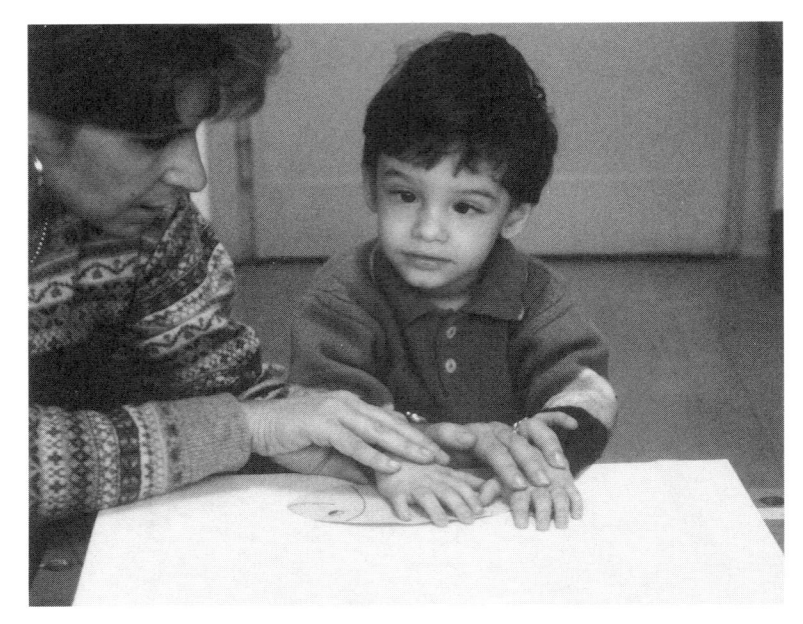

図 154

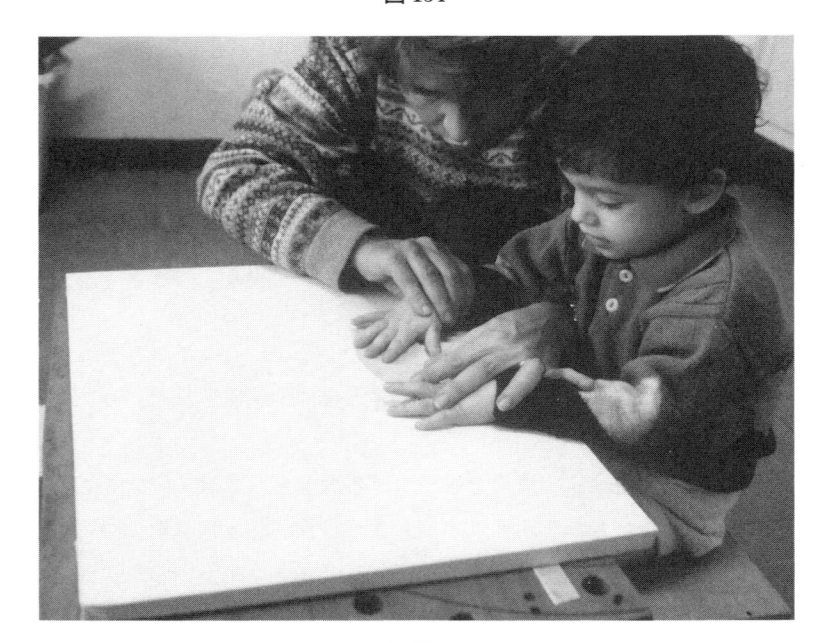

図 155

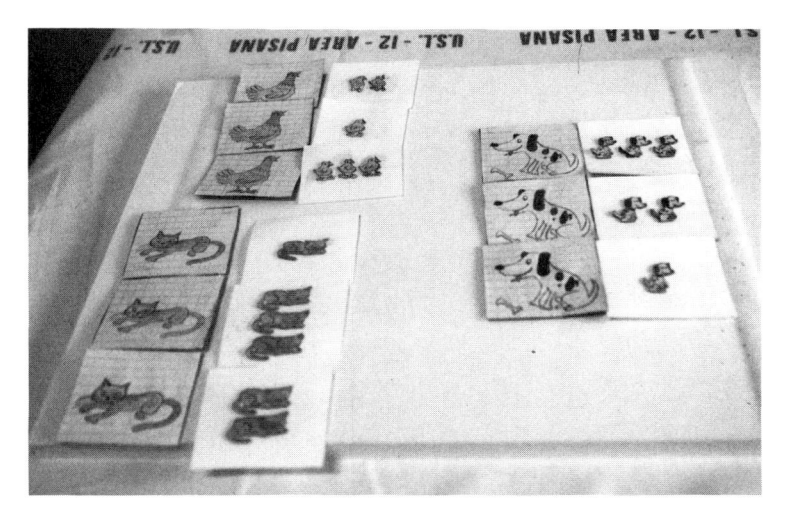

第6章　空間と両手の協調：システムモデルと相互作用モデル

図156

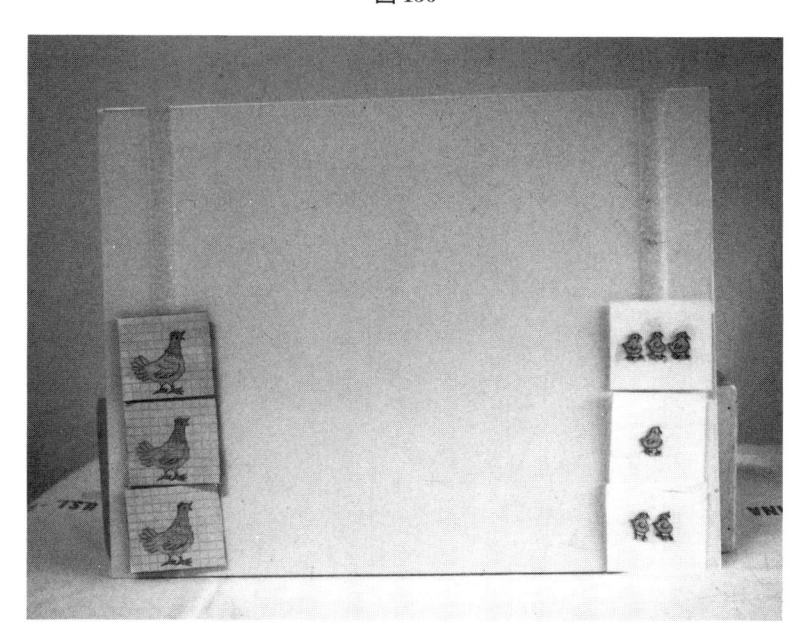

図157

覚を通して動物の長さを当てるよう指示する．動物の長さを確定するためには，幼児は両方の手の間の距離を基準とする．触った動物を次に視覚で認識するためには，運動情報を視覚情報に変換できなければならない．これも，前述の訓練と同様，逆に視覚情報から運動情報への変換の訓練としても使える．

　両手と身体の位置関係の知識を獲得させるための訓練としては，動物の親子の図がついたパネルを用いた訓練がある（図156，図157）．親動物として，猫，犬，馬などが１匹ずつ描かれたパネルを幼児の身体からの距離を変えて並べる．それと対応するところに，それぞれの動物の子どもを並べる．おのおのの動物の子どもの数は異ならせておく．これらのパネルを幼児の正面に置いたテーブルの上に並べる（図158）．幼児の一側の手を動物の親のところにもっていく．次いで，対側の手を誘導してその親に何匹の子どもがいるのかを知覚させる．動物の形は貼り付けてあるので，触覚で知覚することができる．課題を与えるときは閉眼で行う．これに解答するために，幼児は運動覚および触覚の情報を介し

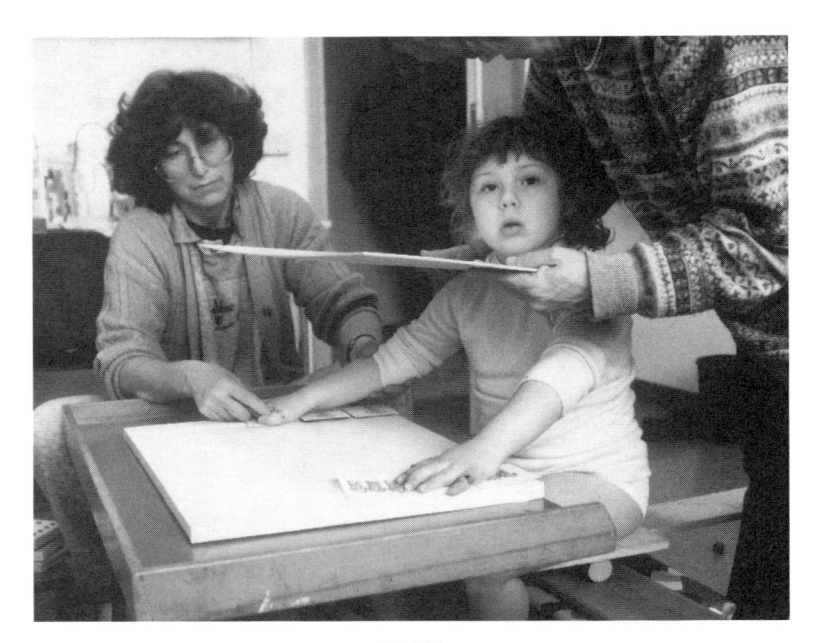

図158

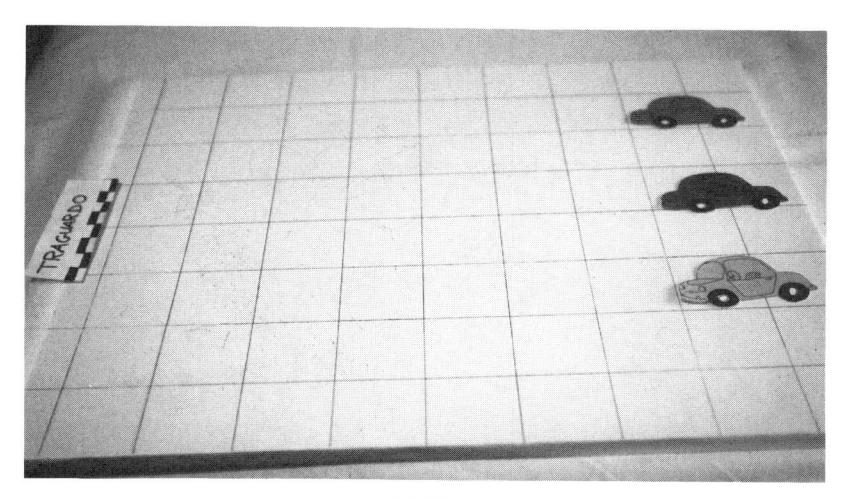

第 6 章　空間と両手の協調：システムモデルと相互作用モデル

図 159

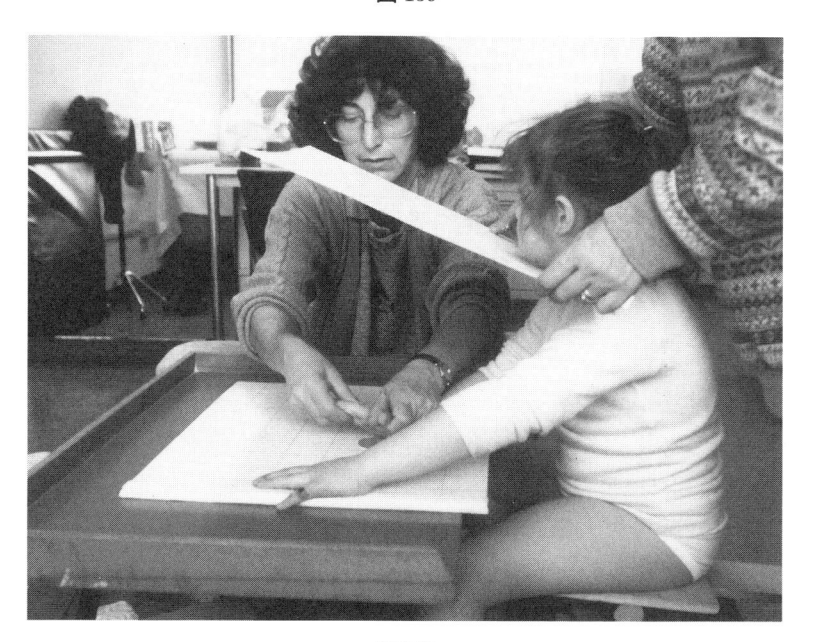

図 160

て身体から両手のおのおのの距離を認識し，両方の手と身体の距離が等しいどうか，また子どもと親が対応しているかどうかを確認しなければならない．

　訓練は，体性感覚情報を組織化することにより知覚仮説を検証できるような形になっており，それらの体性感覚情報をより特異的かつ複雑にしていく必要がある．

　空間の複数の要素に基準を置く訓練としては次のようなものがある．大きなボードの一方に複数の玩具の自動車を置き，反対側にゴールを描く（図159）．幼児の一側の手はゴールライン上にのせる．次に，対側の手で，セラピストに介助されながら直線コース上で自動車を走らせ，ゴールの少し手前で停止させる（図160）．同じ手順で，身体からの距離が異なる軌道の上で他の自動車を走らせ，やはりゴールの手前で停車させるが，そのときのゴールからの距離が先の自動車とは同じにならないようにする．課題は閉眼で行い，幼児にどの自動車の方がゴールラインに近いところで止まっているかを当てさせる．答えを出すためには，幼児は身体から手（自動車を動かした手）までの距離と，両手間の距離の両方に関する体性感覚情報を考慮しなければならない．

　訓練は，さまざまな種類の情報を収集することにより，対象物に固有な性質についての認識を組織化していくようなものにする必要がある．対象物は「何を」に関するストラテジーの要素である．また，多様化された体性感覚への準拠は「どこの」についての側面を表すものであり，ストラテジー構築の手順を形づくる豊かな操作は「どのような」を示すものである．

　「何を」についての知識は，物体に固有な特性の差違を捉える訓練により促進できる．たとえば，幾何学模様の形の差やスポンジの硬さの違いを認識する訓練である．

　また「どこの」についての認知は，身体に対する対象物の位置であるとか両手間の位置関係などに関する知覚仮説を立てなければならないような訓練で促通していくことができる．前述の訓練の例では，動物の親子を使った訓練や玩具の自動車を使った訓練がこれにあたる．

　ストラテジーの操作の豊かさは，「どのように」という側面を代表するものである．これは複数の感覚モダリティーによる認識，すなわち異なる感覚モダリティー間と同一の感覚モダリティー内の情報変換により促進される．

文献
Bibliografia

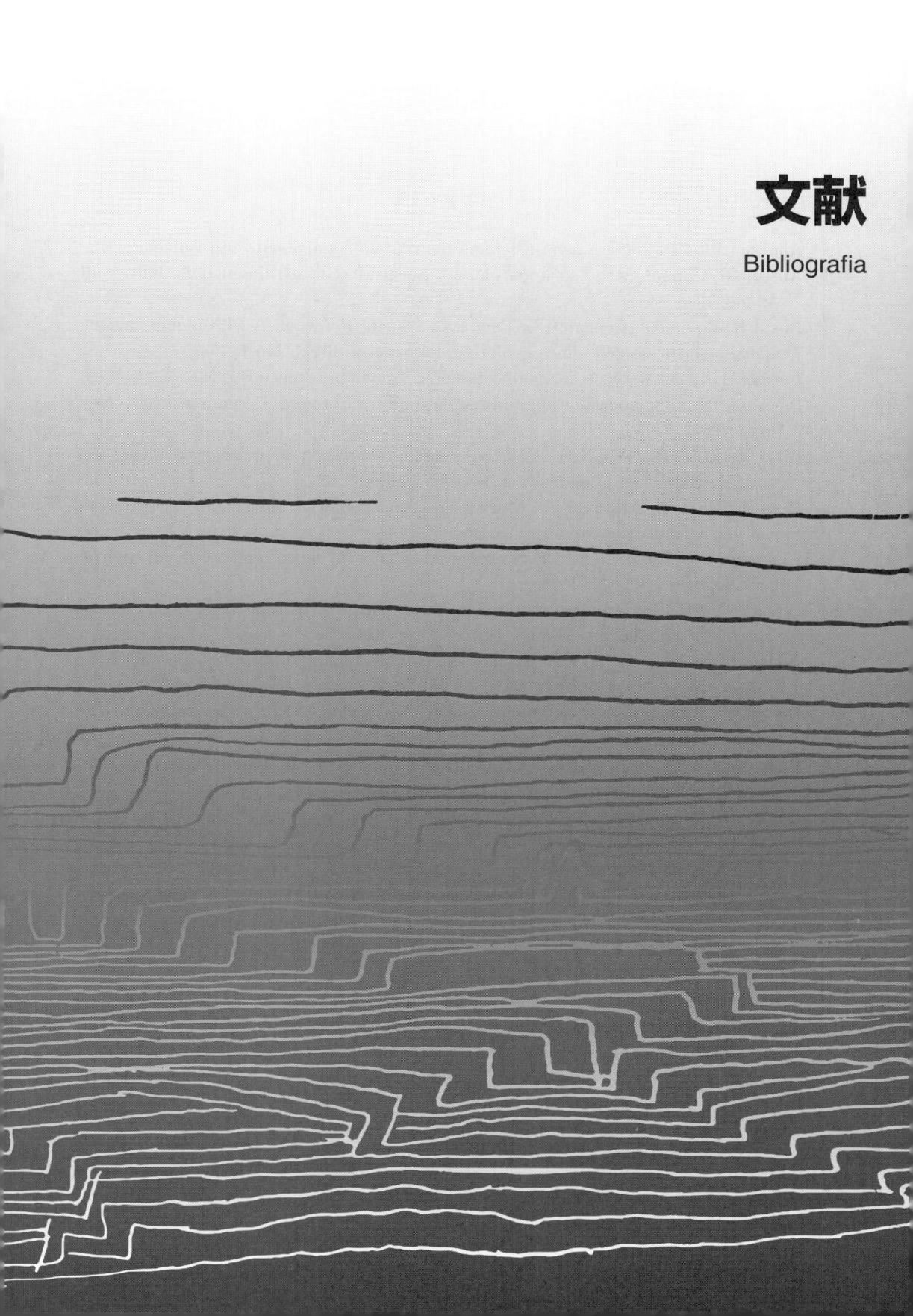

原著参考文献

Anokhin PK：Biologia e neurofisiologia del riflesso condizionato, Ed Bulzoni, 1975.

Austin GL：Come agire con le parole, in：Sbisà M 〈Gli atti linguistici〉, Feltrinelli, Milano, 1978.

Basili K, Bovani P, Gennaioli G, Pefetti C, Puccini P, Vecoli A：La manipolazione, analisi strutturale delle linee evolutive. I Quaderni di CR, No 1, 1981.

Berlucci G：Basi nervose del comportamento：sviluppi recenti. Fed Med 3, 213, 1983.

Bernstein N：The coordination and regulation of movement. Pergamon Press, New York, 1967.

Bizzi E, Kalil RE, Tagliasco V：Eye-head coordination in monkeys;evidence for centrally Patterned Organization. Science 173：452, 1971.

Bizzi E, Polit A, Morasso P：Mechanisms underlying Achievement of final head position. J Neurophys 39：2, 1976.

Blakemoore C, Cooper GF：Developmental of the brain depends on the visual environment. Nature 228：477, 1970.

Bobath B e K：Lo sviluppo motorio nei diversi tipi di paralisi cerebrale. Libreria Scientifica, già Ghedini, Milano, 1976.

Boccardi S, Licari V：Il cammino indipendente nel bambino. Riabil e Apprend, Anno 3, 1982.

Bonini P, Sabbadini G：Movimenti oculari, percezione visita, apprendimento. Ed Bulzoni, 1982.

Bozzi T, Giacomini F, Gottardi M, Puccini P：Analisi strutturale della acquisizione dei movimenti dell'arto superiore. Riabil e Apprend, Anno 2, 1981.

Bower TGR, Dunkeld J：Perceptual development. Unpublished manuscript, cit in Bower TGR, 1978 〈Lo sviluppo neuropsicologico dell'infanzia〉. Il Pensiero Scientifico Ed, 1973.

Bower TGR：Lo sviluppo neuropsicologico nell'infanzia. Il Pensiero Scientifico Ed, 1978.

Brazelton TB：Scala per la valutazione del comportamento del neonato. Ed Ambrosiana, Milano, 1977.

Bruner JS：Prime fasi dello sviluppo cognitivo. Ed Armando Armando, Milano, 1971.

Bruner JS：Dalla comunicazione al linguaggio：una prospettiva psicologica, in：Camaioni L 〈Sviluppo del linguaggio e interazione sociale〉. Ed Il Mulino, 1978.

Bullinger A：Orientation de la tête du nouveau-né en presence d'un stimulus visuel：L'Année Psychologique 2：357, Ed Université de Genève, 1977.

Burke D：The activity of human muscle spindle endings in normal motor behavior.

Neurophys IV : 91, 1981.
Camaioni L, Bates E, Volterra V : Performativi senso-motori, in : Camaioni L 〈Sviluppo del linguaggio e interazione sociale〉. Ed Il Mulino, 1978.
Ceruti M, Bocchi G : La sfida della complessità. Ed Feltrinelli, Milano, 1985.
Collewijn H : The modifiability of the adult vestibulo-ocular reflex. TINS children, in : 〈Constraints on learning〉. Academic Press, London, 1979.
Cotman CW, Nieto-Sampedro M : Brain function, synapse renewal, and plasticity. Ann Rev Psychol 33 : 371, 1982.
De Beaugrande J : cit in Dressler A : Introduzione alla linguistica testuale. Ed Il Mulino, 1984.
De Doncker Em Kowalki C : Le pied normal et pathologique. Acta Orthop Belg 22 : 561, 1970.
Doman G : Cosa fare per il vostro bambino cerebroleso. Ed Armando Armando, Roma, 1975.
English AW : An electromiographic analysis of compartments in cat lateral gastrocnemius muscle during unrestrained locomotion. J Neurophys 52 : 114, 1984.
Evarts EV : Sherington's concept of proprioception. TINS 2 : 44, 1980.
Fortunati Am Benigni L : Storia e prospettive del metodo osservativo negli studi sull' infanzia. Psichiatria dell'infanzia e dell'adolescenza 51 : 211, 1984.
Gal'perin P Ja : Contributo allo studio dello sviluppo intellettuale del bambino, in 〈La formazione dei cocetti〉 a cura di Veggetti MT. Ed Giunti Barbera, 1977.
Gatev V : Ontogenetic development of the oculomotor control system. in : Medécine Cibernétique IV Congrés International, Nice, p469, 1966.
Gesell A, Amatruda C : Developmental diagnosis. Knoblook H, Psamanick B Ed, 1947.
Gottfried AW, Rose SA : Tactile recognition memory in infants. Child Develop 47, 1980.
Halverson HM : The acquisition of skill in infancy. J Genetic Psychol 43 : 3, 1933.
Harris C, Mac Farlane J : The growth of the effective visual field from birth to seven weeks. J Exper Child Psych 18 : 340, 1974.
Hirsch HVB, Spinelli DN : Visual experience modifies distribution of horizzontally and vertically oriented receptive field. Science 168 : 869, 1970.
Hivarinen J, Poranen A : Function of the partial assicative are 7 as revealed from cellular discharges in alert monkeys. Brain 97 : 673, 1974.
Ingram TTS : The new Approach to early diagnosis of Handicaps in childhood. Dev Med Child Neurol 11 : 269, 1969.
Ito M, 1972, cit in Collewjin H, 1979 : The modifiability of the adult vestibuloocular reflex. TINS.

Jouvet M, 1973, cit in Sommerhoff, 1973 : Logic of living brain. Ed Wiley & Sons.

Kagan J : Quando i bambini incominciano a pensare. Le scienze 2 : 70, 1973.

Kagan J, Mussen PH, Conger J : I primi due anni. Parte Seconda di : ⟨Lo sviluppo del bambino e la personalità⟩. Ed Zanichelli, 1976.

Koupernik C, Daylly R : Lo sviluppo neuropsicologico nella prima infanzia. Ed Piccin, 1981.

Landsmeer JMF : Atlas of Anatomy of the hand. Churchill Livingstone, Edinburgh, London and New York, 1976.

Lang J, Wachsmuth A : Anatomia pratica Vol 1 parte IV. Ed Piccin, Padova, 1978.

Levinson VS : La pragmatica. Ed Il Mulino, Bologna, 1985.

Luria AR : Come lavora il cervello. Ed Il Mulino, Bologna, 1977.

Maffei L, Mecacci L : La visione : dalla neurofisiologia alla neuropsicologia. Ed Scientifiche e Tecniche Mondarori, Milano, 1979.

Mann RA, Hagy JL, Simon SR : Push-off, Phase of gait. Abbott Proc 5 : 85, 1974.

Massion J : Coordinazione tra movimento e postura, in : Basaglia N e Mazzini N ⟨Rieducazione funzionale del cammino⟩. Ed Liviana, Padova, 1985.

Milani Comparetti A : Semeiotica neuroevolutiva. Prospettive in Pediatria 48 : 305, 1982.

Miles FA, Evarts EV : Concept of Motor organization. Ann Rev Psychol 30 : 327, 1979.

Monoud P, Hauert CA : Development of sensorimotor organization in young children : grasping and lifting objects in ⟨Action and Thought⟩. Ed Forman G, Academic Press, 1982.

Marasso P, Sandini G, Tagliasco V, Zaccaria R : Control strategies in the Eye-Head coordination system. IEEE Transaction on system, man, and cybernetics, Vol SMC 7, No 9, 1977.

Morasso P, Tagliasco V : Modelli computazionali di sistemi neuro-motorie sensoriali. Riabil e Apprend, Anno 4 : 29, 1984.

Morris CW : Foundations of the theory of Signs. Chicago University of Chicago Press, trad it ⟨Lineamenti di una teoria dei segni⟩, 1954, Paravia, Torino, 1938.

Morton DJ, Fuller DD : Human Locomotion and baby. Wiliams & Wilkins, Baltimore, 1952.

Mountcastle VB : The world around. Neurosci Res Progr Bull (Suppl) 14 : 1, 1975.

Napier JR : The prehensile movements of human hand. F Bone FT Surg 38B, 1956.

Nashner L : Adaptation of human movement to altered environment. TINS 10 : 358, 1982.

Nikitina GM, Novikova EG : On the characteristics of the manifestation of the orienting reaction in animals during ontagenesis, in : Voronin ⟨Orienting reflex and exploratory behavior⟩. Ed AIBS, 1965.

Noferi S : Contributo a : Linee informative per l'organizzazione del Servizio. Regione Toscana, 1977.

Panattoni F, Perfetti C, Di Cocco I, Terreni M : La esercizione terapeutica del trasferimento controllato di carico mediante apparecchiatura TCC1. Riabil e Apprend, Anno 3 : 278, 1982.

Perelli E : Un sussidio per la rieducazione dell'arto inferiore. Riabil e Apprend, Anno 4 : 111, 1984.

Perfetti C : Condotte terapeutiche per la rieducazione motoria dell'emiplegico. Ed Ghedini, Milano, 1986.

Perfetti C, Puccini P : La progettualità assente. Neuromotricità e Psicomotricità nella rieducazione del soggetto affetto da paralisi cerebrale infantile. Neuropsich Inf, pp184-185, 1976.

Perfetti C, Puccini P : Processi maturativi, riorganizzativi e intervento riabilitativo nell lesioni perinatali. Riabil e Apprend, Anno 3 : 67, 1982.

Philips GC : Motor apparatus of the baboons hand. Proc Roy Soc 173 : 141, 1969.

Piaget J : La nascita dell'intelligenza nel fanciullo. Ed Giunti e Barbera, 1968.

Piaget J : La costruzione del reale nel bambino. Ed L Nuova Italia, 1973.

Prechtl H, Beintema D : The neurological Examination of the full term Newborn Infant. Clinics in Developmental Medic. No 12, London, Spastics Society with Heinemann Medical, 1964.

Puccini P : Metodiche sincroniche, metodiche diacroniche e controllo del capo. Riabil e Apprend, Anno 2, 1981.

Puccini P, Fiaschi E : L'acquisizione del cammino : ipotesi evolutive e riabilitative. Comun. pers, 1984.

Puccini P, Perfetti C : Ipotesi per una diagnostica funzionale nelle paralisi cerebrali infantili. Europa Medicoph Vol 15, No 2, 1979.

Puccini P, Perfetti C : Diagnosi precoce e valutazione comportamentale nelle cerebropatie infantili. Riabil e Apprend, Anno 2 : 41, 1981.

Puccini P, Perfetti C : Lo sviluppo del sistema funzionale della manipolazione (analisi strutturale).⟨La programmazione della esperienza postlesionale⟩. Atti del 12 Congresso SIMFER, 1981.

Rabishong C : cit in Viladot A, 1975 : Patologie del antepie. Torai, Barcellona, 1975.

Roland PE, Skinhøj E, Lassen NA, Larsen B : Different cortical areas in man in organization of voluntary movement in extrapersonal space. J Neurophys 43 : 1, 1980.

Ross HS : cit in Gottfried SW, Rose SA, 1980 : Tactile recognition memory in infants. Child Develop 51, 1974.

Rubestein J : Concordance of visual and manipulative responsiveness to novel and familiar atimuli : a function of test procedure or prior experience? Child Develop 47, 1976.

Ruff HA : The coordination of manipulative and visual fixation : a response to Shaffer (1975). Child Develop 47, 1976.

Ruff HA : Effect of object movement on infants'detection of object structure. Develop Psychol 18 : 462, 1982.

Ruff HA : Infants'manipulative exploration of objects characteristics. Develop Psychol 20 : 9, 1984.

Sabbadini G, Bonini P, Pezzarossa B, Pierro M : Paralisi cerebrale e condizioni affini. Ed IL Pensiero Scientifico, 1978.

Saint Anne Dargassies S : Lo sviluppo neurologico del neonato a termine e del prematuro. Ed Masson, 1979.

Sakata H : Somatic sensory response of neurons in the parietal association area (5) of monkeys, in ⟨The Somatosensory system⟩. Ed Kornhuber HH, Stuttgart, Thieme, p250, 1975.

Sakata H, Iwamura Y : Cortical processing of tactile information, in : ⟨Active touch⟩. G.Gordon ed, Pergamon, London, 1979.

Sharpless Jasper : In Sommerhoff : Logic of the living brain. Ed Wiley & Sons, 1973.

Slukin W : Early learning in man and animal. George Allen and Unwin, 1970.

Sokolov EN : In Sommerhoff : Logic of living brain. Ed Wiley & Sons, 1973.

Statham L, Murray MP : Early walking patterns of normal children. Clinic Orthopaedics and Related Research 79 : 8, 1971.

Sutherland DH, Cooper L, Daniel D : The role of the Ankle Plantar Flexors in normal walking. J Bone and Joint Surgery 62-A : 354, 1980.

Sutheland DH, Olsen R, Cooper L : The development of mature gait. J Bone and Joint Surgery 62 : 336, 1980.

Thelen E : Learning to walk is still an ⟨old⟩ problem : a replay to Zelazo. J of motor Behavior 15, 1983.

Twitchell TE : Reflex mechanisms and the development of Prehension, in : Connolly K ⟨Mechanisms of motor skill development⟩. Academic Press, London, 1965.

Vallbo AB, Johansson RS : Skin mechanoreceptors in the human hand : Neural and psychophysical thresholds, in ⟨Sensory Function of skin in Primates⟩. Ed Zotterman Y, 185, Pergamon Press, Oxford, 1976.

Viladot A : Patologie del antepie. Torai, Barcellona, 1975.

Vjgotskj LS：Lo sviluppo psichico del bambino. Ed Riuniti, Roma, 1973.
Vojta V：I disturbi motori di origine cerebrale nella prima infanzia. Ed Piccin, Padova, 1980.
Watson JB：Behaviorism. WW Norton and Co, New York, 1930.
White BL, Castle P, Held R：Observations on the development of visually directed reaching. Child Develop 35：349, 1964.
Zelazo PR：The developmet of walking. J Motor Behav 15：99, 1983.

■日本語版「第6章」への追加文献

Bahrick LE, Watson JS：Detection of intermodal proprioceptive-visual contingency as a potential basis of self-perception in infancy. Develop Psychol 21：963, 1985.
Camaioni L, Simion F：Metodi di ricerca in psicologia dello sviluppo. Ed Il Mulino, 1990.
Cohen LB：Attention getting and attention holding processes of infant visual preference. Child Develop 43：869, 1972.
Gobbo C：Analisi e valutazione dello sviluppo cognitivo, in Camaioni L, Simion F 〈Metodi di ricerca in psicologia dello sviluppo〉, 1990.
Fischer KW：A theory of cognitive development：The control and construction of hierarchies of skills. Psyocological Review, 1980.
Fischer KWm Silvern L：Stages and individual differences in cognitive development. Ann Rev Psychol 36：613, 1985.
Fischer KW, Farrar MJ：Generalizations about generalization：how a theory of skill development explain both generality and specificity. International Journal of Psychology 22：643, 1987.
Mehler J, Dupoux E：Appena nato. Mondadori Editore, 1992.
Piaget J：Lo sviluppo mentale del bambino. Ed Piccola Biblioteca Einaudi, 1967.
Puccini P：Attività della mano e costruzione dello spazio peripersonale：aspetti evolutivi ed implicazioni riabilitative. Riabil e Apprend, Anno 1：37, 1991.
Puccini P, Perfetti C：L'intervento riabilitativo nel bambino affetto da paralisi cerebrale infantile. Edizioni SBM, Bologna, 1987.
Puccini P：Esercizio terapeutico conoscitivo nel trattamento delle lesioni neuromotorie nell'infanzia. Riabil e Apprend, Aanno 7：161, 1987.
Puccini P：Evoluzione della manipolazione e interazione con l'oggetto. Riabil e Apprend, Anno 6：109, 1986.
Puccini P, Bilancia G, Agoletti M, Poldi T, Reggiani M：L'acquisizione della posizione seduta. Riabil e Apprend, Anno 9：255, 1989.

Rader N, Spiro DJ, Firestone PB : Performance on a stage IV object performance task with standard and nonstandard covers. Child Develop 50 : 804, 1979.

Rose SA, Feldman JF, Wallace IF, McCarton C : Information processing at 1 year : relation to birth status and developmental outcome during the first 5 years. Develop Psychol 27 : 723, 1991.

Case R : Piaget and beyond : Toward a developmental based theory and technology of instruction. In Glaser R ⟨Advances in Instructional Psychology⟩, Hillsdale NJ;L. Erlbaum, 1978.

Inhelder B : Dalle strutture alle procedure. In Ceruti M, Monesano F, Inhelder B, Munari A ⟨Dopo Piaget⟩. Scuola Sapere 1, Roma, 1985.

Morin E : La conoscenza della conoscenza. Feltrinelli, Milano, 1990.

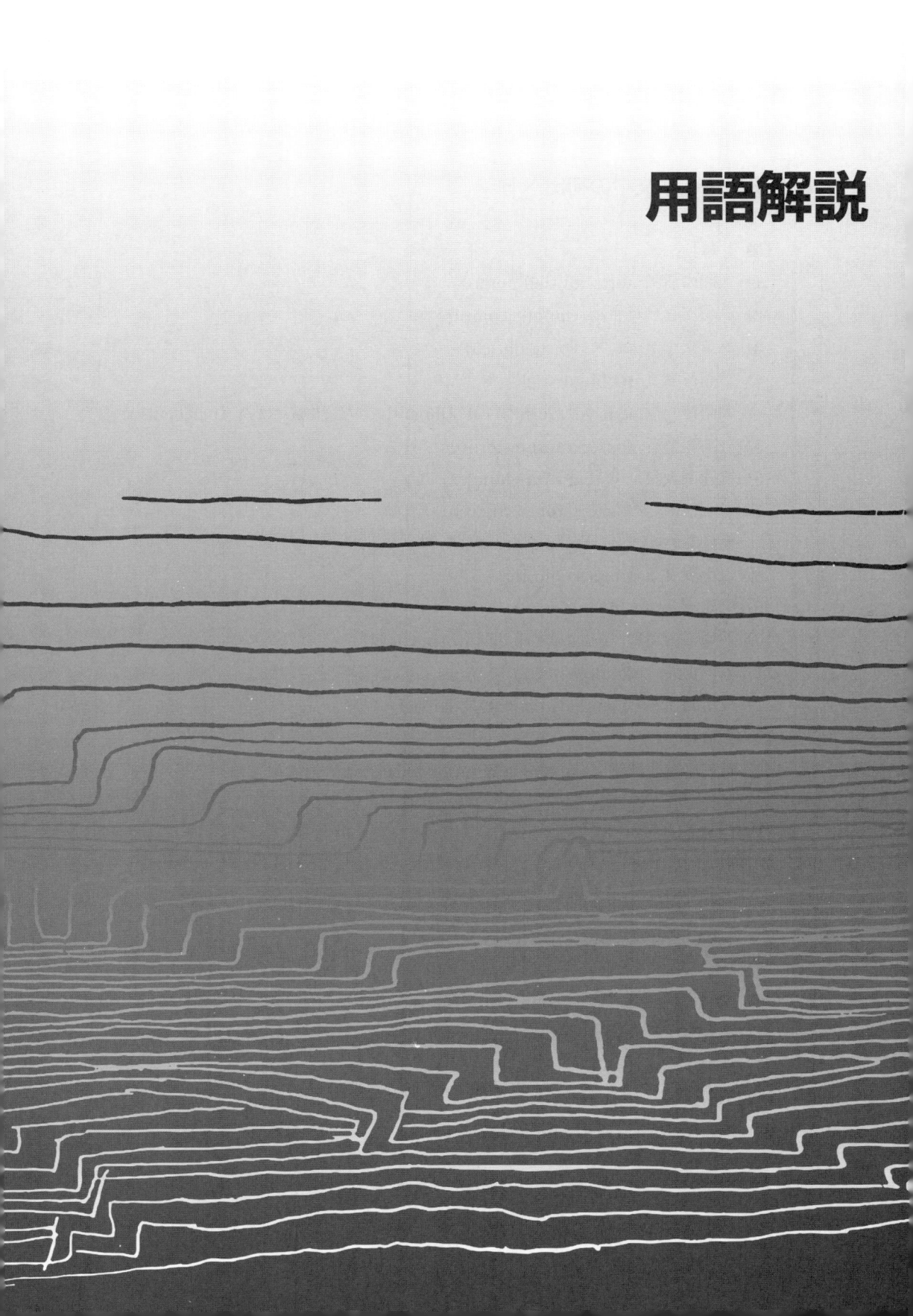

用語解説

■解説用語と本文中の初出ページ

[第1章]
1) 人間の活動（attività dell'uomo） *2*
2) ラングとパロール（langue, parole） *4*
3) プラグマティクス（pragmatica） *6*
4) 言語行為（atti linguistici） *6*
   発語行為（locutivo）/発語内行為（illocutivo）/発語媒介行為（perlocutivo）
5) 外部観察者（osservatore esterno） *8*
6) 機能系仮説（Sistema funzionale） *8*
7) 求心性信号の合成（sintesi afferente） *10*
   動作受納器（accettore d'azione） *78*
8) 最小限度核（nucleo minimo） *12*
9) 文脈（contesto） *14*
10) 情報の創造者（creatore delle informazioni） *15*
11) 外的世界（mondo esterno） *15*
12) 直示的定義（elementi definibili deittici） *15*

[第2章]
13) 行動主義心理学（psicologia comportamentista） *18*
14) Vojta *18*
15) Bobath *21*
16) Doman *24*
17) Sabbadini *26*
18) Milani-Comparetti *28*
19) Vygotskyの潜在的発達領域（area di sviluppo potenziale） *45*
20) 方向づけのポイント（punto di orientamento） *46*
21) 随意的注意（attenzione volontaria） *52*
22) 接触（contatto） *58*

[第3章]
23) 視覚探索（esplorazione visiva） *67*

24）注意（attenzione）　*68*
25）注視(fissazione)/追視(inseguimento oculare)/頸の運動(movimenti del capo)　*68*
26）前庭動眼反射（riflesso vestibolo oculare）　*75*
27）知覚仮説（ipotesi percettiva）　*80*

[第4章]
28）手の操作（manipolazione）　*93*
29）クルーピエ・リーチング（approccio a croupier）　*94*
　　放物線リーチング（approccio parabolico）　*94*
　　直線リーチング（approccio diretto）　*94*
30）ジャコミーナ（Giacomina）　*100*
31）方向（direzione）/距離（distanza）/定位（orientamento）　*114*

[第5章]
32）歩行周期（ciclo del passo）　*157*
33）足のアーチ（arco）　*165*

[第6章]
34）システムモデル（modello sistemico）　*196*
35）Piaget の発達段階（stadio）　*197*
36）Bruner の相互作用モデル（modello interattivo）　*198*
37）身体の周辺空間（spazio peripersonale）　*198*
38）何が（cosa），どこで（dove），どのように（come）　*198*
39）感覚モダリティー間と感覚モダリティー内（intermodale ed intramodale）　*199*
40）情報変換（transferimento）　*199*

[カタカナ表現とした重要用語]
シークエンス（sequenza）
ストラテジー（strategia）
シナジー（sinergia）
スキーマ（schema）
モダリティー（modalità）

■用語解説

[第1章]

1）人間の活動（attività dell' uomo）
　人間の活動を分析しようとする視点には，行動主義（behaviorism）に立脚する客観を重視した行動（behavior）の分析ではなく，心的な主観も含めた意図的で目的指向的な運動シークエンスのまとまりとしての行為（action）を研究対象としようとする考え方が含まれている．行為する主体の認知過程や環境との相互作用が重視され，行為の意味は社会文化的に形成・規定され共有されていくとされる．また，こうした視点に基づく発達心理学的な系譜には，Jean Piaget の感覚運動期におけるスキーマ理論，John Langshaw Austin による言語行為理論，Aleksei Nikolaevich Leontiev の活動理論，Lev Semenovich Vygotsky の道具理論などがある．

2）ラングとパロール（langue, parole）
　近代言語学の創始者であるフランスの言語学者 Ferdinand de Saussure（1916）は，人間の言語活動をラング（langue）とパロール（palore）とに分けた．ラングとは，ある言語の体系である語彙構造，文法規則，音韻体系といった"構造としての言語"を指している．これに対してパロールは，ある個人がある状況で発する具体的な発話のことであり，ラングが個人的行為として具体化された"行為としての言語"と言える．この区分は後の言語学の流れに大きな影響を与えた．たとえば，生成文法（generarive grammer）の理論で知られる Noam Chomsky（1957）の言語能力（competence）と言語運用（performance）という区分も，前者が発話の文法的な規則性を認識することであり，後者が任意に選んだ現実の発話の集まりを表していることから，それらとの共通性が指摘されている．本文では，この後，言語研究においてパロールと言語運用という生身の人間の言語の側面が"科学的でない"として軽視されてきた状況が，運動研究にもそのまま当てはまることが指摘されている．

3）プラグマティクス（pragmatica）
　プラグマティクス（pragmatics）とは，「語用論」と訳される記号論（semiotics）の

なかの一分野である．記号論とは，自然，人間，社会の構成要因を記号（code）としてとらえることで，それらの世界の意味を読み解こうとする哲学の一分野である．その研究領域は，アメリカの記号学者 Charles William Morris（1938）によって分類された3つの枠組み，すなわち，記号とその指示物に関する意味論（semantics），記号と記号の結合に関する統合論（syntactics），および記号とその使用者についての語用論（pragmatics）に分けられる．本文にもあるように，認知運動療法では，プラグマティクスの考え方を運動とそれを行う主体の関係を分析する視点として採用したことに大きな特徴がある．

4) 言語行為（atti linguistici）
発語行為（locutivo）/発語内行為（illocutivo）/
発語媒介行為（perlocutivo）

John Langshaw Austin は，1930年代後半からイギリスにおいて活躍した哲学者である．その哲学的な業績の他の一面は日常言語の分析にあった．特に，「言うことは行うことでありえるか」という命題に端を発した言語行為（linguistic act, speech act）の理論は言語学の分野にも大きなインパクトを与えた．それは，大まかに言えば，人間が他者に対して言葉を発するときの，言うことと意図することとの関係についての理論である．たとえば，子どもが家に帰って「お腹が減った」と言ったとする．それを言うこと自体は「発語行為」である．しかし，発語行為は，同時に他のもうひとつの行為を含んでいる．子どもの「お腹が減った」という言葉を聞いた母親は，「お腹が減っているんだ」といった額面通りの単純な理解はせず，「この子は何か食べたいんだ」という子どもの意図を読み取る．このように，命令，依頼，許可，謝罪，批判，警告など，発語行為を行った者の意図を他者に伝える言葉の機能を「発語内行為」と呼ぶ．続いて母親は「何かおやつを作る」ことを間接的にうながされることになるが，これを「発語媒介行為」と言う．このような言語（発語）のもつ一連の機能（行為）には，実は重要な側面が含まれている．それは，発せられた言葉と意図とが常に一定の関係にはないという事実である．その関係は，場面，会話者間の人間関係，内容の重大性，さらには社会や文化の違いといった"文脈"でさまざまに変化しうる．たとえば，先ほど「お腹が減った」と言った子どもが，30分前に昼食をすませたばかりで，かつ子犬を拾ってきたらしい形跡がある場合，母親に対する「発語行為」は同じでも，「発語内行為」や「発語媒介行為」はまったく違うものとな

ろう．本文では，この言語行為と運動行為の構造上の共通性に着目し，これまでの運動療法が，行為としての運動の非常に限局した側面に対してのみ行われてきたことが批判されている．

＊Austin JL（坂本百大・訳）：言語と行為．大修館書店，1978．

5）外部観察者（osservatore esterno）

運動の見方は「外部観察者」の視線と「内部観察者」の視線に区別することができる．従来のリハビリテーションにおける運動研究は神経運動学の影響を強く受けており，身体の「動き」を分析する際に関節運動，筋作用，反射，シナジーといった側面を重要視してきた．この見方は客観的なデータを収集するための指標として利用されてきたが，基本的には動く主体（患者）を分析する側から記述しようとする外部観察者の視点である．これに対して内部観察者の視点では，主体が運動の目的を達成する際の意図，知覚，注意，記憶，判断，言語といった認知的側面を重要視する．この運動への視線の差異は Hunberto Maturana と Francisco Varela（1980）による「夜間飛行するパイロットの隠喩」を例にとると理解しやすい．すなわち，「夜間飛行での着陸に成功したパイロットは，困難な飛行の偉業を称えられて，見守る人たちから喝采を浴びてひどく当惑する．暗闇のなかの一点を見極め，速度を落としながらランディングした飛行の見事さが賞讃されたからである．しかし，パイロットの行ったことは，ただ操縦席で計器の目盛りを一定の値に調整しただけであり，闇夜の一点に奇跡的に降り立つような離れ業を行ったのではない．」

＊Maturana HR, Varela FJ（河本英夫・訳）：オートポイエーシス；生命システムとは何か．国文社，1991．

6）機能系仮説（sistema funzionale）

ロシアの生理学者 Peter Kuz'mich Anokhin（1961）は，人間の主体性を肯定する立場から「機能系の再編成（reorganization of functional systems）」という概念（機能系仮説）を提唱している．Anokhin は条件反射で有名な Ivan Petrovich Pavlov（生理学）の弟子であり，この学説は同時代の Nicholai Aleksandrovich Bernstein（運動生理学）や Lev Semenovich Vygotsky（発達心理学）の研究とともに，Aleksandr Romanovich Luria（神経心理学）の高次脳機能学説に多大な影響を与えている．

機能系仮説は，人間の行動の全体像を説明するという壮大な目的から構築されている．

これは行動を生み出している神経系の構造に関するものではなく，行動のメカニズムを説明するための概念モデルである．この概念モデルはすべての正常な行動を説明する際に適用することができるし，病的状態における行動を分析する際にも適用できる．Anokhinによれば，生体の「機能」は大きく 2 つに分けられる．ひとつは一定の組織の作用としての要素的な機能である．たとえば，運動インパルスの発生は運動野の Betz 細胞の機能であるし，インシュリンの分泌は膵臓の機能である．また，骨の機能は身体を支持することであるし，皮膚の機能は身体の保護であるとも言える．しかし，より高次で複雑な機能もある．たとえば呼吸機能を考えてみよう．呼吸機能の目的は肺胞へ酸素を供給し，肺胞壁を通して血液中へ酸素を拡散させることであるが，この目的を果たしているのは単一の組織や臓器ではない．脳幹と高次神経構造からなる複雑な神経機構の制御下で，胸郭の拡張と収縮を可能ならしめている横隔膜や肋間筋を構成コンポーネント（構成環）として含む全体的な「機能系（functional systems）」の関与が必要である．これが機能系としてのより複雑な機能である．Anokhin はこのような機能系の特徴として，その構造の複雑さとともに含まれる構成コンポーネントの可変性をあげている．たとえば，横隔膜が活動しなくなれば肋間筋が呼吸作用で重要な役割を果たすようになるし，肋間筋が働かなくなれば咽頭筋も動員され呼吸を助けるようになる．このように可変的な手段により遂行されるが，あらゆる場合において一定不変の目的が達成されるということが機能系の特徴である．この視点に立脚すれば，随意運動も運動野のニューロンのみで実現することはとうていできないことがわかる．随意運動という機能を果たしているのは運動野という単一の組織ではない．さらに，病的状態において，ある行動の目的はいくつかの筋の運動麻痺があっても達成可能であるし，ある場所の感覚麻痺があっても達成可能である．Bernstein (1957) が指摘しているように，行動の目的を達成するための手段は無限に存在する．空間内で移動するとか，ある行為を遂行するといった意図や目的を伴う随意運動は決してひとつの遠心性インパルスのみでは実現されえない．随意運動には，動いている身体の空間内での位置や筋の収縮状況の変化を伝える求心性インパルスによる絶え間ない補正も不可欠である．古典的な Walter S Hunter の実験では，迷路のネズミは走って目標に到達していたが，迷路を水路にすると泳ぐ運動により目標に達した．Karl Spencer Lashley の実験では一定の道を通過するように訓練されたネズミは，小脳が摘除されたり，脊髄を半分に断ち割り，1 本の線維も末梢へ到達しないようにされると，根本的に運動構成を変化させた．この場合は十分に熟練した運動を再現する能力は失われたが，ネズミは「クルク

ル」と回りながら目標に達した．目的の実現に不可欠なこの運動の互換的特質が，人間のあらゆる行動に認められる．

Luria（1973）は，こうした Anokhin の機能系仮説に基づいて，随意運動が「筋トーヌスの調整機構（運動野・大脳基底核・小脳）」，「運動のフィードバック機構（感覚野）」，「空間機構（視覚野・感覚連合野）」，「運動シークエンスの転換機構（補足運動野・前運動野）」，「運動のプランとプログラム機構（前頭前野）」の5つの構成コンポーネントから形成されていることを指摘した．機能系には中枢神経系のすべての領域が関与しており，随意運動はそれぞれの構成コンポーネントが担っている役割の統合と協調により実現されている．さらに，Vygotsky（1960）が主張するように，この機能系を形成する構成コンポーネントの組織化は遺伝的に固定されているものではなく可変的なものであり，発達につれて経時的，力動的に変化していく．

Anokhin の機能系仮説が，人間の行動発達や運動機能回復の機序を説明する概念モデルとして意味をなすのは，こうした随意運動の機能系を形成している構成コンポーネントの可変性にある．つまり，高次な大脳皮質の認知過程を介した「機能系の再編成」が，行動の変容や修正を生み出しているのである．運動発達遅滞あるいは運動機能障害は機能系の障害としてとらえることができ，それはおのおのの構成コンポーネントの成熟段階や損傷状況により異なる病態としての運動様相を発現させることになる．したがって，機能系仮説は運動機能障害を理解する基礎となるとともに，おのおのの構成コンポーネントの役割の回復に対して向けられるべき治療戦略の意味を理解するのに有効となる．病的状態をきたした場合，おのおのの構成コンポーネントが十分に発達しない，あるいはその発達に変化が生じるという状況が考えられる．機能系が全体として作動しないという状況，またはある構成コンポーネントが異常をきたしたままで行動が遂行されている状況，これが病的状態であり，多彩な運動機能障害の本態なのである．

Anokhin の機能系仮説では，あらゆる行動の基礎には生理学的な過程の複雑性を統一する原理があり，行動とは中枢神経系における複数の異なる構成コンポーネントの組織化の結果であるとされている．そして，それは常に外部環境への適応という結果を達成するために，高次な神経ネットワークとしての機能系が形成されていくという行動発達の学習過程に他ならない．

* Anokhin PK：Biology and neurophysiology of the conditioned reflex and its role in adaptive behavior. Pergamon Press, 1961.

＊Luria AR（鹿島晴雄・訳）：神経心理学の基礎．医学書院，1978．

7）求心性信号の合成（sintesi afferente）
　　動作受納器（accettore d'azione）

　これらは，Peter Kuz'mich Anokhin（1961）による「条件反射の生理学的構築理論（physiological architecture of the conditional reflex and its role in adaptive behavior）で提唱された用語である（次ページ図参照）．

　人間の生命活動に関する基本的な法則のひとつは，人体の連続的な成長と行動を生み出す中枢神経系の成熟であり，これにより運動発達や病的状態などさまざまな段階における外部環境への適応度合が決定される．Anokhin はこうした神経系の成熟過程は機能系の複雑化を伴っており，おのおのの構成コンポーネントの統合と協調が高度に発達した適応特性を備えた行動を生み出していくと考えた．そして，そうした系統発生的な特性は，生命活動におけるさまざまな文脈状況に応じた，動的で複雑な環境との相互関係を構築する必要性によって導かれると仮定し，その適応過程を動物の条件反射が成立するまでの学習過程に対応させて理論化した．これがすべての行動変容の基本となる「条件反射の生理学的構築理論」である．

　Anokhin は動物の条件反射が成立するまでの学習過程を4つの段階に区分している．すなわち，第1段階は求心性信号の合成（afferent synthesis）であり，これは感覚野での求心性入力の総合である．第2段階は動作受納器（acceptor of action）が完成される時期で，経験によって大脳皮質に形成される興奮の複合として運動前野や補足運動野で運動プランとプログラムが想定される時期である．第3段階は効果器装置の形成（formation of the effector apparatus）の時期で，運動野からの遠心性出力が試みられる．第4段階は求心性信号の回帰（return afferentation）であり，前頭前野で運動プランと感覚入力とが比較照合される時期である．

　この理論のポイントは動作受納器の興奮と，動作の結果からくる求心性信号の回帰の流れとがちょうど合致することが，動物や人間が外部環境に対してうまく調整された関係が成立する必要条件であるとされている点にある．この2つの流れが合致したときだけ，効果器の興奮が働いている装置へ到達されなくなり，個々の運動連鎖のなかである特定の行動の段階が完成する．行動のなかのどんな動作でも，求心性信号の合成に始まって，求心性信号の回帰との出会いと動作の受納器の合致に終わる．そして，求心性信号の回帰が，

Stage I : 求心性信号の合成 (afferent synthesis)
　　　　 (感覚野や感覚連合野で求心性入力を認知する段階)

Stage II : 動作の受納器の完成 (acceptor of action)
　　　　　(運動プランが運動前野や補足運動野で想定される段階)

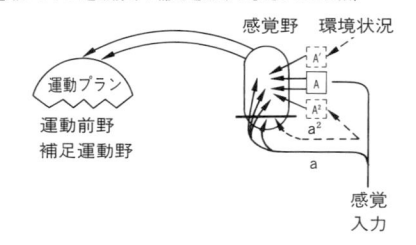

Stage III : 効果器装置の形成 (formation of the effector apparatus)
　　　　　 (運動野からの遠心性出力が試みられる段階)

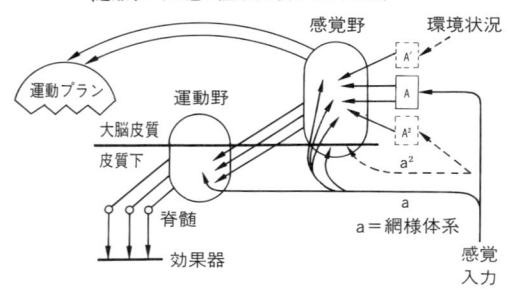

a ＝網様体系

Stage IV : 求心性信号の回帰 (return afferentation)
　　　　　(運動に伴う感覚と運動プランとが照合される段階)

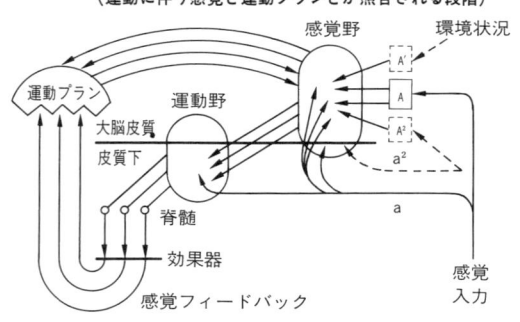

求心性信号の合成の結果として形成した動作の受納器の興奮と合致しなければ，その不一致がIvan Petrovich Pavlovのいう「定位反射（oriented reflex）」を引き起こし，周囲の環境を能動的に探索するための新しいプランやプログラムの形成を促進するというものである．

　この考え方は条件反射における大脳皮質の高次な精神活動を強調した学習理論であり，特に，動作受納器と命名された運動のプランやプログラムの存在を前頭葉の運動前野や補足運動野に想定し，この運動の企図や予期と運動に伴う感覚入力や結果とを比較照合することが，外部環境に対して調整された行動の成立に不可欠であるとの仮説を提示した点で非常に重要な歴史的価値を有している．

8）最小限度核（nucleo minimo）

　個体発生としての大脳皮質の成熟につれていくつかの反射が抑制される．それはパブロフ学派では条件反射から無条件反射への移行と解釈されており，そうした行動調節を生み出す無条件反射の形成順序は，生物学的な意味での生命維持に関わる重要性によって決定されることがPeter Kuz'mich Anokhinによって強調されている．同時に，無条件反射の構造においては，生命活動の最小限度の保証に必要な神経要素が，何よりも速く成熟する．この神経要素をAnokhinは最小核と呼んでいる．

9）文脈（contesto）

　文脈（context）とは，一般には「テクスト（文）の流れ」のことを言い，言語学においては，狭義には文における個々の語の意味的・文法的な関連を，また広義にはコミュニケーションの諸要因に及ぼす周囲の事象全般を意味する．近年になって，運動研究の分野でも文脈という言葉がしばしば使用されるようになった．運動は，瞬間的に終了するのではなく，ある時間の幅をもった"流れ"として遂行される．また，それは，あらかじめ脳にある定形的なプログラムの機械的な発動によって起こるのではなく，運動が行われるときの知覚状況に依存して制御される．運動の文脈と言う場合も，言語学の場合と同様，前者のような運動そのものの連続性，または後者のような運動に影響を与える知覚刺激としての環境特性のいずれか，もしくはその両方を指している．本文では，運動の文脈を周辺環境や操作対象の物理的な特性に限局してとらえるのではなく，そこで運動を行う主体の環境への働きかけとその内的な過程までを包括した概念としてとらえるべきであることが

提案されている．

10) 情報の創造者 (creatore delle informazioni)

　古典的な神経運動学の「感覚入力→脳→運動出力」という図式から脱却するには，運動を行うことが情報として何を獲得させているかという点を再考しなければならない．脳にとって感覚入力は情報源であるが，運動も同様に重要な情報源である．人間は運動によって環境世界と相互作用し，その情報を解釈することができる．したがって，運動することで発生する情報の本質的な意味は，単に関節運動や筋収縮に伴う感覚フィードバック的な運動覚や筋感覚ではなく，環境との相互関係である．近年の脳科学は，大脳皮質の感覚連合野（area5, 7）にそうした相互関係としての情報が組織化されている事実を明らかにしつつある．ここでは「運動が情報をつくりだす主体」であると比喩されている．

11) 外的世界 (mondo esterno)

　人間をとりまく環境，行動を規定する外的諸条件．外的世界と身体は相互に影響し合い，変化し，変容していく．その外的世界は事物として実存するが，Jakob von Uexküll によれば，生命体はそれぞれ特殊な環境に対して特有な適応をする．中枢神経系は，そうした外的世界と身体との相互作用情報を組織化して貯蔵する．すなわち，内的世界としての大脳皮質の感覚野や感覚連合野には，単なる環境情報ではなく，解釈された情報が組織化されていると考えられている．

12) 直示的定義 (elementi definibili deittici)

　子どもが最初に言語を習得する際は，親が事物を指差し言葉を発音して教える．これを一般的に直示的定義という．親が事物の名前を子どもに質問することができるためには，子どもはすでに「それが何かを知っている」か，あるいは「できて」いなければならない．直示的定義はまだそうした言語的な質問が理解できない子ども相手のものであり，Ludwig Josef Johann Wittgenstein はこれを「直示的教示」と呼び，それが質問と答え（説明）が呼応し合う次元に属するのではなく訓練の次元に属するとしている．つまり，子どもに言語を教える最初の段階は，説明することではなく訓練することなのである．ここでは，言語と同様に，「運動」にもそうした直示的定義（直示的教示）に相当するものが存在するとされている．言語の場合，それは親と子どもが生活する文化圏としての母国

語があり，直示的定義から出発して最終的にはその文化圏で用いられている言葉を子どもは習得する．これは言語の習得が人間の文化的特性（ある言語の記号的な規則性）を背景として教育されていることを示している．運動の場合もこうした人間独自の文化的特性を背景としている点では同様である．セラピストは運動における直示的定義に相当する「身体と対象物との関係」を訓練によって教育することを出発点として脳性麻痺の運動機能回復を目指す必要がある．

＊野家啓一・編：ウィトゲンシュタインの知 88．新書館，1999．

[第2章]

13）行動主義心理学（psicologia comportamentista）

現代心理学の基礎は，ドイツの哲学者 Wilhelm Wundt が 1879 年にライプチッヒ大学に世界初の心理学実験室を創設したことによって築かれた．そこでは，条件統制下において，被験者が自分自身の意識を観察し報告するという「内観」の手法がとられていたが，20 世紀に入るとこのような研究のあり方に対する批判が起こった．その代表がアメリカの心理学者 John Broadus Watson により提唱された行動主義（behaviorism）の考え方である．Watson（1930）は，心理学が内観法のような主観的な方法に頼って意識や心の問題を研究していることを否定し，科学としての心理学は，客観的方法を用いて人間の表出された行動を研究対象にすべきであると主張した．具体的には，客観的に観察可能な刺激（S）に対する生体の反応（R）を測定することを提唱し実践したのである．この考え方は，その後の心理学研究の方向に絶大な影響を与え，今日の新行動主義（neo-behaviorism）の流れへと引き継がれている．

14）Vojta

Vaclav Vojta は 1950 年代後半からドイツのミュンヘン小児センターを中心に活躍した小児科医である．脳性麻痺児に対する独自の神経運動学的診断・治療（Neuro-kinesiologische Diagnostik und Behandlung）を提唱した．Lundau 反応，引き起こし反応，腋下懸垂反応，Vojta 反応，Colis の水平反応，Colis の垂直反応，Peiper 反応の 7 つの姿勢反応によって早期に中枢性協調障害を検出し，反射性前進運動（反射性寝返り・反射性腹這い）を誘発帯への徒手刺激によって促通することで運動発達を図ろうとす

る治療法である．著書に「Die Zerebralen Bewegungsstorungen im Sauglingsalter：富雅男・深瀬宏・訳「乳児の脳性運動障害」」(1978) がある．

15) Bobath

神経科医 Karel Bobath と理学療法士 Berta Bobath 夫妻は，1940年代後半からイギリスのロンドンにおいて，脳性麻痺に対する独自の運動療法を体系化した．現在では「神経発達学的アプローチ (neuro-developmental approach)」として世界中に普及している．その基本原則は「異常姿勢反射活動の抑制」と「立ち直り反応や平衡反応の促通」による正常運動パターンの学習である．治療の実際においては，Key point control と呼ばれるセラピストの徒手操作（反射抑制パターン）により，異常な姿勢緊張を軽減させつつ，可能な限り正常な運動パターンを経験させていく．成人の脳卒中片麻痺患者に対する運動療法としても適応されている．主要著書に「Abnormal postural reflex activity caused by brain lesions：梶浦一郎・訳「脳性麻痺の異常姿勢反射」1969」，「The Motor deficit in patients with cerebral palsy：寺沢幸一・訳「脳性麻痺の運動障害」1973」，「Motor development in different types of cerebral palsy：梶浦一郎・監訳「脳性麻痺の類型別運動発達」1978」がある．

16) Doman

Glen Doman は神経筋反射療法を提唱した Temple Fay のチームの一員として働いていた理学療法士で，1950年代後半よりアメリカのフィラデルフィアで独自の脳障害児・者に対する治療法を提唱した．この治療法はドーマン法と呼ばれ，脳をさまざまな方法で外界から刺激しようとするものである．その背景には脳障害児・者が刺激の豊富な環境で育つと発達するチャンスが高まるとする考え方がある．刺激には接触，温度，姿勢，視覚，聴覚，触覚，嗅覚，運動が用いられる．治療法のなかには感覚刺激や呼吸訓練も含まれるが，運動訓練としては Fay の提唱した系統発生的観点からの相動性両棲類運動，同側性両棲類運動，交叉性爬虫類運動に基づく徹底的な他動運動の繰り返しが行われる．現在では，アメリカのリハビリテーション医学会より正式な批判声明が出されており，民間療法として位置づけられている．著書に「How to multiply your baby's intelligence：サイマル出版・訳「子どもの知能は限りなく」1984」がある．

17) Sabbadini

Giorgio Sabbadini はイタリア人で，ローマ近郊の Anzio にある Albani 病院の神経精神科機能回復部門の医長である．著書に「La Riabilitazione dei disturbi visivi ed ocuro-motorri in eta evolutiva, 1986」があるが，我が国には紹介されていない．

18) Milani-Comparetti

Milani-Comparetti はイタリア人で，運動発達異常のスクリーニングテスト（motor development screening test）の作成者として有名である．運動発達評価では運動発達と姿勢反射との相関関係を重要視する．特に「反射が抑制されないと出現しない運動」と「反応が出現すると可能になる運動」とを区分する点が特徴である．たとえば，［反射が抑制されないと出現しない運動］として次のような解釈がなされる．手指の把握反射は四つ這いになる前に消失していなければならない/体幹の回旋が可能になるには非対称性緊張性頸反射（ATNR）が消失していなければならない/パラシュート反応の出現にはモロー反射が消失していなければならない/這うためには対称性緊張性頸反射（STNR）が消失していなければならない/立つためには足の把握反射が消失していなければならない/などである．また，［反応が出現すると可能になる運動］としては次のような解釈がなされる．両手で支えて座るには側方へのパラシュート反応が必要である/座るようになるには背臥位と座位における平衡反応が必要である/はいはいが可能になるには四つ這いでの平衡反応が可能でなければならない/立ち上がるためには，後方へのパラシュート反応が完成していなければならない/歩行のためには立位での平衡反応が必要である/などである．Milani-Comparetti の考え方はスクリーニングテストの普及と共に世界中に広がっており，我が国においても受け入れられている．代表文献に「Milani-Comparetti A and Gidoni EA：Routine Development Examination in Normal and Retarded Children. Develop Med Child Neurol 9, 1967」がある．

19) Vygotsky の潜在的発達領域（area di sviluppo potenziale）

旧ソビエトの心理学者 Lev Semenovich Vygotsky が 1924 年からの 10 年間で発表した一連の理論には，発達に関わる重要な考え方が 2 つある．ひとつは，人間の精神的・身体的な発達は，主体が対象に直接働きかけて起こるのではなく，その間に必ずなんらかの道具が介在しているという，いわゆる「媒介性の理論」である．そしていまひとつは，本書

にも頻繁に出てくる「潜在的発達領域」の考え方である．これは，発達心理学や教育心理学では，「発達の最近接領域」（zone of proximal development; ZPD）と訳される．ZPDは，問題解決の場面において，子どもが自立して解決できる"完成したレベル"と，大人の援助や指導を受ければ解決できる"成熟しつつあるレベル"との差の範囲を指している．教育的働きかけは，この範囲に対してなされてのみ子どもの発達に貢献できる．よって，教育者（セラピスト）には，子どものZPDを発見し，またそこに働きかけることで次のZPDを創造していくことが要求される．

* Vygotsky LS（柴田義松・訳）：思考と言語（上・下）．明治図書，1962.
* Vygotsky LS（柴田義松・訳）：精神発達の理論．明治図書，1970.

20）方向づけのポイント（punto di orientamento）

幼児が対象物を認識できない場合，セラピストは状況や課題に関する複数の要因のなかから，幼児が認識するためにはどのような情報を収集すればよいかを導く必要がある．つまり，セラピストは情報収集を案内していく役割を担っており，その手段のポイントを訓練時に選択して適切に提供しない限り，幼児の認知過程の改変は生じない．

21）随意的注意（attenzione volontaria）

Aleksandr Romanovich Luria（1973）は注意を「必要な情報の選択と正確で組織立った行為のプログラムの保証およびその行為の経過に対して恒常的制御を維持することで，意識的活動の選択的性格を保証するもの」と定義している．

22）接触（contatto）

環境と身体との接触は，身体の探索表面，すなわち物体と身体の境界面で生じる．その意味で，身体全体は皮膚，筋，関節などからなる表面受容器と考えなければならない．

[第3章]

23）視覚探索（esplorazione visiva）

主体が新奇的な環境におかれたとき，視覚的にその空間を見回して調べることをいう．こうした「探す」という行動は視覚的にも触運動的にも可能であるが，幼児にとって普遍

的で発達的な変化が認められている．たとえばJean Piaget（1954）によれば，生後4カ月から8カ月の幼児の場合，物体が見えなくなるように他者が隠すと「隠したものを探す」という探索行動は出現しない．これは幼児にとって物体は永続する実体ではなく，行為の延長に過ぎないことを示している．つまり，物体は主体の見るという行為と分離して存在する独立した客体ではなく，主体の見るという行為に依存するかたちで存在している．生後8カ月を過ぎると，隠された物体が見えなくなっても探すことができ「物体の永続性（object permanence）」が形成される．

24）注意（attenzione）

注意（attention）は「行動を起こすために環境からの知覚情報を選択する過程である」とされている．注意は意識的，自発的・自律的な中枢神経系の活動であり，一般的には「ある対象への精神の集中」と解釈することができる．注意を適切な知覚情報に向けることができない場合，学習効率は著しく低下する．

25）注視（fissazione）
追視（inseguimento oculare）
頭の運動（movimenti del capo）

注視とは視覚的注意（visual attention）の持続である．追視には，ある対象から別の対象へと素早く視点を移すサッカード現象と呼ばれる眼球運動（saccadic system）と，定常速度で物を追うゆっくりした眼球運動（smooth pursuit system）とがある．頸の運動による視覚探索には頭位が変化するため前庭動眼反射（vestibo-ocular reflex; VOR）を介した眼球運動調節の発達が必要である．

26）前庭動眼反射（riflesso vestibolo oculare）

頭部の運動は眼に網膜像のぶれを生じさせる．これを防止するために，頭部にかかる加速度を内耳の前庭器官（回転加速度を検出する三半規管と直線加速度検出する耳石）が感受し，頭部の偏位と逆向きの眼球運動を生じさせる反射が前庭動眼反射（vstibulo-ocular reflex）である．本文にも指摘されているが，この反射における眼球運動と小脳の学習機能との深い関わりが，本邦の伊藤正男らによる1970年代からの一連の研究によって明らかにされてきている．たとえば，左右反転メガネを着けて頭部を回旋すると前庭動

眼反射による眼球運動は網膜像のぶれを増長する方向に作動するが，反転メガネを装着し続けると眼球運動の方向が徐々に逆転していき，数日から数週で網膜像のブレが再び完全に消失する．このような前庭動眼反射の適応性と小脳の学習機能の関係は，随意運動も含めた一般的な小脳機能の原理を解明する糸口になると考えられている．

27) 知覚仮説（ipotesi percettiva）

認知運動療法では，ほとんどの訓練課題が閉眼にて患者に知覚状況を当てさせる形に組み立てられている．たとえば，セラピストは患児の上肢を誘導し，表面の素材を違えたさまざまな動物のパネルを指先でなぞらせる．患児は，指先からの体性感覚情報をもとに，それがどの動物であったかという予想（知覚仮説）を立て，開眼してそれを当てる（知覚仮説の検証）などはその典型である（第4章参照）．むろん，このような形での知覚仮説の検証は，患児にある程度の言語的・非言語的なコミュニケーション能力がなければ成立しないが，この章のように，視覚探索といった発達の初歩的な段階の訓練においても，視覚情報の差異に対する幼児の反応の有無を検証のパラメーターにしており，訓練が知覚仮説の検証の形になっていることには変わりはない．

*Perfetti C，宮本省三，沖田一彦：認知運動療法―運動機能再教育の新しいパラダイム―，協同医書出版社，1998．

[第4章]

28) 手の操作（manipolazione）

手の操作は外的な物体の具体的な使用のみならず，空間認知能力の発達にきわめて重要な役割を果たす．手の巧緻性（skill）の発達は物体と手の相互作用の数が増すことであり，手の操作の本質は物体や道具を媒介にした空間の能動的な探索なのである．

29) クルーピエ・リーチング（approccio a croupier）
　　放物線リーチング（approccio parabolico）
　　直線リーチング（approccio diretto）

クルーピエ（croupier）とは点札やチップの集配にあたる賭博場の使用人をいい，ここでは彼らのチップ集配時における不規則な上肢の動きを幼児の初期リーチング（クルー

ピエ・リーチング）として比喩している．やがて手の運動軌道は放物曲線を描くようになり（放物線リーチング），最終的に物体への到達は直線的となる（直線リーチング）．

30) ジャコミーナ

Jean Piaget が自分の3人の子どもの発達観察から多くの研究論文を書いたことは有名であるが，ジャコミーナ（Giacomina）はそのうちの一人と思われる．

31) 方向（direzione）
　　距離（distanza）
　　定位（orientamento）

空間を認知するには，まず自己と対象との位置関係（方向・距離）を知覚しなければならない．また，身体を動かすためには自己あるいは対象物を3次元空間に位置づける必要がある（定位）．その意味で定位は空間定位と解釈すべきであり，相互関係に準じた物体の概念形成（形態や重量なども含む）と身体イメージ（body image）や身体図式（body schema）形成の基礎となる．空間を心的に意味づける方向・距離・定位の認知は身体運動の前提条件であり，最終的に自己の身体の空間認知ができなければ「迷った」という状態になり，対象物（物体）の空間認知ができなければ「見失った」という状態が発生する．動きの空間を認知するためのストラテジーとしては，自己の身体を座標軸（egocentric）とする「自己中心的定位」と外界の物体を座標軸（allocentric）とする「客観的定位」に区分されるが，幼児においては自己中心的定位から客観的定位へと発達していく．また，空間認知は視覚のみでなく聴覚，嗅覚，触覚，運動覚，筋覚などの感覚モダリティーの情報変換によって発達していく．ここでは，こうした内的な空間認知能力の発達に果たす手の役割が考察されている．

[第5章]

32) 歩行周期（ciclo del passo）

一歩行周期（gait cycle）は立脚期と遊脚期に区分される．立脚期は一側の足が地面に着いている時期で，歩行周期の60%の時間を占め，踵接地期（heel contact），足底接地期（foot flat），立脚中期（mid stance），踵離床期（heel off），足指離床期（toe off）の

順で移行する．遊脚期は足が地面から離れている時期で，歩行周期の 40% の時間を占め，加速期（acceleration），遊脚中期（mid swing），減速期（deceleration）の順で移行する．両脚で支持する時期は立脚期と遊脚期の移行期にある．これを両脚支持期（double stance phase）といい，一歩行周期に 10% ずつ 2 回あり，合計 20% になる．なお，これらは成人の自然歩行における数値であり，歩行を始めた幼児では立脚期が 70%，遊脚期 30% で，両脚支持期は成人よりも長い．

33）足のアーチ（arco）

一般的に足のアーチ（plantar arch; 足弓）は「土踏まず」と呼ばれている．足のアーチには内側縦アーチ（medial arch），外側縦アーチ（lateral arch），横アーチ（transverse arch）の 3 種類がある．内側縦アーチは踵骨ー距骨ー舟状骨ー内側楔状骨ー第 1 中足骨で構成されている．外側縦アーチは踵骨ー立方骨ー第 5 中足骨で構成されている．内側縦アーチは外側縦アーチに比べ，アーチは高くて長い．横アーチは第 1 中足骨頭ー第 2・3・4・5 中足骨頭から構成される部分と内側楔状骨ー中間楔状骨ー外側楔状骨ー立方骨で構成される部分とがある．足のアーチは出生時には低く未発達だが，成長とともに高さを増して完成していく．

[第 6 章]

34）システムモデル（modello sistemico）

自然科学では，一般に研究の対象とする総体を，それを構成する要素に細分化したうえでその構造の特性を明らかにしようとする．これは還元主義（reductionism）と呼ばれる近代科学の基本的な考え方であり，生命体やその活動を研究する場合も同様な研究手法がとられる．しかしながら，近年になって，生命体はその構成要素を加算していくことで説明できるほど単純なものではないという反省から，生命体を要素間の複雑な関係性を有するシステム（system）として捉える考え方が積極的に提示されている．そのモデルとしては，Hunberto Maturana と Francisco Valera（1980）による「オートポイエーシス（autopoiesis）」をはじめ，さまざまな理論が発表されている．重要なことは，いずれもモデルにおいても，生命体というシステムが外界に開かれたものとしてとらえられている点にある．生命体は外界から刺激を受けたり物質のやり取りを行ったりすることで自

らの構造や機能を改変していく．すなわち，外界との相互作用（interaction）を通じて自己組織化（self-organization）を行えるシステムであることが，環境に適応して生命を維持していく条件なのである．注目すべきことは，認知運動療法が，子どもをそのようなシステムとしてとらえ，システムが行う自律的な調整行動こそが認識や知識を生み出す根源であるとみなしたところから出発しているという事実である．

35）Piagetの発達段階（stadio）

　Jean Piagetの発達段階は子どもの知的・認識的発達に準拠しており「感覚運動期（0〜2歳）」，「前操作期（2〜7歳）」，「具体的操作期（7〜11歳）」，「形式的操作期（11〜12歳）」に区分されている．

　感覚運動期は言語を習得するまでの段階で知能と言えるほどのものは示されないが，身体活動に知能の原型が認められる．この段階でもっとも重要視されるのが「対象の永続性」である．見えていたものが見えなくなっても存在していることが理解できるようになる．たとえば，物体をハンカチで隠すと，1歳頃ではハンカチの下に物体があることを認識するようになる．

　感覚運動期は6段階に区別されており，第1段階（0〜6週）は反射期で手掌把握反射，吸引反射，眼球運動などの反射運動によって乳児は外界に対処する．第2段階（6週〜4カ月）は習慣期で反射運動によって偶然に獲得した結果を維持しようとして反復する一次的循環反応が認められる．第3段階（4カ月〜9カ月）では視覚と把握の協応が出現し，見えるものを握ったり引っぱったりすることを繰り返すようになるが，これを二次的循環反応という．第4段階（9カ月〜12カ月）になると目的と手段の関係が認識できるようになり，行為によってある結果を得ようとする最初の知能が出現する．第5段階（12カ月〜18カ月）は新しい手段を発見する時期で，探索活動を行うようになるとともに道具の使用を開始する．第6段階（18カ月〜24カ月）では行為の洞察が可能となり，イメージ（心像）による思考が芽生えてくる．以後の前操作期，具体的操作期，形式的操作期は，主として言語的知能の発達段階であり，論理的・概念的・象徴的思考が内化されていくとされている．

　発達段階が存在するためには，暦年齢ではなく，知的・認知的能力における獲得の順序が一定していなければならない．また，こうした認知発達には問題―仮説―解答の反復という学習方略が不可欠であり，そこに他者が介入する意味がある．

*Piaget J（浜田寿美男・訳）：知能の誕生，ミネルヴァ書房，1978.
*浜田寿美男：ピアジェとワロン，ミネルヴァ書房，1994.

36）Brunerの相互作用モデル（modello interattivo）

　Jerome Seymour Brunerは，第2次世界大戦後からアメリカとイギリスで活躍した心理学者であり，発達心理学や教育学の領域に大きな功績を残した．彼の興味や関心は，概念達成の方略，認識の発達，教授理論，言語発達，発達の文化比較など多岐にわたっており，おのおのの分野で発想豊かな研究や提言を行ってきた．本書の序文にも述べられているように，Brunerは，発達の各段階が固有の認識構造をもつというJean Piagetの理論と，発達における言語の媒介性と最近接領域の考え方を重視したLev Semenovich Vygotskyの理論とを統合し，それらを乗り越えようとした．しかしながら，その後はPiagetから離れ，次第にVygotskyの理論に傾倒していった．その最大の理由は，Piagetの理論が子どもの発達における環境の役割をほとんど認めず，成熟要因を最重視していたためであった．また，Brunerは，教育学的な観点においてもVygotskyの最近接領域の考え方に強く共鳴した．すなわち，教育は子どもの段階的な成熟を待って行われるのではなく，教育が発達そのものをつくりだしていくという考え方であり，これに基づく教師の支援のあり方を「足場づくり（scaffolding）」と呼んでその重要性を指摘した．これらの考え方は，後のBrunerの仕事の中核をなしていった．最近（1990）では，心理学の研究対象は，"意図に基づいた行為"や"定位された行為"にシフトされるべきであり，日常環境における「人間の意図の相互作用」こそが問題にされなければならないと主張している．

　*Bruner JS（岡本夏木，他・訳）：認識能力の成長．明治図書，1968.
　*Bruner JS（田中一彦・訳）：心を探して．みすず書房，1993.

37）身体の周辺空間（spazio peripersonale）

　言葉の意味は身体の近傍空間を指しているが，「身体の周辺空間の構築に向けての運動ストラテジーの組織化」というような表現にあるように，ここでは空間認知をどのように発達させるかが問題とされている．

　知覚は，脳の内的な活動であるにもかかわらず，知覚されるものは対象として外界に位置づけられる．これを「知覚の外在化」あるいは「空間化（spatialization）」という．空

間の視覚化は外在化の典型であるが，ここでは身体の運動を介した空間の認知が基本戦略となっている．これは行為（身体と環境との相互作用）により空間を認知していくというピアジェ学派の考え方が背景となっている．空間認知の発達は「感覚運動期」に源泉があり，外的な物理的空間に働きかける行為の組織化を通して内的に獲得されていくのである．
　＊空間認知の発達研究会編：空間に生きる；空間認知の発達研究．北大路書房，1995．

38）何が（cosa），どこで（dove），どのように（come）

空間認知能力を組織化していくためには，それが「何の空間（What）」，「どこの空間（Where）」，「どのような空間（How）」であるかを，異なる感覚モダリティー間と同一の感覚モダリティー内での情報変換を通して獲得させていくべきである．運動発達は，こうした認知的操作の学習によって創発すると考えられる．

39）感覚モダリティー間と感覚モダリティー内（intermodale ed intramodale）

ここでは視覚，聴覚，触覚，圧覚，運動覚といった異なる感覚モダリティーと，同一の感覚モダリティー内で，空間における方向や距離，物体の形態，材質，重さなどを認識させていくことの重要性が協調されている．そして，その両者を感覚モダリティーの情報変換によって比較照合していくことが，身体をどのように動かせばよいのか，すなわち身体の操作性を豊かにする治療方略であるとしている．

40）情報変換（transferimento）

情報変換とは，ある感覚モダリティー（視覚，聴覚，触覚，圧覚，運動覚）で得た情報を他の感覚に転換することをいう．たとえば，視覚的に認知した図形や運動軌道を指先で描くことは視覚から運動覚への情報変換であり，その逆は運動覚から視覚への情報変換である．認知運動療法では，こうした相互連携的な情報変換作業を訓練内容にさまざまな方法で組み込み，その比較を通して認知過程を活性化させていく．人間は視覚のみならず体性感覚を介して空間に意味を与えることができる．運動発達における自己組織化の基礎には情報変換があり，これが随意運動の発達を意味する協調（coordination）の前提となる．

[カタカナ表現とした重要用語]

シークエンス（sequenza）

シークエンス（sequence）には時系列や順序と言う意味があり，発達シークエンスと表現する場合には寝返り，起き上がり，座る，立ち上がる，歩くといった動作系列の連続性を表す言葉としても用いられるが，本書では「運動シークエンス」，すなわち，ある運動の文脈において適切に活動する複数の筋収縮パターンを総称している．つまり，運動のある一瞬の筋収縮ではなく，時系列的で，意図や目的と一致した行為の遂行を保障する筋収縮の組み合わせである．随意運動の成立には，この筋収縮の組み合わせが空間的，時間的，強度的に調整されることが必要である．

ストラテジー（strategia）

運動の自由度（degrees of freedom）を制御する中枢神経系の最高位の機能を言う．運動を目的と対応させてどのように実行すればよいかなどのプランやプログラムに相当する．こうした複雑なストラテジー（strategy；戦略）の構築には，脳の大脳皮質連合野全体が関与するが，特に運動前野と補足運動野が重要な役割を担っていることが神経生理学的に判明している．

シナジー（sinergia）

シナジー（synergy）とは，ある一定の複数の筋収縮が同時に出現する現象を総称する用語である．神経生理学の分野では，反射・シナジー・ストラテジーという中枢神経系の階層性制御の中位に位置するとされ，脳幹レベルでの姿勢反射（非対象性緊張性頸反射など），中脳レベルの立ち直り反応，大脳皮質レベルの平衡反応といった定性的な筋収縮パターンを言う．リハビリテーション医学の世界では，中枢性運動麻痺（痙性麻痺）における病的な共同運動を指すこともあるが，いずれにせよ複雑なストラテジーを必要とする随意運動としての機能性は有しておらず，多関節運動ではあるもののきわめて限定された自由度の低い筋収縮パターンである．なお，最近の運動研究領域ではシナジーを Nicholai Aleksandrovich Bernstein（1957）の提起した運動の自由度を減ずる「協調構造」のサブプログラムとして位置づける考え方もある．

スキーマ（schema）

スキーマ（schema）という用語は，1932 年に Frederic Bartlett が記憶の構造を説明する概念として使用したのが始まりであるが，現在では「図式」と訳され，脳機能の基本的な体制化を総称する言葉として多方面で使用されている．Jean Piaget の発達心理学では「環境との相互作用の際に主体が使う既有の知的活動の枠組みを指し，さまざまな表現をとりうるが，機能的には同一とみなしうるまとまり」とされており，その基礎に感覚運動期の身体活動経験が存在すると解釈されている．子どもの発達には，環境と身体との相互関係を体制化していくこと（スキーマの構築）が必要であり，この点では運動，認知，言語は融合しており，一体である．抽象的な用語ではあるが，発達心理学では構造化された汎用性のある知識集合をスキーマとして総称し，空間，時間，物体，因果性などに関する認知スキーマの構築が知的発達や運動発達を生み出す前提であると考えられている．

モダリティー（modalità）

感覚のモダリティー（modality）とは，視覚，触覚，圧覚，運動覚などの身体感覚の分類に基づく諸相を言い，「感覚様相」とも訳される．種々の感覚モダリティーがどのようなプロセスを経て統合され身体や環境世界が認識されるのか，そのことと運動の組織化とはどのような関係にあるのか，さらにそれらが障害を受けている場合にどのような治療戦略を立てるべきなのかということが，認知運動療法を理解するうえでの本質的な問題となる．本書では，この他にも，機能モダリティー，行動モダリティー，移動モダリティーといった用いられ方がされているが，いずれも「様相」，「側面」の意味である．

心のなかの身体を育てる

　W. J. Little（1853）により脳性麻痺（cerebral palsy）の病態が記載されてから150年近くの歳月が経過したにもかかわらず，医学は依然として無力である．確かに，医学は進歩した．しかし，その現実は子どもの健やかな成長を願う親の期待に応えてはいない．今，この瞬間に，重度な運動障害と共に生きる子どもたちが数多く存在している事実を，誰も消し去ることはできないのだから…．

　子どものリハビリテーションに携わる医師やセラピストは，人間が生命ある生物として発生し，ひとつの身体として生まれ，行動し，個性を育み，社会的存在として成長していくすべての過程を援助する治療法を探求すべきである．だが，そうした普遍的な治療法が存在しているわけではないし，すべてが科学的に解明されているわけでもない．それゆえに，臨床家は常に悩む．この探求することと悩むことこそが真の臨床家の資質である．

　また，子どものリハビリテーションに携わる医師やセラピストには，一定の歴史的評価を得た現時点でもっとも効果的とされる治療法に対しても批判精神をもって臨み，子どもたちの未来のために新しい治療法を創造することが求められている．この批判精神と創造力の源は，神経生理学や発達心理学といった基礎研究の知見をリハビリテーション技法と融合させようとする学問への情熱である．この情熱が日々の臨床経験の場で生かされてはじめて，子どものリハビリテーションは新しい時代を築くことができる．

　イタリアのトスカーナ州ピサ病院に，子どもたちのリハビリテーションに長年携わっている医師とセラピストたちがいる．本書「子どもの発達と認知運動療法」（L'intervento riabilitativo nel bambino affetto da paralisi cerebrale infantile）は，その歩みの結晶である．

ピサがルネサンス文化の花開いたフィレンツェに近いせいであろうか，著者らのまなざしには「心とは何か」という人間理解への問いかけが含まれているように思えてならない．心，すなわち心理を成り立たせているのは「身体」である可能性がある．外部世界の空間，時間，物体，因果性といったものを身体を介して理解できてはじめて，子どもは自分が「身体」であるという認識に至る．そのとき，心が誕生する．自分という実存には「心」と「身体」という両義性（ひとつの物や事柄にふたつの意味が同居している不可分な関係）があるのである．心と身体は「生きている世界」においては一体なのではないだろうか．生きる営みとしての人間の活動を脳の認知過程（知覚・注意・記憶・判断・言語）と融合した行動の総体として捉えるなら，心と身体は不即不離の関係にあると言える．

　このように考えると，運動，知識，言語もすべて一体であり，環境と心との相互作用としての「知的発達」と環境と身体との相互作用としての「運動発達」を分離する必然性がなくなる．これは，子どものリハビリテーションにとっては非常に重要な局面を生むことになる．知的発達と運動発達とが，共通の原理に基づいて構築されなければならなくなるからである．心（主観）と身体（客観）とが別々のものであるならば，心に対する治療理論と身体に対する治療理論は異なって当り前である．しかし，一体であるとすれば，ふたつの治療理論の存在は矛盾することになる．この矛盾の現実は，発達障害児に対して「病院」と「学校」の現場で行われている「医療」と「教育」が，「医学」と「教育学」あるいは「神経運動学」と「心理学」という異なる学問体系を基礎として構築されてきたという歴史的事実が証明している．大人は，大きな過ちを犯しつづけているのかもしれない．

　本書は，その矛盾の解消を願う，確信に満ちた斬新な提言である．子どものリハビリテーションにおいては，医療も教育も「学習」を共通の基盤として構築しなければならないということが強調されている．もちろん，知的発達と運動発達が比例関係にあると言っているのではない．そうではなく，知的発達も運動発達も子どもにとっては学習していくことに他ならず，その学習過程に共通のメカニズムが存在しているということである．また，子どもの発達を学習と解釈することと，学習に準拠した治療を創造することは，まったく次元が異なる．リハビリテーション技法は，学習と同義でなくてはならないのである．そして，その視点から見つめた子どもの発達を，著者らは「認知発達」と総称し，特に運動障害の機能回復を目指す具体的な治療法を「認知運動療法」と呼んでいるに過ぎない．認知運動療法は学習理論に立脚しており，学校で教師が子どもたちの教育のために活用する

学習理論と本質的にはなんら矛盾することはない．その意味で，認知運動療法を適用するセラピストには教育者としての立場が与えられる．

　教師としてのセラピストは，子どもたちが身体を介して世界を認識していく過程に介入しなければならない．それは外的世界における具体的な行為の介助や起居動作の反復練習では決してない．求められているのは，新しい行為を生み出すために，空間を認識したり，物体の特性を認識したり，環境を探索することによって，子どもが自己の身体の操作性を発見することへの援助なのである．それは「身体の知」の誕生と成長への援助と言い換えることができるだろう．セラピストは，子どもの内的世界，すなわち「心のなかにある身体」を育てなければならない．

　近年の脳科学は，この「心のなかの身体」がどのようなメカニズムで組織化されているかをニューロンレベルで明らかにしようとしている．大脳皮質の運動野や感覚野に，W. Penfield（1952）の提唱したホムンクルス（小人）が再現されているとする考え方は，もはや過去の遺物でしかない．大脳皮質には，環境と身体との相互作用によって創発する，何を，どこで，どのように操作べきかといった情報が組織化されている．子どもの発達とは，そうした脳の産物なのである．個体発生は系統発生をたどるが（E. H. P. A. Haeckel, 1873），自己組織化する人間の活動が学習の産物であることもまた真理である．本書には，そうした心のなかの身体を，セラピストがリハビリテーションの現場でどのように育ててゆけばよいかが記されている．見える身体を育てる治療法から見えない身体を育てる治療法への転換．この視座の地平に，子どもの未来が託されている．

　今，翻訳作業を終えて思い出すのは，ピサをはじめて訪ねたときの Paola Puccini 先生の印象深い言葉である．

"リハビリテーションに奇跡はない，しかし，進歩はある"

　この言葉への期待と素晴らしいセラピストたちの仕事に魅せられて，本書の翻訳作業は始まった．まだ，日本の子どもたちがこうした治療を受ける環境はつくられていないので，すべてはこれからという感じだが，「子どもたちのために協同作業を始めよう」と原書にサインしていただいたとき，その約束には必ず応えようと思った気持ちは今も鮮明である．

Carlo Perfetti先生が，リハビリテーションの革新を求めて始めたプロジェクトが，大きな困難と遭遇してきた歴史的事実は，「Hall未亡人と孫たち」と題されたまえがきを読めば明らかである．この感情的な文章は1987年に書かれている．この後，Perfetti先生はピサのセラピスト養成校を追われ，イタリアのリハビリテーション医学会を脱退し，活動の中心はヴェネト州のスキオに移った．プロジェクトに賛同した多くのセラピストから「幸福の島」と呼ばれるスキオ病院で，認知運動療法の臨床と研究は進められ，1996年のリハビリテーション医学会からの特別講演要請を契機に，神経運動学系のリハビリテーション医とは和解している．このまえがきは，そうした時間の経過の文脈で読んでいただければ幸いである．翻訳を始めた当初，このまえがきの表現の激しさゆえに，かえってそのメッセージが日本の読者に伝わらないのではないかという懸念から割愛も考えたが，歴史的な事実は事実として残すべきであるとの判断から掲載することにした．イタリアで生じた不毛な対立が日本で再燃することはPerfetti先生やPuccini先生の本意ではないし，子どもたちの利益にはならない．

　Puccini先生には，日本語版への序文と，最近の研究状況を読者に伝える意味で一部書き下ろしをお願いした．第6章「空間と両手の協調：システムモデルと相互作用モデル」がそれに相当する．

　翻訳は小池，松葉が協力して行い，医学用語を宮本と沖田がチェックした．また，難解な言葉には用語解説を加えた．

　本書の出版に際し，協同医書出版社の木下攝社長に深謝する．われわれの意図を理解して下さり，常に励まして頂いた．同社の中村三夫編集長は，ピサを訪問し，出版交渉を直接して下さった．本書には，氏の思いも込められている．

　認知運動療法研究会の仲間達にも感謝する．共に勉強することで広がっていく輪が支えとなった．また，認知運動療法講習会に参加してくれた多くの受講生にも感謝しなければならない．子どもに対する認知運動療法についての質問の多さは，本書が誕生するエネルギーとなった．

本の装幀には，P. Klee の「芸術の都（Città d'arte）」（1934）が使われている．芸術は世界認識の新しい創造行為であるが，子どもの発達も世界に開かれた驚異的な創造行為である．だからこそ，リハビリテーション技法もまた創造的なものでありたい．

　われわれは，子どものリハビリテーションに携わるすべての人々と，本書の知見を共有したいと願っている．

2000年4月1日
宮本省三
沖田一彦
小池美納
松葉包宜

索　引

【ア】

Anokhin PK　*8, 38*
異常反応　*130*
意図　*5, 28*
運動観察　*30, 31*
運動軌道　*9, 113, 114, 202, 203*
運動行動　*212*
運動シークエンス　*6, 12, 14, 39, 41, 44, 47, 78, 106, 128, 156, 164, 172, 202*
運動所見　*24*
運動スキーマ　*21, 33, 163*
運動発達　*38*
Austin JL　*6*

【カ】

外部観察者　*5, 8*
学習プロセス　*38, 39, 76*
荷重領域　*198, 201, 206, 209, 213*
Gal'perin PJ　*37, 45*
感覚運動スキーマ　*48*
眼球運動　*82*
記号論　*6*
機能環　*9*
機能系　*8, 9, 11, 13, 38, 52, 54, 163*

機能複合体　*9*
吸引　*11*
　――スキーマ　*48*
筋収縮シークエンス　*39*
緊張性迷路反射　*67*
空間　*198, 199, 204*
　客体の――　*211*
　主体の――　*211*
　周辺の――　*198, 207, 209, 210, 214*
　前方の――　*201, 203, 204, 207*
　側方の――　*202, 204, 205, 207*
訓練器具　*82, 129, 137, 213*
言語運用　*4*
言語行為　*6, 7*
言語能力　*4*
原則　*10-15*
　器官の細分化の――　*10*
　コンポーネント強化の――　*11, 13*
　コンポーネント複合の――　*10*
　最低限度保証の――　*12*
行動　*41*
　――主義心理学　*18, 24*
語用論　*6*
コンポーネント　*9, 38, 68, 75*

【サ】

最小限度核　12, 13, 178
視覚スキーマ　48
視覚探索　9, 12, 54, 55, 61, 67, 68, 72, 75-79, 84, 101, 117, 125
自己組織化　196
システム　196
シナジー　8, 13
習慣　49
手指の分離運動　56
受容表面　15, 58, 137, 148
情報　14, 47, 48, 53, 80, 85, 100, 105, 107, 117, 129, 145, 184, 188
　　求心性――　156
　　視覚求心――　61
　　触覚求心――　61
　　――処理システム　196
　　――処理モデル　197
　　――の組織化　80, 207, 210, 211, 213
　　――の抽出　55
　　――の変換　196, 199, 222, 224
受容表面　63, 184
初期歩行　176
触覚探索　45, 61, 117, 154
触覚つかみ　123
神経運動学　25, 32
　　――的アプローチ　7
ステップ　157

ストライド　157
ストラテジー　156
成熟プロセス　38, 39
繊細つかみ　98
潜在的発達領域　44, 46, 55, 58, 80, 179
前庭動眼反射　33, 75, 76
操作　196, 199

【タ】

体重移動　158, 161, 165, 191, 207
対話　28
知覚仮説　46, 80-82, 137, 180, 217, 224
知識　198, 199
注意　5, 48, 49-52, 78, 197, 211
中央実行系　37
注視　54, 68, 79, 82-84
聴覚刺激　53
直示的定義　15
追視　55, 69, 72, 83, 84
定位　119, 124, 147, 156
手の構え　119, 123
統合論　6
動作受納器　78
頭部のコントロール　66, 72
前独立歩行期　157, 160
独立歩行期　157
Doman G　24

【ナ】

慣れ　*49*
認知問題　*213*
能力　*37*

【ハ】

把握　*13, 38, 124, 125*
　　——反射　*95*
発語行為　*7*
発語内行為　*7*
発語媒介行為　*7*
発達心理学　*196*
発達段階　*197, 207*
パロール　*4*
パワーつかみ　*98*
Piaget J　*56, 100, 156, 197*
Vygotsky LS　*45*
非対称性緊張性頸反射　*9, 54, 67, 68, 83*
複合体ユニット　*196*
プラグマティクス　*6, 8, 14*
Brazelton TB　*41*
　　——の行動評価尺度　*41*
Bruner JS　*85, 125*
文脈　*5, 45, 197, 206*
Vojta V　*18*

方向づけ　*14*
　　——ポイント　*46, 47*
歩行周期　*157, 158, 191*
歩行スキーマ　*36, 173, 181, 186*
母指対立　*96*
Bobath B, Bobath K　*21*

【マ】

Milani-Comparetti A　*28*
　　——の運動発達チャート　*30*

【ヤ】

予期　*72, 74, 88*

【ラ】

ラング　*4*
理解　*37*
リスフラン関節　*165*
リハビリテーション理論　*3, 4*
リーチング　*113, 117, 124, 144, 200, 201,*
　　203, 204
　　クルーピエ——　*33, 94*
　　放物線——　*33, 94*
　　直線——　*36, 94*
　　——軌道　*113, 11*

子どもの発達と認知運動療法

ISBN 4-7639-1025-6

2000年4月1日　初版　第1刷発行 ©
2014年7月25日　　　　第2刷発行 ©
定価は表紙カバーに表示

著　者　Paola Puccini ／ Carlo Perfetti
監訳者　宮本　省三 ／ 沖田　一彦
訳　者　小池　美納 ／ 松葉　包宜
発行者　木下　攝
発行所　株式会社　協同医書出版社
　　　　113-0033　東京都文京区本郷 3-21-10 浅沼第 2 ビル 4 階
　　　　電話　03-3818-2361／2362
　　　　ファックス　03-3818-2368
　　　　郵便振替　00160-1-148631
印　刷
製　本　株式会社　三　秀　舎

JCOPY 〈(社)出版者著作権管理機構　委託出版物〉

本書の無断複写は著作権法上での例外を除き禁じられています．複写される場合は，そのつど事前に，(社)出版者著作権管理機構（電話 03-3513-6969，FAX 03-3513-6979，e-mail: info@jcopy.or.jp）の許諾を得てください．

本書を無断で複製する行為（コピー，スキャン，デジタルデータ化など）は，「私的使用のための複製」など著作権法上の限られた例外を除き禁じられています．大学，病院，企業などにおいて，業務上使用する目的（診療，研究活動を含む）で上記の行為を行うことは，その使用範囲が内部的であっても，私的使用には該当せず，違法です．また私的使用に該当する場合であっても，代行業者等の第三者に依頼して上記の行為を行うことは違法となります．